首届国医大师
李济仁学术传承人
——李艳临证经验集

主审 李艳
主编 纪超凡

ARTIME 时代出版
时代出版传媒股份有限公司
安徽科学技术出版社

图书在版编目(CIP)数据

首届国医大师李济仁学术传承人:李艳临证经验集 / 纪超凡主编. --合肥:安徽科学技术出版社,2024.4
ISBN 978-7-5337-8864-3

Ⅰ.①首… Ⅱ.①纪… Ⅲ.①中医临床-经验-中国-现代 Ⅳ.①R249.7

中国国家版本馆 CIP 数据核字(2023)第 225021 号

SHOUJIE GUOYIDASHI LI JIREN XUESHU CHUANCHENGREN LIYAN LINZHENG JINGYANJI

首届国医大师李济仁学术传承人——李艳临证经验集 主编 纪超凡

出 版 人:王筱文 选题策划:杨 洋 责任编辑:杨 洋
责任校对:沙 莹 责任印制:梁东兵 装帧设计:武 迪
出版发行:安徽科学技术出版社 http://www.ahstp.net
(合肥市政务文化新区翡翠路 1118 号出版传媒广场,邮编:230071)
电话:(0551)63533330
印 制:合肥创新印务有限公司 电话:(0551)64321190
(如发现印装质量问题,影响阅读,请与印刷厂商联系调换)

开本:710×1010 1/16 印张:18.25 字数:273 千
版次:2024 年 4 月第 1 版 2024 年 4 月第 1 次印刷

ISBN 978-7-5337-8864-3 定价:98.00 元

本书编委会

主　　审　李　艳

主　　编　纪超凡

副 主 编　杨　哲　张　宏

编　　委　（以姓氏音序为序）

程修平　谷绍飞　胡怡芳　纪超凡

孔文晔　李国豪　李勇超　廖　强

倪　寅　史　潮　王　雯　肖心雨

熊　滔　熊江华　杨　哲　张　宏

张　凯　张　丽　张涵雨　左　坚

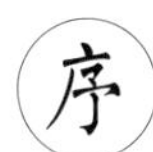
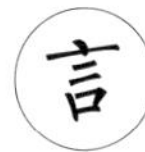

序言

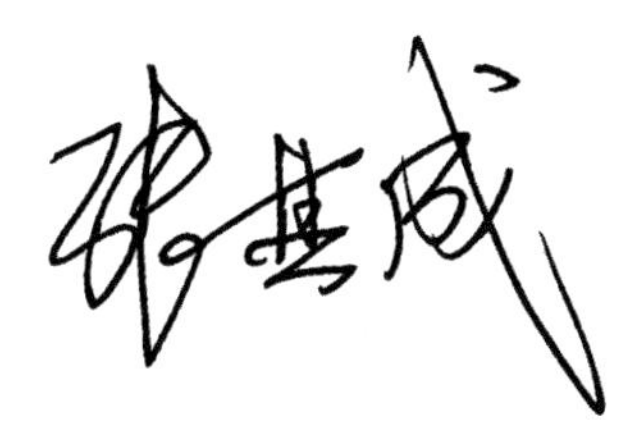

2024 年 2 月

家父李济仁有一句名言:“源于新安,本于临床,立足国学,走向科学。”这既是家父对中医传承创新的期许,也是家父一生为医教子的训言。作为我国首届国医大师及新安医学研究的倡导者和先行者之一,家父用生命践行了“大医精诚”的信念。我们五个子女就是在父亲的教导下,按照临床、国学、科学的不同道路传承、发展中医学和家学。

妹妹李艳是父亲临床方面的学术经验传承人,她小时候的理想就是要当一名医生。受家学启蒙教育,秉承“孝悌忠信,礼义廉耻,厚德中和,自强精进”的家训家规,她跟随父母诵读经典,上山采药,熟识药性,在父亲身边侍诊抄方。每逢父亲出诊,她必随左右,多年未有废弛,养成了严谨的治学态度。后来,她担任皖南医学院第一附属医院中医科主任,虽行政工作繁杂无序,但仍坚守中医学术,学而不厌,研而不倦,孜孜以求,锲而不舍。学习中医,她师古而不泥古,多有创新,特别在痹病的治疗上,提出“寒热三期疗法”,总结出代表性方剂“益肾清络活血方”,为业内瞩目,在传承新安医学的基础上,她勤于思考和发挥,为中医学的发展做出了有益的探索。如今她已成为国家级非物质文化遗产“张一帖内科”第十五代传人,安徽省名中医,全国第六批、第七批名老中医学术继承人指导老师，安徽省“十二五”中医临床学术和技术第一层次带头人，国家中医药管理局重点学科“中医痹病学”及安徽省“十二五”中医重点专科“中医痹病学”学科带头人。

行医40余载，李艳悟得诸多心得体会，记录在册。近年来她将医案重新整理，并予以分析，期望能给爱好中医者点滴启迪，为传承祖国传统医学做出自己的贡献。书中所载医案均真实发生，舌脉记录完整，病案辨证分析、处方用药颇具新安医学特色。看到父亲医道相传，薪火不绝，何其欣慰！受邀为此书作序，与有荣焉。

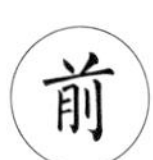

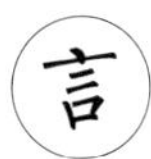

纪超凡

2024年1月

李艳教授是全国首届国医大师李济仁先生学术经验传承人，国家级非物质文化遗产“张一帖内科”第十五代传人，安徽省名中医，全国第六批、第七批名老中医学术继承人指导老师，安徽省“十二五”中医临床学术和技术第一层次带头人，国家中医药管理局重点学科“中医痹病学”及安徽省“十二五”中医重点专科“中医痹病学”学科带头人。她秉承“源于新安，本于临床，立足国学，走向科学”的家族信念，走出了一条中医经典理论与现代临床科研相结合的学术道路。自1978年参加工作以来，其竭力汲取新安医学和李济仁先生学术思想精华，坚持将“大医精诚、仁心仁术”作为行医准则，急患者之所急，想患者之所想，在皖江大地广受赞誉。

李艳教授出生于安徽歙县，自小深受家学渊源影响，从医以来以传承和创新新安医学、“张一帖内科”疗法、国医大师李济仁学术经验为己任，逐渐形成了以“调寒热，和气血”为根本、内外治法融合、“治未病”和“扶正祛邪为先”的治法特点。她擅长治疗痹证、痿证、脾胃病、肾病、肿瘤疾病、冠心病和其他多种疑难疾病，特别是在风湿痹证的治疗上提出了“寒热三期疗法”为代表的特色诊治方法，对痹证的发病机制、进展规律和防治方案提出了诸多创新观点，尤其是李艳教授通过系统挖掘、提炼新安历代医家有关痹证用药的规律，创造了“益肾清络活血方”“加味清络饮”等方药，且相关研究获得了十余项国家及省部级科研项目资助。

李艳教授在重视临床实践的同时，亦致力于应用现代科学的先进方法与技术开展新安医学文献研究及国医大师李济仁学术思想和临床经验的挖掘、研究，并与清华大学建立了长期的科研合作关系。目前，合作双方建设有电子处方数据库、纸质病历库、临床样本库，卓有成效地开展了以网络药理学为基础的复方配伍机制阐释、舌象寒热表征和菌群关系分析等研究项目，已收集、整理国医大师李济仁处方 1 万余张、典型舌苔 2 000 余例，出版国医大师李济仁临床经验著作 10 余部，发表相关论文 30 余篇，多项研究成果已写入该病临床指南及教材。

本书是对我们多年工作的总结，依托安徽省名中医李艳工作室、全国老中医药专家学术经验继承工作老师李艳工作室、安徽省高校优秀科研创新团队等项目，我们整理与总结了李艳教授 40 余载的临床、教学和科研经验，通过跟诊、访谈、讲座和回顾研究病例等方式整理、挖掘了其学术思想和经验方药。本书从临床实践出发，系统地总结了李艳教授在肺系疾病、脾胃系疾病、肝胆系疾病、肾(膀胱)系疾病、心脑系疾病、痹证与痿证、肿瘤疾病及外科杂病的诊疗思路和学术经验，完整地记录了典型医案和跟诊手记。

李艳教授经常教导我们，做人切忌浮躁，做学问更是如此。无论临床诊病还是科学研究，都要脚踏实地、实事求是，在此基础上，还要海纳百川、融会贯通，吸纳众家之所长，与时俱进，努力为中医学的发展贡献自己的绵薄力量。

目录

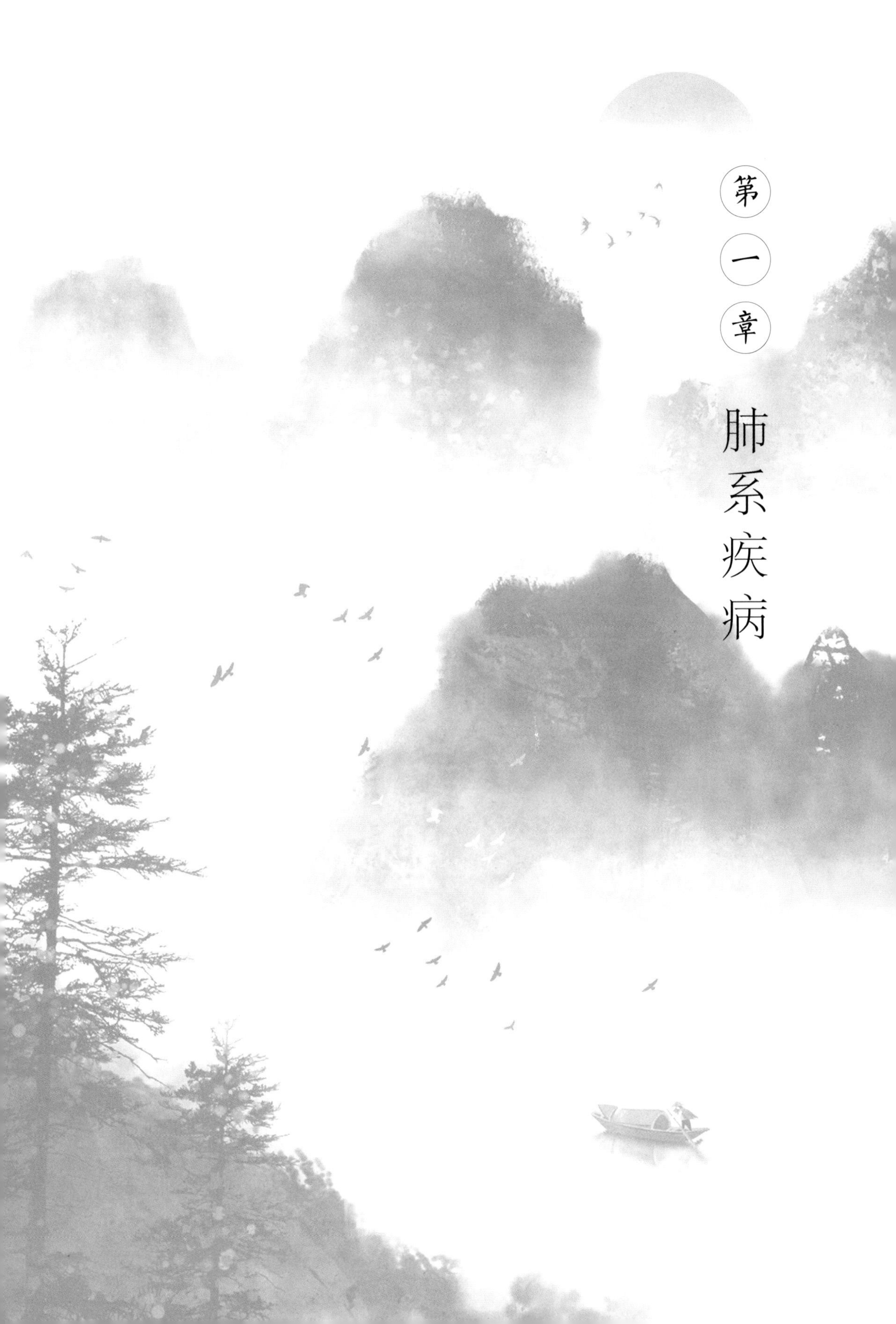

第一章 肺系疾病

一、概　　述

肺系疾病多以发热恶寒、咳嗽咳痰、胸闷喘憋、喉中哮鸣、胸痛咳血为主要表现，与现代医学呼吸道感染、慢性阻塞性肺疾病、支气管哮喘、支气管扩张症、肺纤维化、肺源性心脏病大致相符，其他如疫病、胸腔积液等也可参照肺系疾病治之。肺脏娇嫩，清虚不能容一物，但又与外界直接连通，易受内外之邪侵袭而致病，故称为“娇脏”。肺主气，司呼吸，故肺病常见咳嗽气急，或胸中满闷憋气，或少气短息；因其与喉相连，司声音，开窍于鼻，故可兼见鼻塞流涕、嗅觉不利、失音等症。肺合皮毛而卫外，故肺气虚弱者，自汗，易感冒。肺为水之上源，肺之宣发、肃降失常，则津液不布，发为痰饮、水肿。肺系疾病的辨治，常以虚实为纲。虚证无外乎气阴之虚，常责之于肺、脾、肾三脏；实证多因风、寒、热、痰、饮、瘀致病，其中又以痰与饮最常见。根据患者表里、寒热、虚实之不同，分别治之，邪实者以祛邪为主，正虚者以补虚从速，每多虚实夹杂者，则应详审虚实寒热，攻补兼施。因此，肺系疾病的治疗，首先重在恢复肺脏气机，平调寒热，除痰理气；此外，亦应从整体上把握，将辨病与辨证相结合，标本兼顾，如此才能邪去正安，平复阴阳。

二、学术观点

（一）治咳当顺肺之性

李艳教授研读经典，十分推崇《黄帝内经》中对咳嗽的论述，《素问·宣明五气》中“五气所病……肺为咳”，指明了咳嗽的病位在肺。“五藏六府皆令人咳,非独肺也”,说明咳嗽的病位虽然在肺,但外邪犯肺或五脏六腑功能失调均可导致肺的功能失调而发病。李艳教授认为,最终确立咳嗽完整的病因病机分证法的当属张介宾。他在《景岳全书·咳嗽》篇中,指出:“咳嗽之要,止惟二证。何为二证,一曰外感,一曰内伤而尽之矣。”以外感、内伤为纲,张介宾列举了外感咳嗽之因于热、寒、风,内伤咳嗽之因于肾阴虚、肺阴虚、脾阳虚、气虚等,并明确了这些证型咳嗽的主要症状和治法治方。这种分证方法提纲挈领,充分体现了辨证论治的精髓,为后人称道,一直沿用至今。

李艳教授师从全国首届国医大师李济仁先生,治咳之法遵从《黄帝内经》理论,着重顺应肺脏之特性。书中对此有许多经典的论述,如《素问·宣明五气》中说:“以辛走气,气病无多食辛”,《素问·五脏生成》中说:“肺欲辛……以辛泻之”,《素问·脏气法时论》中说:“肺苦气上逆,急食苦以泄之”“肺欲收,急食酸以收之,用酸补之,辛泻之”,提示了肺病药食宜忌。《明医杂著·论咳嗽证治》对虚咳的用药论述为“久病便属虚、属郁,气虚则补气,血虚则补血,兼郁则开郁,滋之、润之、敛之则治虚之法也”,指出肺脏清虚而处高位,用药宜轻,这种认识正如吴鞠通总结的“治上焦如羽,非轻不举”。李艳教授针对外感咳嗽初期邪多在表的情况,在治疗上主张宣降结合、以宣散为主。宣者,以辛味之品宣解、宣透、宣发在肺之邪,药用麻黄、白前、桔梗、薄荷等;降者降逆、降气,肃降上逆之气,药用苏子、前胡、紫菀、款冬花、枇杷叶、杏仁等,忌用寒凉收敛药。若外内合邪或表里同病,应依据病邪为痰为热之别而采用化痰、清热等祛邪法,药用川贝母、桑叶、枳壳、前胡等。治内伤之虚咳,宜用甘平、清润、滋养之药,如肺气耗散过度,则应降气摄纳收敛,药用甘平、酸润之品,如百合、阿胶、地黄、麦冬、沙参、核桃肉、太子参、白果、乌梅等,忌用燥热、辛香动气之品。同时,李艳教授特别注重顺时用药,天人合一。天地万物一体,人与天地相参合,与四时相应,故天然药物也具有天地阴阳之性。如《素问·至真要大论》之谓“司岁备物”,意即药物之气味厚薄与阴阳相应、药物五味与人体五脏相应,故用药也应遵循天人相应之理。

（二）治痰宗经方，灵活不拘泥

痰是肺系疾病的重要病理产物，又是继发其他疾病的致病因素。痰在呼吸疾病的发生发展及转归中起重要作用。可见，肺病中对痰的论治非常重要。许多疾病的咳嗽由痰而作，痰出即止；气促、胸闷、喉中痰鸣或胸内痰声辘辘等也是患痰之征。由于痰液黏滞重浊而致病情反复发作，迁延难愈，故临床难于取得速效。

通过长期的临床实践，李艳教授在治痰方面辨证准确，用药巧妙，常在经典方剂之上，灵活变通论治。比如风寒袭肺，咳嗽声重，痰白量多，常用三拗汤合止嗽散加减；风燥伤肺，喉痒呛咳，痰少而黏，常以桑杏汤加减；风热犯肺，咳嗽气粗，痰黏黄稠，常用桑菊饮加减。李艳教授善用三子养亲汤治寒痰，主要是考虑到慢性咳喘证者多有脾肾虚寒之变。皖南之地湿热，夏季较长，气候炎热，居民多贪凉食冷，致脾阳受损，中焦虚寒，再加之患者感受初秋之湿、寒冬之邪而致。如《素问・阴阳应象大论》所言："秋伤于湿，冬生咳嗽。"李艳教授认为，无论外感或旧病咳嗽，只要临床辨证时见有咳吐白痰量多、痰涎壅盛、脉滑者，即可辨为三子养亲汤之证。张仲景在《金匮要略・痰饮咳嗽病脉证并治》中提出"病痰饮者，当以温药和之"的总治则。按阴阳辨证来看，痰为阴邪，故用温药化之。三子养亲汤出自明代《韩氏医通》，此方由白芥子、莱菔子、紫苏子三药组成，具有降气化痰、消食导滞、止咳平喘之功，常用于治疗慢性支气管炎、小儿喘息性支气管炎等。《本草经疏》曰："白芥子味极辛，气温。能搜剔内外痰结，及胸膈寒痰，冷涎壅塞者殊效。"《医林纂要》中记载："莱菔子生用，吐风痰，宽胸膈，托疮疹；熟用，下气消痰，攻坚积，疗后重。"《本草分经》中记载："苏子，降气消痰，开郁温中，润心肺，止喘嗽。"李艳教授临证用此方治疗寒痰，每有良效。

（三）除邪务速，补虚宜早

肺之邪气者，既有从外来者，又有生于内者。从外得之，因于风寒暑湿燥火，又以风寒之邪最多见。生于内者，痰湿瘀血，气郁化火，不可一而概之。除邪气，务必做到“稳、准、狠”。比如寒邪闭肺，肺之宣发肃降失常，肺气不利，故见咳逆诸症。久不治，肺之气机受损，水液代谢失常，可见水肿。肺朝百脉，助心行血，肺气不利，则血脉功能失常，发为肺心病。痰湿瘀血，虽见于肺，必责于脾，且痰湿最能困脾，久病则脾土失于健运，本源既伤，安可得享天年？故李艳教授强调，除邪务速，邪气不除，正气难复，久则生变。

邪气既除，病可得愈，然人体平衡已被打破，想要恢复，可以药助之。治疗上，首先要恢复脾之健运。《黄帝内经》言：“饮入于胃，游溢精气，上输于脾，脾气散精，上归于肺，通调水道，下输膀胱。水精四布，五经并行。”肺金需得脾土培护，方能气调金鸣。又“肺为贮痰之器，脾为生痰之源”，故脾虚、食积易致病情反复。或有言：“得之于外者，补则留寇。”一者培补必先除邪，邪气除则气机调畅；二者培补必有虚，或邪气聚而虚，或病久耗而虚，或年高精气亏虚。补虚尤当从速，久则邪气伤正，邪虽得除，但正气难复。因此治疗上，若见到脾胃虚弱或者气阴损伤之象，需时时注意补虚。

（四）整体把握，标本兼顾，固本培元

李艳教授为新安名医世家“张一帖内科”第十五代传人，十分重视继承和发扬新安医家“固本培元”理论。她认为，肺病多为肺虚挟邪，临证当整体把握，标本兼顾。比如，治疗慢性阻塞性肺疾病急性加重期偏于邪实者，主张根据病邪性质分别采用祛邪宣肺、降气化痰、温阳利水、活血化瘀之法，甚或开窍熄风止血等法治之；稳定期主张固本培元、脏腑阴阳同治。李艳教授常谈及肺病及脾、子盗母气可致肺脾两虚。她认为，脾失健运，湿浊内生，化痰为饮，聚集于肺，致肺失宣肃，呼吸不利；肺病及肾，则金不生水，肾气亏虚，肺不

主气，肾不纳气，则气喘日益加重，呼吸短促难续，动则更甚，且肾主水，肾阳衰微，则气不化水，水邪泛溢则肿，水凌心肺则喘咳心悸；肺与心脉相通，肺气佐百脉之运行，肺气虚损，肺朝百脉之助心行血的功能减退，则血瘀肺脉，致肺气更加壅塞，造成气虚血瘀、血滞气郁，由肺及心，临床可见心悸、发绀、水肿甚至喘脱等危候；肺病及肝，肝失疏泄，气血不调致情志失调。肝疏泄太过，可见头胀头痛、急躁易怒等；肝疏泄不及，气血不畅，肝气郁结，可见郁郁寡欢、多疑善虑等。

李艳教授治肺病（稳定期）时，常用扶正固本培元之法。她认为，“肺脾相关”“土能生金”“治肺当健脾，饮食调脾胃”，平时应注意固护脾胃。脾虚则母病及子，土不生金易致肺虚，故健脾则肺气渐得充盛；同时要注意固护中气。李艳教授在运用固本培元之法的同时，根据脏腑阴阳的不同，分别予补养心肺、益肾疏肝、气阴兼调或阴阳兼顾之法。若患者正气欲脱，常予扶正固脱、救阴回阳之法。

三、临床特色

（一）固本培元，重用“参术芪”

李艳教授作为新安医学“张一帖内科”的传人，其学术思想亦受到了著名新安医家“固本培元”派鼻祖汪机的影响。汪机临证治病以擅用“参术芪”固本培元著称，其中培元主要是指培护后天之本——脾胃。中医认为，脾胃是气血生化之源，脾胃生理功能正常与否，在很大程度上决定了人的后天生长发育状况及体质的强弱。若脾胃虚弱，则“百病丛生”，“调理脾胃者，医中之王道也”。脾胃乃“后天之本”、三焦之枢纽，脾胃调理好了，则营卫有所资生，元气有所升助，邪可不治而自除。李艳教授在临证中常重用“参术芪”（人参、白术、黄芪），这是因为“参术芪”味甘能生血，气温能补阳，为补脾胃之圣药。重用“参术芪”以补气健脾、培土生金、补益肺气，从根本上可以改善肺系疾病者正气亏虚的状态。

李艳教授临床强调：本病病因有三点，一为禀赋不足，后天失养。其人本虚，脾胃虚弱，肺气本有不足；或久病伤正，脾胃受损；或年事已高，精气自半，脏腑衰弱。若此类人，猝然感受外邪，正虚不能抵御，多呈虚实夹杂之象，必以补脾胃虚弱为重中之重，否则肺脏精气不充，正气何时能复？病久邪气留恋，恐生变证。二则病因若为痰湿，当察其水液代谢何处失常，予以辨证施治。水液代谢首以脾胃枢纽为核心。饮水入胃，先由脾胃吸收运化，上输于肺；若脾气不足或脾胃升降失常，则必生痰湿。而脾喜燥恶湿，若有水液代谢失常，痰湿既生，必碍脾土。由此而论，痰饮为患，自始至终当益气健脾。且需要随症变化，若以脾气虚弱为主，则“参术芪”足矣；若脾之健运由痰湿所妨，还需要着眼燥湿。三则疾病治疗后期，常需固本。须知药物治病，以偏纠偏也。病邪纠缠，正气必有耗损，虽有药物纠偏逐邪，其精气耗损岂为虚妄？以阴阳论之，病邪所致，阴阳失衡，病见于外，有寒热水火之征象。汤药刺灸，祛邪扶正，病去则阴阳复归于衡。但此时之平衡，是否一定等于患病前的平衡呢？答案是否定的。由此可见，平时应注意顾护本元，则正气早复，不致他病。

（二）治虚喘之固本定喘汤

喘证病程时间若长，迁延不愈，病久累肾，且痰饮内伏，治疗颇为棘手。喘证，其病在肺。虚喘、久喘，为本虚标实之证，虚则肺肾俱虚，故缠绵难愈。西医常用激素平喘，初则效如桴鼓，久则失效，且激素久用，莫不伤肾，患者常有背寒畏冷、颜面虚浮等症状，给治疗带来一定的困难，因此治虚证哮喘必须标本兼顾、肺肾同治。

虚喘既有肺、脾、肾等虚损之异，又有阴虚、气虚之别，且多有兼夹而见虚中有实之象，临床须分清轻重缓急，辨证论治。《医林绳墨·喘》："有脾之虚，先补其脾；肺之虚，先理其肺。使土实可以生金，不为胀助其喘。金愈虚而气愈急，则促又加矣。气虚气促，何治之有？"临床常见，年高病久者，肾阳已衰，症见身寒肢冷，水肿溏泄，小腹胀满，气逆喘息，动则更喘，气不接续，如至气虚不纳，逆而上脱，两足厥冷，甚至额汗如珠，则是垂危之喘，脉沉迟而虚，舌润或胖。乃因喘促日久，脾失健运，水谷不化精微，不能充养肾气；或因劳精耗神，色欲过度，耗伤肾气，气虚不能摄纳，以致短气生喘。治宜补肾纳气。方用肾气丸、黑锡丹、脾肾丸、右归饮。《类证治裁·喘症》云："肾阳虚而气脱，孤阳浮越，面赤烦躁，火不归元，七味地黄丸加人参、麦冬；肾不纳气，身动即喘，阴阳枢纽失交，急需镇摄，肾气汤加沉香，从阴引阳，都气丸入青铅，从阳引阴……阳虚宜温养，参、芪、归、术、茯神、莲子、山药、炙草"，临证时可斟酌选用。

李艳教授常年深耕临床，治疗喘证颇有心得。针对虚喘，她常用固本定喘汤加减治疗。药用党参 15～20 g，白术 15～20 g，五味子 6～10 g，葶苈子 12～15 g，怀山药 15～20 g，杏仁 10～12 g，白芥子 6～10 g，生龙骨 20～25 g，生牡蛎(包煎)20～25 g。寒饮者，加细辛、干姜；痰热者，加鱼腥草、桑白皮；痰多者，加半夏、海蛤粉，多获佳效。方中以党参、白术、五味子益肾健脾定喘；怀山药补益肺脾；葶苈子、白芥子、杏仁等清肺化痰，降逆平喘；生龙骨、生牡蛎重镇降逆，逐痰平喘。龙骨，《神农本草经》谓其"主咳逆"；《增广和剂局方药性总论》用其治"伏气在心下不得喘息"；《神农本草经读》认为其能"逐痰降逆"，并认为"痰，水也，随火而升……龙骨能引逆上之火与泛滥之水，而归其宅。若与牡蛎同用，为治痰之神品"。诸药合参，补益肺肾以固其本，喘咳悉平，对激素依赖者取效同样明显。

（三）衷中参西，辨病与辨证相结合

李艳教授学宗中医，不仅不排斥西医知识，而且善于采纳其研究成果为

中医临床服务。她重视将中西医理论相结合，提倡继承前人的经验，将中医辨证与西医辨病有机结合，重视人体的整体机能状态对局部病变的影响，努力实现中医药的现代化。正如徐灵胎在《兰台轨范》中所说："欲治病者，必先识病之名，能识病名，而后求其病之所由生，知其所由生，又当辨其生之因各不同，而病状所由异，然后考其治之之法。一病必有主方，一方必有主药。"李艳教授治疗喘证（本病相当于现代医学慢性阻塞性肺疾病范畴），在发作期以清肺热、祛邪毒为首要任务。标实者，以外邪、痰浊水饮、瘀血为主，根据病邪性质，分别采取祛邪宣肺、理气化痰、活血祛瘀之法。如病机相兼为患，则数法同用。结合西医对本病的认识（如病理改变以慢性气道炎症为主），李艳教授认为本病日久多郁热，治疗上应侧重于清肺热，常用黄芩、金银花、石膏、知母、地骨皮、焦山栀等。"善治痰者，不治痰而治气，气顺则一身之津液亦随气而顺矣"，故化痰常需配合理气。同时重视活血化瘀，在治疗中合理地使用活血化瘀或活血散血或凉血止血之法，常用丹参、三七、鸡血藤、当归等养血活血，提升机体免疫力；用桃仁、赤芍之类活血化瘀，增加肺部血流量，改善微循环。在缓解期以扶正为主，补养心肺，益肾健脾，同时不忘涤痰行瘀。或肺脾同治或肺肾兼调，或气阴双补或阴阳兼顾，培土生金，肺脾同调，以定喘固本汤为主方随症加减，临床疗效显著。

（四）平调寒热，宣畅气机

肺为娇脏，不耐寒热。其与外界相通，六淫邪气常为患，其中以风邪最多见。风善行而数变，且常兼夹邪气，最终出现寒热之化。肺为清虚之脏，不能容一物，若有痰壅于肺，肺气郁闭，及至脏腑虚寒，他脏干扰，皆可成内伤之寒热。因此，如何纠正肺脏寒热之偏是治疗肺系疾病的普遍问题。寒热何以如此重要？常见者，风寒袭肺，可致感冒、咳嗽，进而诱发或加重哮病、喘证等肺系疾病。风寒袭于卫表，卫气被遏，为表寒。肺合皮毛，寒邪侵袭体表，肺脏必有变化。寒遏于外，肺之宣发肃降失常，肺气上逆则为咳嗽，气急引动伏痰则可发为哮病，肃降失常，故喘证加重。当此之时，必先宣解表寒，兼宣降肺气，则卫阳得助不致遏于外，肺脏气机恢复正常，诸症可得以控制。其他如痰实者，阳胜者从热化，阴盛者从寒化，无论寒热如何，细究其因，必以除痰为要。痰热者兼清热，阴液不足则滋阴润燥，痰热能除，则气机自复；中脏虚寒者当补虚健脾、固本培元，脾土恢复健运，则脏腑精气充盛，肺中虚冷自消，痰饮不生。肺主气，司呼吸，肺病当以恢复肺气宣发肃降之机为要。李艳教授认为，治疗应明辨寒热所成，予以釜底抽薪、平调寒热，可使肺之气机得以宣畅。若见寒热之象，未审证求因、察其内在之变化，而以重剂苦寒泻热、辛温散寒，或有能速逐邪者，但终不免伤人更速。所谓"治上焦如羽，非轻不举"，前贤所言不可不慎。譬如治疗咳嗽，风寒者散寒解表，微辛微温，若以重剂投之，发散太过，身强壮实者或幸免于难，体质虚弱者恐肺气耗散，气不足息，甚至发为喘憋。至于南北异治、因时制宜等亦需详审，辨病辨证辨体，真正做到一人一法、一人一方。

（五）治咳嗽之止嗽饮加减

止嗽饮始自程钟龄《医学心悟》中止嗽散一方，书中称其"治诸般咳嗽"。止嗽散含桔梗、荆芥、紫菀、百部、白前、陈皮、甘草等药。其中，桔梗，苦辛微温，能宣通肺气、泻火散寒，可治痰壅喘促、鼻塞咽痛；荆芥，辛苦而温，芳香而散，可散风湿、清头目、利咽喉，善治伤风头痛咳嗽；紫菀，辛温润肺，苦温下气，补虚调中，消痰止渴，可治寒热结气、咳逆上气；百部，甘苦微温，能润肺，治肺热咳呛；白前，辛甘微寒，长于下痰止嗽，可治肺气盛实之咳嗽；陈皮，调中快膈，导滞消痰；甘草，炒用气温，可补三焦元气而散表寒。全方配伍温润平和，用于治疗各种外感咳嗽，以风寒袭肺最适用，表证重者多合三拗汤加减。本方性虽平和，但总属辛温之剂，因此一般认为阴虚肺燥致咳及咳血者不宜使用。

后国医大师李济仁教授化裁辨治，增删药味，创止嗽饮，可治诸般咳嗽。

止嗽饮，以原散剂之桔梗、紫菀、百部、白前、甘草等药为主，增加化痰和清热药。风寒袭肺者，予止嗽饮合三拗汤配伍；偏痰热者，予止嗽饮加黄芩、鱼腥草、葶苈子等药；痰湿蕴肺则合三子养亲汤、二陈汤燥湿化痰利气，随症加减益气健脾；若有阴虚肺燥之象，或治疗后咳减痰消，常配伍滋养津液之品，以防燥邪伤肺。李艳教授强调，止嗽饮为治咳嗽之主方。咳嗽一病，有声无痰谓之咳，有痰无声谓之嗽，两者常常并称，主要是因支气管分泌物刺激气管而致。故治咳嗽，关键在于除痰饮。《金匮要略》有云："病痰饮者，当以温药和之"，同样适用于咳嗽的治疗。止嗽饮中诸药总体偏于辛温而不燥，正应"温药和之"。若有痰热者，须知热由痰壅而致，清热虽必不可少，但豁痰更加重要。痰热壅闭，肺气不利者，葶苈子、桑白皮主之，与黄芩、鱼腥草配合有事半功倍之效。痰饮既除，则肺之宣降气机正常，咳嗽自然能消。

李艳教授继承国医大师李济仁教授学术思想，运用止嗽饮加减治疗咳嗽。针对风寒咳嗽，常合三拗汤加减，其次合三子养亲汤、二陈汤、玉屏风散等方。诚如前述，新安医家"固本培元"思想贯穿治疗咳嗽之始终。如遇年老久病体虚之人新感时邪，或慢性咳嗽迁延不愈、愈而反复者，必责之于脾胃。故痰湿重而脾虚较轻者，合三子养亲汤，痰湿仍重者，加半夏、陈皮；脾气虚弱者，肺脏亦虚，表虚不能御邪，营卫亏虚则自汗盗汗或气虚不足以息，则合玉屏风散补肺健脾、益气固表，重者可投参芪之品以固本培元。此外，如见肺燥伤阴者，可以止嗽饮酌加南北沙参、玉竹、百合之类，随症治之。

李艳教授还常以此方加减治疗哮病、喘证等症见咳嗽者。有风寒袭肺表现者，以止嗽饮合三拗汤主之。若患者因风寒犯肺，卫气被遏，致肺之宣降失常，气机不利，变生痰热、郁火、哮鸣喘息诸症，以止嗽饮合三拗汤加减，可散寒宣肺，使肺气得利，后徐徐图之，这是止嗽饮配伍精当、治其根本的体现。

四、验案精选

（一）固本培元、标本兼顾治疗喘证

李某，男，78岁，2018年12月12日初诊。

主诉：反复咳嗽、咳痰近10年。

现病史：患者既往慢性支气管炎病史近10年。2016年出现活动后气短、气喘明显，当时确诊为慢性阻塞性肺疾病。2018年10月胸部CT示慢性支气管炎，肺气肿征象伴肺大疱，两肺多发纤维灶，纵隔淋巴结稍增大，扫及肝脏示稍低密度灶、界限欠清，肺功能检查示重度阻塞性通气功能障碍，诊断为“慢性肺源性心脏病、慢性阻塞性肺疾病”，输液治疗7日后口服消炎药，症状有所好转。刻下：偶咽痒，咳嗽伴少许白黏痰，活动后呼气困难，现行家庭氧疗，食纳可，睡眠欠佳，夜间口干，二便正常，舌红有裂纹，苔薄白，脉细。

西医诊断：慢性阻塞性肺疾病，慢性肺源性心脏病。

中医诊断：喘证。

中医辨证：肺气不足证。

治法：宣肺止咳，理气化痰。

处方：炙甘草10 g，炙桑白皮15 g，杏仁10 g，炙麻黄10 g，木香15 g，葶苈子15 g，牛蒡子15 g，白芥子12 g，厚朴15 g，莱菔子15 g，地龙15 g，制半夏9 g，陈皮15 g，白苏子15 g，炙款冬花10 g。7剂，水煎服，每日1剂，早晚餐后2小时服。

2018年12月31日二诊。患者诉阵发性咳嗽伴少量白黏痰，咽痒，仍有气喘、胸闷，活动后加重，晨起眼睑、双下肢水肿，食纳可，睡眠差，小便量少，大便基本正常，舌红有裂纹，苔薄白，脉细。

处方：黄芪 40 g，炒白术 20 g，防风 9 g，白苏子 15 g，葶苈子 15 g，炙麻黄 10 g，牛蒡子 15 g，地龙 20 g，炒黄芩 9 g，炙桑白皮 15 g，川贝母 8 g，陈皮 15 g，炙款冬花 15 g，杏仁 12 g，甘松 9 g，丹参 20 g，猪苓 15 g，泽泻 15 g。治以健脾益气润肺，利水消肿通络。7 剂，水煎服，每日 1 剂，早晚餐后 2 小时服。

2019 年 1 月 10 日三诊。患者咳嗽次数较前减少，呈阵发性咳嗽，伴少量白黏痰，咽干咽痒，仍有气喘、胸闷，无法长时间行走，眼睑及双下肢水肿基本消失，食纳少，睡眠差，小便量少，大便基本正常，舌红，苔薄白，脉细弦。

处方：上方去防风，加南北沙参各 15 g、鸡内金 12 g。治以补肺养阴，理气和胃。10 剂，水煎服，每日 1 剂，早晚餐后 2 小时服。

2019 年 1 月 22 日四诊。患者诉基本未见咳嗽，喘气、胸闷明显减轻，继服 14 剂巩固疗效，后停药回访，至今病情稳定。

【按语】

慢性阻塞性肺疾病是一种呼吸系统疾病，以持续性呼吸道症状和气流受限为主要特征。慢性阻塞性肺疾病急性加重期症状主要为呼吸困难加重、咳脓痰、痰量增加；稳定期患者呼吸系统症状仍持续存在，无法完全消失，主要表现为活动性呼吸困难。

李艳教授认为，慢性阻塞性肺疾病归于中医“咳嗽”“喘证”“肺胀”范畴。早期慢性阻塞性肺疾病患者临床表现为慢性咳嗽、咳痰，伴或不伴活动后气喘，或以活动后气喘为唯一症状。典型慢性阻塞性肺疾病患者的临床表现为咳嗽、咳痰，活动后气喘，体格检查可见桶状胸，符合中医肺胀“咳喘满”的症状特征。本案就“肺胀”病名展开叙述，此病名最早见于《灵枢·经脉》：“肺手太阴之脉……是动则病肺胀满，膨膨然而喘咳……”《丹溪心法·咳嗽》云：“肺胀者，动则喘满，气急息重，痰者嗽动，便有痰声，痰出嗽止”,比较详细地描述了肺胀之咳嗽、咳痰、气喘的发病特征。《圣济总录》述:“肺胀者,虚而满,喘咳逆倚息,目如脱,其脉浮是也。”汉代《金匮要略·肺痿肺痈咳嗽上气病脉证治》云:“上气,喘而躁者,属肺胀”“肺胀,咳而上气,烦躁而喘,脉浮者,心下有水……”清代《证治汇补》中述:“肺主皮毛,风邪入肺,不得宣通,肺胀叶举,不能通调水道,下输膀胱,亦能作肿,其症眼胞先肿……”补充了肺胀“烦躁、水肿、目如脱状”等症状,描述了肺胀患者急性加重期的典型临床特点。另外,《丹溪心法·咳嗽》言:“肺胀者,动则喘满”,指出了活动后气喘是肺胀稳定期的典型特征。

临床上喘证多属本虚标实之证,以虚为主。一般感邪发作时偏于标实,平时偏于本虚。早期以痰浊为主,随着病情进展,痰瘀互结,兼见气滞、水饮内停、水肿。后期正气亏虚,病机为本虚标实并重。本案是典型的慢性阻塞性肺疾病病例,在治疗上李艳教授根据患者所处的不同病程分期而治,早期以宣肺祛痰止咳治标为主,兼顾润肺;中后期治以固本培元、培土生金,标本兼顾,以健脾益气润肺为主,兼顾通络消肿。故初诊以宣肺化痰、理气止咳为治法,采用自拟固本定喘汤合止嗽饮加减,方中炙麻黄、牛蒡子、白芥子宣肺化痰,白苏子、杏仁降气平喘,一宣一降,顺肺之性,止咳化痰。炙桑白皮、葶苈子泻肺利水平喘,制半夏、厚朴燥湿化痰,莱菔子、陈皮、木香行气和胃化痰,炙款冬花润肺化痰,地龙化痰通络平喘,炙甘草益气健脾,调和诸药。全方共奏宣肺止咳、理气化痰之功。二诊时,患者咳嗽略有减轻,但病程后期子盗母气,脾肺两虚,同时肺虚及肾,金不生水,此时以肺、脾、肾正虚为主,治疗着重补虚、化痰、祛瘀,故在初诊方的基础上重用黄芪、炒白术,黄芪剂量达 40 g,意在健脾益气、固本培元。黄芪、炒白术两药相合以培土生金,补肺健脾;川贝母、炒黄芩清热化痰,润肺止咳;防风引药达表祛邪;甘松、丹参活血祛瘀通络;猪苓、泽泻利水消肿,标本兼顾。三诊、四诊时,诸症明显缓解,再投以南北沙参、鸡内金以补肺养阴、理气和胃,在扶正之时不忘祛邪,兼顾标本,因此取得满意的疗效。

【跟诊手记】

李艳教授治疗本病衷中参西,辨病与辨证相结合,针对慢性阻塞性肺疾病急性加重期和稳定期采取了不同的治疗原则。

1. 急性加重期强调祛邪不忘扶正

肺胀每由外邪触动而发。急性加重期偏于邪实,根据病邪性质,可分别采取祛邪宣肺(辛温或辛凉)、降气化痰(温化或清化)、温阳利水(通阳淡渗)、活血化瘀,甚或开窍熄风止血等法。本病因肺病日久,肺虚气化失司不能化津,脾虚升降失调不能健运,肾虚开合失常不能蒸化,导致津液运化不力,遂成痰浊,导致脉络受阻化瘀。肺胀之人,兼见肺、脾、肾三脏亏虚。李艳教授认为,肺胀为肺虚外感所致,祛邪同时应注意清补肺气。

2. 活血化瘀法贯穿治疗始终

《丹溪心法·咳嗽》曰:“肺胀而咳,或左或右不得眠,此痰挟瘀血碍气而病”,提示肺胀的发生与痰瘀互结相关。“肺者,相傅之官,治节出焉”,肺主治节包括对心主血脉、生成宗气、布散卫气、输布津液等多方面。若肺宣降失常,则血脉不通,气血瘀滞,导致肺气更虚。李艳教授在本病的治疗上尤其重视活血化瘀,她认为,论治本病时,还可以用丹参、三七、鸡血藤、当归等养血活血,提升机体免疫力;用桃仁、赤芍之类活血化瘀,增加肺部血流量,改善微循环,提高临床疗效。

3. 稳定期重视脏腑、阴阳同治

肺病及脾、肾、心、肝：肺病及脾，子盗母气，导致肺脾两虚，脾失健运，水湿不化，湿浊内生，化痰为饮，聚集于肺，导致肺之呼吸不利、宣降失常，可见咳嗽、气喘、痰多。肺病及肾，肺虚及肾，金不生水，致肾气衰惫，肺不主气，肾不纳气，则气喘日益加重，呼吸短促难续，吸气尤为困难，动则更甚，且肾主水，肾阳衰微，则气不化水，水邪泛溢则肿，上凌心肺，则喘咳、心悸。肺病及心，肺与心脉相通，肺气佐心脏运行血脉，肺气虚损，则清气吸入减少，宗气生成不足，又肺朝百脉，肺气亏虚，则助心行血功能减退，血瘀肺脉，致肺气更加壅塞而气虚血滞气郁，临床可见心悸、发绀、水肿、舌紫暗等症状。心阳根于命门真火，肾阳不振进一步导致心肾阳衰，呈现喘脱危候。肺病及肝，肝失疏泄，气血不调可致情志失调。肝疏泄太过，可见头胀头痛、急躁易怒等；肝气郁结，可见郁郁寡欢、多疑善虑等。李艳教授认为，稳定期本病偏于正虚，故以扶正为主，可根据脏腑、阴阳的不同，分别补养心肺、益肾健脾疏肝，或气阴兼调，或阴阳兼顾；正气欲脱时，应扶正固脱以救阴回阳。

（二）固本培元、消补兼施治疗肺结节

鲁某，女，55岁，2019年12月11日初诊。

主诉：发现肺结节1个月。

现病史：患者1个多月前，因劳累受风后出现咳嗽、咳痰，伴胸闷，咳少量白黏痰就诊。2019年11月肺部CT示左肺上叶尖后段淡薄磨玻璃结节、左肺上叶前段结节。曾口服克拉霉素、右美沙芬，症状有所好转后停药，现希望中药治疗。刻下：稍有咳嗽，夜间较多，咳少量黄黏痰，伴夜间胸闷。平素思虑较重，偶有夜间潮热盗汗，畏寒，手脚凉，食纳可，眠浅易醒、醒后不易入睡，

大小便基本正常，舌淡红，有裂纹，苔白厚，脉细弦。

西医诊断：肺结节。

中医诊断：肺积。

中医辨证：肺气亏虚证。

治法：补气益肺，化痰消瘀。

处方：黄芪 35 g，炒白术 15 g，防风 10 g，桔梗 9 g，炒黄芩 12 g，鱼腥草 30 g，浙贝母 15 g，夏枯草 30 g，金荞麦 30 g，川贝母 6 g，杏仁 10 g，地龙 15 g，炙紫菀 10 g，炙款冬花 10 g，炙甘草 10 g。水煎服，每日 1 剂，早晚餐后 2 小时服。

2019 年 12 月 20 日二诊。患者咳嗽好转，时有阵发性咳嗽，自觉口干口黏，咳白黏痰，偶有胸闷，眠可，大小便基本正常，舌淡红，苔薄白，脉细。守上方加玄参 15 g、连翘 15 g 继服。14 剂，每日 1 剂，早晚餐后 2 小时服。

2020 年 1 月 5 日三诊。患者诉咳嗽明显改善，偶有胸闷、口干口黏，守上方去杏仁、炙款冬花，加炙桑白皮 15 g、葶苈子 15 g。现患者病情稳定，间断口服中药，回访至今病情稳定。

【按语】

肺结节是指影像学表现为直径≤3 cm 的局灶性、类圆形、密度增高的实性或亚实性肺部阴影，可为孤立性或多发性，不伴肺不张、肺门淋巴结肿大和胸腔积液；根据结节数量，单个病灶定义为孤立性，2 个及以上病灶定义为多发性；根据病灶大小，将肺结节中直径＜5 mm 者定义为微小结节，直径 5～10 mm 者定义为小结节；根据结节密度分为实性肺结节和亚实性肺结节，后者又可分为纯磨玻璃结节和部分实性结节。

肺结节属中医“肺积”范畴。《黄帝内经》详细阐述了“积”的病因、病机及病位，认为“积”之病因与外寒、饮食不节、情志忧怒、形体过劳、瘀血、痰饮有关，多为患者正气亏虚，复感外邪，致气血津液瘀滞，日久聚而成积。《金匮要略·五脏风寒积聚病脉证并治》曰："积者，脏病也，终不移……脉来细而附骨者，乃积也。寸口，积在胸中；微出寸口，积在喉中；关上，积在脐旁；上关上，积在心下；微下关，积在少腹；尺中，积在气冲。脉出左，积在左；脉出右，积在右；脉两出，积在中央。各以其部处之"，指出"积"病在胸、喉、脐等不同部位脉象各有不同的特征。张仲景拓展了"积"的病位范畴，指出胸、喉、脐等部位同样有"积"病的发生。基于以上认识，将生于肺脏且固定不移的积称为"肺积"。肺结节为影像学表现，患者可没有明显不适的症状，也可发展为恶性肿瘤。李艳教授认为，肺结节为痰瘀内结的有形病理产物，其病史较长，进展缓慢，存在虚实变化，与"肺积"病程特点及发展态势相符，多因机体正气亏虚、感受邪毒或情志抑郁或饮食损伤或劳逸失度等导致脏腑功能紊乱、气血津液运行失常，产生了气滞、湿浊、痰凝、血瘀、热毒等病理变化，日久蕴结于肺而成。临床治疗提倡补益肺脾法，既能直接补益肺气，又能培土生金间接补益肺气，可解决肺结节正气亏虚的根本；同时助肺宣肃，促进痰液排出体外，健脾补气促其运化，以杜绝生痰之源，补益之中不忘化痰散结祛瘀，消补兼施。

本例患者以肺结节为主诉，伴咳嗽、咳痰、胸闷、盗汗、畏寒等症状，故初诊以肺脾同治为主，补益肺脾，祛痰止咳，以祛瘀散结为治法，以玉屏风散合止嗽饮为主方加减，方中黄芪、炒白术补肺健脾，防风解表祛风散结，桔梗宣肺止咳，杏仁降气止咳，一宣一降，顺肺之性，止咳化痰；且以川贝母润肺，以防宣散太过而耗伤肺阴，炙紫菀、炙款冬花两药相伍则止咳化痰作用更显著，炒黄芩、鱼腥草、浙贝母、夏枯草、金荞麦可清热解毒散结，地龙化痰通络，散结力强，炙甘草益气健脾，调和诸药，全方共奏补气益肺、化痰消瘀之功。二诊时，患者咳嗽减轻，但结节积滞难消，治疗非一日之功，故在原方基础上加入玄参、连翘解毒散结。三诊时，诸症明显缓解，偶有胸闷，投以炙桑白皮、葶苈子泻肺逐瘀、降气平喘。此病案诊疗全程中，李艳教授时时顾护患者正气，同时兼顾清热化痰、解毒散结，体现了其运用“消补法”辨证治疗肺结节的思想。

【跟诊手记】

目前，西医对肺结节病多以糖皮质激素或联合细胞毒性药物治疗，不良反应大，复发率较高。肺结节患者多无明显的呼吸系统或全身症状，常于体检中被发现，看似有病无证。中医学以整体观为纲，常从患者体质、状态差异入手，纠正机体之偏颇状态，恢复机体之阴阳平衡。补益肺脾既能从根本上调节肺结节的正气亏虚，达到治病求本的目的；又能调畅气机，运化水液，杜绝肺结节相关病理产物的产生，标本兼顾，可取得良好的疗效。治疗期间，还应重视从心理上疏导患者。《素问·举痛论》曰：“思则心有所存，神有所归，正气留而不行，故气结矣。”《素问·阴阳应象大论》曰：“忧伤肺。”患者对肺结节的过度担心、忧虑等亦不利于疾病的治疗。《灵枢·师传》云：“告之以其败，语之以其善，导之以其所便，开之以其所苦。”作为医生，应帮助患者打开心结，提供合理的治疗方案，才能取得满意的疗效。

（三）固本培元、灵活运用经验方治疗肺癌术后

宛某，女，56 岁，2016 年 12 月 2 日初诊。

主诉：右肺癌术后 4 年余。

现病史：患者 4 年前行“右肺下叶癌切除术”，术后化疗 2 次。2016 年 10

月26日胸部CT示右下肺癌术后改变，右侧胸膜明显增厚伴结节，考虑转移，较2016年8月29日胸部CT提示大致相仿(右肺少许结节，少许纤维、增生灶，右侧部分肋骨骨质异常)。实验室检查示癌胚抗原35.82 μg/L，红细胞3.06×10^{12}/L，血红蛋白104 g/L，红细胞沉降率26 mm/h。现患者自觉右侧胁肋及背部胀酸不适。平素畏寒，食纳、睡眠一般，情志不畅，二便基本正常，舌紫胖，苔黄润，脉弦。

西医诊断：右肺癌术后。

中医诊断：肺癌。

中医辨证：肺气亏虚证。

治法：扶正散结，化痰行气消瘀。

处方：抗肿瘤方加减。黄芪40 g，益母草30 g，金荞麦30 g，白花蛇舌草30 g，龙葵30 g，猫爪草20 g，半枝莲15 g，半边莲15 g，天龙15 g，莪术15 g，全蝎8 g，炒黄芩10 g，土鳖虫10 g。20剂，水煎服，每日1剂，早晚餐后2小时服。

2016年12月23日二诊。患者服上方20剂后，症状较前明显好转，现背部酸胀不适减轻，精神转佳，眠可，大小便基本正常，舌红胖，苔薄黄，脉弦数。继服中药调理，守上方去莪术，加茯神10 g、酸枣仁30 g，14剂。

2017年1月7日三诊。患者右侧胁肋及背部无明显不适，眠可，二便可。再服14剂，停药。回访至今病情稳定。

【按语】

关于肺癌的病因病机，古代文献有不同的认识。《灵枢·九针论》载："四时八风之客于经络之中，为瘤病者也"，即认为外邪入侵留滞经络导致肿瘤的发生。《灵枢·百病始生》载："若内伤于忧怒则气上逆，气上逆则六俞不通，温气不行，凝血蕴里而不散，津液涩渗，着而不去，而积皆成矣"，阐述了情志所致"积病"

的病理机制。古代文献中描述肿瘤病因病机内容多见于“癥瘕积聚”的论述中。《中藏经》指出:“积聚、癥瘕、杂虫者,皆五脏六腑真气失而邪气并,遂乃生焉,久之不除也。或积或聚,或癥或瘕,或变为虫”,即认为五脏正气亏损日久会导致肿瘤的发生。《济生方》中提到“忧思喜怒之气,人之所不能无者,过则伤乎五脏……传克不行,乃留结而为五积”,书中认为情志是“积病”的致病因素。攻邪派张子和在《儒门事亲·五积六聚治同郁断》中提出:“积之成也,或因暴怒、喜、悲、思、恐之气,或伤酸、苦、甘、辛、咸之食,或停温、凉、热、寒之饮,或受风、暑、燥、寒、火、湿之邪”,分别从情志、饮食、外邪等方面阐述了本病病因,对“积病”病因病机做了较全面的论述。李梴在《医学入门·积聚门》中提出:“积初为寒……久则为热……五积六聚皆属脾,阳虚有积易治,惟阴虚难以峻补”,首次指出了本病病机分寒热两类,且病位多在脾脏。明代医家申斗垣首次在《外科启玄》中提出“癌发,四十岁以上,血亏气衰……”指出了癌症的发生与年龄有一定的关系。《诸病源候论》中认为,毒邪是肺癌的主要成因。《明医杂著》中认为,痰邪是肺癌发病的重要原因。《医林改错》中提出“血受寒则凝结成块,血受热则煎熬成块……”可见癌症的发病机制与“瘀血”有密切的关系。李艳教授认为,肺癌的病因多由人体正气不足、阴阳平衡失调、气血津液失布所致。肺为娇脏,邪气滞留于肺,与瘀血、痰、热毒等互结,渐渐积滞而成有形肿块,渐渐发展为肺癌。本病多虚实夹杂,虚证中以气虚、阴虚多见;实证中以气滞血瘀多见。肺癌患者特别是中晚期患者症状多且复杂,独立症状不多,共同的症状较多,因此在诊疗过程中可采取辨病和辨证相结合的方法把握病情,选择最佳治疗方案。

在中医学中,与肺癌类似的记载散见于咳嗽、哮喘、痨瘵、咳血、胸痛、痰饮、积聚、肺痿、肺疽等资料中，尤多见于“肺积”“息贲”中。肺癌多乃外感六淫邪毒、内伤七情饮食，加之脏腑正气虚损所致，肺气郁结，宣降失司，津液不布，积聚成痰，痰凝气滞，血行受阻，瘀血留结，遂积成息贲。治宜攻补兼施，攻邪而不伤正、养正而不助邪，此乃治积之要也。

患者肺癌，4年前行手术及化疗后病情好转，此次因右侧胁肋及背部胀酸不适就诊。肺部CT示右侧胸膜明显增厚伴结节，考虑癌细胞转移。初诊，患者咳嗽少，自觉右侧胁肋及背部胀酸不适明显，舌紫胖，苔黄润，脉弦。本病病机为肺气亏虚，气机郁滞日久，导致痰气瘀阻于内，后期演变为痰瘀互结，渐成肿块，复发为肺癌。结合其舌紫胖、苔黄润、脉弦，辨为肺气亏虚证；治当扶正散结，化痰行气消瘀；方用自拟抗肿瘤方，以龙葵、猫爪草、半枝莲、半边莲解毒抗癌；以黄芪、益母草为君药，其中黄芪补气行滞，推动血行，鼓舞正气，托毒排脓；益母草归肝、心经，辛开苦降，专入血分以行血祛瘀；并予莪术、全蝎攻毒散结，以土鳖虫、天龙散结消癥；更与白花蛇舌草、金荞麦、炒黄芩清热化痰，直达病所。全方气血同治，共奏扶正散结、活血化痰消瘀之功，故疗效显著。二诊去破血行气之莪术，以防耗气伤血之弊，予茯神、酸枣仁养心安神，后患者症状明显好转。

【跟诊手记】

本案是一例典型的肺癌术后病例，患者因药物耗伤正气而形成正虚为主、邪气未散的虚实夹杂证。李艳教授非常重视人体正气在肿瘤患者术后康复过程中的作用，将补益药作为治疗的基础，以清热解毒药祛除患者周身未尽之邪，最后通利经脉气血，为恢复正气创造条件。补益药、清热药、活血药的灵活配伍既可增强正气、祛邪通脉，亦能促进被手术、放疗或化疗所损伤的正气的恢复，最终达到补益正气、清热祛邪、活血通络的效果。

对肿瘤术后患者复杂多样的临床症状，李艳教授以黄芪、半边莲、半枝莲、白花蛇舌草为基础药物。她认为，肿瘤术后患者多正气不足、邪气有余，故治疗上必须以扶正祛邪为基本治则。在剂量上重用黄芪，这是新安医学"固本培元"派的用药思想。通过温养气血、培补脾肾元气，激发人体生命的原动力抵御外邪，增强抵抗力。此方在用药上紧扣气化失调的病机，针对肿瘤患者术后出现的乏力、胁痛、胸闷、咳嗽、头晕等症状，以黄芪为君药，加大用量以充分发挥其补气兼行气的功效，使气机通畅；对气虚痰瘀导致的胁痛、肢体疼痛、胃脘胀满等，则以"气为血之帅、血为气之母"为要旨，充分利用黄芪开瘀通滞、活血止痛、补气生血的作用。白花蛇舌草、半枝莲、半边莲三药同用，使清利湿热、解毒抗癌之效倍增。现代药理学研究证实，此三药可增强机体免疫力，抑制肿瘤细胞的生长。此三药与黄芪相互作用，为"攻补兼施"之意，使正气得复而余邪得除，最终气血得畅。李艳教授在治疗中将扶正与抗癌相结合，灵活运用异病同治法，在自身经验方的基础上，运用健脾理气、益气滋阴、养血安神等治法发挥中医药对肿瘤患者术后的干预作用，有效地弥补了现代医学在肿瘤术后治疗上的不足。

（四）寒热辨证治疗慢性支气管炎

何某某，女，48岁，2020年4月1日初诊。

主诉：反复咳喘、咳痰30年。

现病史：患者近30年反复出现咳喘、咳痰，多于冬季发作，伴喉中痰鸣，外院CT示慢性支气管炎。近期因受凉后出现咳喘、咳痰，痰黄易咳出，每日数口，活动后喘憋感加重，舌红，苔黄腻，脉弦细。

西医诊断：慢性支气管炎。

中医诊断：喘证。

中医辨证：痰热郁肺证。

治法：清化痰热，宣肺平喘。

处方：地龙 15 g，枇杷叶 10 g，白前 10 g，鱼腥草 30 g，前胡 10 g，百部 10 g，桔梗 9 g，川贝母 5 g，炙款冬花 9 g，陈皮 15 g，炙紫菀 9 g，炒黄芩 9 g，炙麻黄 9 g，葶苈子 15 g，炙桑白皮 15 g，海浮石 20 g，白苏子 10 g。14 剂，水煎服，每日 1 剂，早晚分服。

二诊：咳嗽改善，多为干咳，偶有咳痰、量少，无明显胸闷气喘，食纳可，夜寐安，二便尚调，舌淡红，苔薄白，脉弦细。上方加莱菔子 15 g，继服 14 剂，随诊诸症皆消。

【按语】

支气管炎在临床上有急慢性之分。急性支气管炎多由感染、物理、化学刺激或过敏等引起，主要临床症状有咳嗽、咳痰，常见于寒冷季节或气候突变时。本病起病较急，常先有急性上呼吸道感染症状。全身症状一般较轻，可有发热，体温多在 38 ℃左右，多于 3～5 日降至正常。咳嗽、咳痰，先为干咳或咳少量黏液性痰，后可转为咳黏液脓性或脓性痰，痰量增多，咳嗽加剧，偶有痰中带血，咳嗽常延续 2～3 周，如迁延不愈，则演变成慢性支气管炎。如支气管发生痉挛，可出现不同程度的气促，伴胸骨后发紧感。本病属中医“咳嗽”“喘证”范畴。

喘证，不外虚实两端。《灵枢·五阅五使》云：“肺病者，喘息鼻张”；《灵枢·本脏》曰：“肺高，则上气，肩息咳”，提出肺为主病之脏。《金匮要略·肺痿肺痈咳嗽上气病脉证治》中以“上气”之名称呼，始列虚实两类并设方治之。此后各家多有论述，至明代张景岳将喘证归为虚实两大证，为治疗之纲领，如《景岳全书·喘促》云："实喘者有邪，邪气实也；虚喘者无邪，元气虚也"，即喘证之实者为邪气实，可分为痰热郁肺、痰湿阻肺之类；虚者为元气虚，多责之于肺、脾、肾三脏。

本例患者为中年女性，既往慢性支气管炎多年，反复发作。每于冬春季节或天气寒冷之时发作，痰由白转黄，渐渐发展至咳逆喘息，进而严重影响日常生活。诊治中观察患者，未见久病消瘦虚弱表现，言语声音沉闷、有力；从病程上来看，患病时间较长，多以咳嗽、咳痰为主要表现，此前少见喘息、胸闷症状。综合来看，该患者平素身体较壮实，感受寒邪再次发病，很快从阳化热，炼液生痰，痰热郁于肺，进而表现为咳嗽痰黄、喘息气逆的症状。其病机主要为痰热郁肺，肺失肃降，气逆于上。故治疗上，以清化痰热为根本大法，佐以葶苈子、炙麻黄泻肺平喘。海浮石为清化痰热第一要药，化痰效果较好，再配合炒黄芩、鱼腥草、炙桑白皮、前胡等药，共奏清化痰热之功。但海浮石效专力精，非痰热实证不能用。患者服药后，喘憋、胸闷等症状明显改善，故痰热既除，肺气宣肃得复。前方继进，更加莱菔子消食除胀、降气化痰。"肺为贮痰之器，脾为生痰之源"。中虚纳运无权，停食生痰，肺气不利，反复发作之肺系疾病如哮病、喘证多由此而生，常与白芥子、紫苏子同用，视其痰、热、虚实之轻重加减。炙麻黄在喘证中的应用十分广泛，如风寒袭肺证可用麻黄汤加减；表寒肺热证小青龙汤主之，亦不离麻黄。肺气的宣发肃降功能相辅相成，故治疗上宜用清热化痰、降气平喘药，稍佐辛温之麻黄，可更好地宣发肃降肺气，这是不同性味药物相互配伍的巧妙应用。此外，炙麻黄还有利水消肿的作用，可用于喘证日久、肺心病患者的治疗。

【跟诊手记】

喘证首当分清虚实。《景岳全书·喘促》云："实喘者，气长而有余；虚喘者，气短而不续。实喘者，胸胀气粗，声高息涌，膨膨然若不能容，惟呼出为快也；虚喘者，声低息短，惶惶然若气欲断，提之若不能升，吞之若不能及，劳动则甚，而惟急促似喘，但得引长一息为快也。"实喘易治，虚喘难疗。虚喘之病，必病程长而病势深，迁延难愈，易复发，且正虚不能御邪，每为外邪所乘而成虚实错杂之势。虚喘多在肺肾，关乎肝脾；可见气阴不足，又以气虚为主。肺主气司呼吸，为气机出入升降之枢纽。肺的宣肃功能正常，气体交换才得以正常进行。肾主摄纳，与肺之肃降密切配合，故有"肺为气之主，肾为气之根"之说。如肺虚，气失所主，少气不足以息而为喘；肾为气之根，与肺同司气体之出纳，故肾元不固，摄纳失常，则气不归元，阴阳不相接续，亦可气逆于肺而为喘。脾处中焦，为运化之枢，若脾气损伤，运化失职，中焦气机不利，则痰浊上干，加之中气虚弱，土不生金，肺气不足；或肝气上逆乘肺，升多降少，导致肺气上逆而为喘。此外，虚喘之兼夹诸症，或因痰郁化热而肺壅气逆；或因痰湿内阻而气机不利，则需随时增减，变化治之。本例患者病在肺脾两脏。

虚实之辨，知易行难。纯邪实者，如此例痰热郁肺，咳逆喘息，由外感引发，病程较短，身体尚壮实者，不难辨证，治疗上予清化痰热，取效较快。但若为邪实而正虚不明显者，则病程较长，病情发展较重，或因年龄较大，基础疾病较多，终致肺、脾、肾三脏之虚。在此基础之上，又因外邪侵袭，正气不能抵御而致虚实错杂之变，则须随证治之。实证哮喘，病在肺，宜宣肺化痰。虚证哮喘，病久肺病累肾，且痰饮内伏，宿根难除，治疗颇为棘手。盖久病哮喘，为本虚标实之证，虚则肺肾俱虚，实则夹痰伏饮，故缠绵难愈。近年来,西医常用激素药平喘,初则效如桴鼓,久则失效。激素久用,莫不伤肾,故患者常有背寒畏冷、颜面虚浮之症,给治疗带来一定的困难,因此治虚证哮喘必须标本兼顾、肺肾同治。

实喘者,治疗上可根据证型辨证处方。风寒闭肺者,麻黄汤加减以散寒解表、宣肺平喘;表寒肺热者,小青龙汤主之;痰热郁肺者,以清化痰热为要;痰浊阻肺者,二陈汤合三子养亲汤治之,可化痰降逆平喘。治疗实喘,以恢复肺气宣降为要点。清代林佩琴在《类证治裁·喘证》中有言:"喘由外感者治肺,由内伤者治肾。"实喘多有风寒侵袭为因,寒性收引,故肺气宣发不畅;肺为水之上源,肺气不利,则不能输布津液,故停而为痰。肺本清虚之脏,不能容一物,痰郁于此,则其气机更受影响。故实喘者,以痰郁于肺为治疗之第一着眼处,化痰以降气平喘、宣降肺气。

分析本例患者年龄、病程长短及发病情况,不难辨别,其属于实喘之痰热郁肺证。但患者喘证症状较轻微,咳嗽、咳痰表现较重,且痰色黄质黏。故以桑白皮汤化裁,重用化痰之海浮石,配降气化痰之白苏子、前胡、川贝母,更以葶苈子泻肺,以期速除痰热。如此一来,炙桑白皮、炙麻黄之平喘效果才能得以发挥,肺气宣降则得以自然恢复。复诊胃纳一般,稍有腹胀,故酌加莱菔子,既可除痰壅于肺,又可治食积于下。

(五)自创经验方"止嗽饮"治疗慢性咳嗽

成某,女,72岁,2018年5月11日初诊。

主诉:咳嗽1年。

现病史:患者近1年反复咳嗽、咳痰,每遇季节或天气变化症状加重,痰黏难咳,甚则胸闷、短息。曾诊为"慢性支气管炎",口服药物后稍改善,停药则症状加重。近1个月来咳嗽加重,痰黏,难咳出,胸闷不适,畏寒,自汗出,食纳可，睡眠可，口干口黏，二便基本正常，舌紫苔黄，脉缓。

西医诊断：慢性咳嗽。

中医诊断：咳嗽。

中医辨证：风寒犯肺证。

治法：疏风散寒，宣肺止咳。

处方：止嗽饮合三拗汤加减。川贝母 5 g，葶苈子 15 g，杏仁 10 g，炙麻黄 10 g，桔梗 9 g，炒黄芩 9 g，枇杷叶 10 g，前胡 10 g，制五味子 15 g，炙紫菀 9 g，地龙 15 g，鱼腥草 30 g，白前 10 g，炙款冬花 9 g，制乌梅 9 g，陈皮 15 g，百部 10 g。7 剂，水煎服，每日 1 剂，早晚餐后服。

2018 年 5 月 18 日二诊。咳嗽、咳痰、胸闷、喘息减轻，仍畏寒，自汗出。上方加诃子 15 g、百合（复方）30 g、黄芪（复方）35 g 等，继服月余，咳嗽基本缓解。

2018 年 6 月 15 日三诊。患者诉外出偶感风寒，症状反复，现咽痒，轻微咳嗽，自觉咽中痰黏而少难咳，口黏，自汗，食纳可，睡眠可，二便基本正常。上方去诃子，加炙桑白皮 15 g，继服 7 剂。

2018 年 6 月 23 日四诊。患者诉诸症好转，偶有咽痒，轻微咳嗽，痰少。前方去桔梗、前胡、杏仁、炙麻黄，加南北沙参各 15 g，继服 10 剂巩固疗效。

【按语】

张景岳曰："六气皆令人咳，风寒为主"，他认为外感咳嗽以风邪挟寒者居多。《景岳全书·咳嗽》中指出："咳嗽之要，止惟二证。何为二证，一曰外感，一曰内伤而尽之矣。"以外感、内伤为纲，张氏列举了外感咳嗽之因于热、因于寒、因于风，以及内伤咳嗽之因于肾阴虚、因于肺阴虚、因于脾阳虚、因于气虚等主要症状和治法治方。其中，外感咳嗽又以"风寒为主"。肺居胸中，其位最高，对其他脏腑有覆盖、保护作用。"肺为五脏华盖"，外邪最先侵袭肺脏。肺叶娇嫩，其性清虚，喜润恶燥，易受内外之邪侵袭而发病，故又称为“娇脏”。若其人正气充盛，御邪于外，则邪气不能伤人。若因起居不慎，寒温失宜，或过度疲劳，外邪客于肺，肺气被郁，卫外功能减退或失调，导致咳嗽。故外感咳嗽治疗重在疏散外来邪气，化痰降逆。肺清虚而处高位，用药宜轻，正如吴鞠通“治上焦如羽，非轻不举”所言。李艳教授认为，外感咳嗽初期邪多在表，治疗上应宣降结合，以宣为主。宣者，以辛味之品宣解、宣透、宣发在肺之邪。若外内合邪或表里同病，要依据病邪为痰为热之别，分别采用化痰清热等祛邪法，药用川贝母、桑叶、枳壳、前胡等。内伤之虚咳宜用甘平清润、滋养之药，如肺气耗散过度，则应降气摄纳收敛，药宜甘平、酸润，如选用百合、阿胶、地黄、麦冬、沙参、核桃肉、太子参、白果、乌梅等，忌用燥热、辛香动气之品。同时，李艳教授特别注重用药顺时、因时制宜、天人合一。天地万物一体，人与天地相参合、与四时相应，故天然药物也具有天地阴阳之性，如《素问·至真要大论》所言：“司岁备物”，药物之气味厚薄与阴阳相应，药物五味与人体五脏相应，因此用药原则也当取天人相应之理。具体而言，冬春季节慎用寒凉之品，清热药中病即止，养阴药应佐以扶阳之剂；夏暑之时注意不得滥用辛散之剂，温热药亦需用之有度。此外，素体脾胃虚弱、年高久病之人，尤应顾护脾胃，注意祛邪而不伤正。若患者病程较长，病邪渐衰，正气未复，可以黄芪、白术之类补之。

本例患者年老体弱，脾胃受损，“土为金之母”，日久则肺脾气虚，卫表不固。稍遇风寒侵袭，邪客于肺，肺失宣降，则咳嗽反复发作。初诊患者咳嗽较著，咽痒作咳，咳甚气急、胸闷，有痰，量不多，此为风寒袭肺、肺气失宣之象，故以三拗汤合止嗽散投之，取其宣肺散寒、化痰止咳之义。方中炙麻黄发汗解表、宣肺平喘，配以降肺气、散风寒之杏仁，一宣一降，增强解郁平喘之功；炙紫菀、百部润肺止咳；桔梗、陈皮祛风宣肺，化痰利咽；白前降气祛痰，用于外感咳嗽迁延不愈表邪未净者。诸药合用，“温润和平，不寒不热，既无攻击过当之虞，大有启门驱贼之势。是以客邪易散，肺气安宁”。现代药理学研究表明，三拗汤合止嗽散加减治疗感染后咳嗽，能降低气道高反应性，缓解咳嗽，减少咳痰，安全性高。然患者年事已高，兼怕冷汗出之症，考虑前方发散太过，故以制乌梅、制五味子收敛肺气制之，以期祛邪而不伤正。二诊患者咳嗽、咽痒等症大减，恶寒、汗出仍未消除，考虑患者邪气已衰，正气难复，故在前方的基础上加黄芪(复方)35 g、百合(复方)30 g，以益气扶正、固表止汗，加诃子 15 g 以增强收敛之效。三诊患者外出受凉后，出现咽痒作咳，痰黏而少，难以咳出，前方去诃子、加炙桑白皮开泄肺气。四诊时，诸症已除，稍有咳嗽不适，咳痰较少，已无恶寒咽痒等症，故去炙麻黄、杏仁等药，酌加养肺之品，巩固疗效。总体来看，患者以风寒袭肺为主证，故以三拗汤宣肺散寒。同时患者年老体弱，故治疗上以酸敛之剂反佐，谨防辛温解表之剂发散太过。在治疗中期邪气渐衰，即以养阴益气之剂投之，祛邪之时亦不忘扶正，故疗效颇佳。

【跟诊手记】

肺主气，司呼吸，开窍于鼻，外合皮毛，故风寒燥热等六淫外邪由口鼻、皮毛而入者，首先犯肺，肺卫受邪，肺气上逆则咳嗽。本病关键病机为肺气宣降。实者由于痰邪阻肺，致肺失宣肃，升降不利；虚者因肺脏气阴不足，肺不主气而升降无权。李艳教授治疗咳嗽，对风寒袭肺者，以三拗汤合止嗽散为基础方。三拗汤源于仲景麻黄汤，由麻黄、杏仁、甘草组成，有宣肺解表散寒之功效。方中麻黄发汗散寒，宣肺平喘，不去根节者功可发中有收，使不过于汗；杏仁宣降肺气，止咳化痰，不去皮尖者功可散中有涩，使不过于宣；甘草不炙，乃取其清热解毒之功，协同麻杏利气祛痰。三药相配，共奏疏风宣肺、止咳平喘之功。然虽经炮制去性存用，其发汗之力仍颇雄厚。故临床对汗出较多或气阴不足者应慎重使用。本例患者年老体弱，自汗是肺气不足、表虚不固的表现。因此，在使用三拗汤的过程中，始终以制五味子、制乌梅等酸收之品反佐，以期祛邪而不伤正、散寒而不致发汗太过。等寒邪散去，应及时撤去，并以益气养阴之品扶助正气，如此运用之妙，值得反复揣摩。止嗽散为李艳教授治咳嗽之基础方，凡外感咳嗽皆可加减治之。方中桔梗，苦辛微温，能宣通肺气、泻火散寒，可治痰壅喘促、鼻塞咽痛。炙紫菀，辛温润肺，苦温下气，可补虚调中、消痰止渴，可治寒热气结、咳逆上气。百部，甘苦微温，能润肺，可治肺热咳呛。白前，辛甘微寒，长于下痰止嗽，可治肺气盛实之咳嗽。陈皮，调中快膈，导滞消痰。全方温润和平，温而不燥，润而不腻，散寒不助热，解表不伤正，可治外感咳嗽。此患者又以咳而咽痒、咳痰不爽或微有恶风发热、舌苔薄白、脉浮为典型表现。然止嗽散止咳化痰作用虽强，但散寒解表之功偏弱，故此例患者需以三拗汤合用，以加强其散寒解表之力。对痰郁化热、咳痰黄黏者，可加炒黄芩、鱼腥草等清热化痰之品。咳嗽除治肺外，李艳教授还常注重调摄脾肾。痰湿偏盛，以标实之证多见，咳嗽痰多者以健脾化痰和补脾养肺为法，每多选用二陈、黄芪、白术之类，尤其对脾虚肺弱、脾肺两虚之咳嗽、神疲、食少或痰湿壅盛者，取效甚佳。咳嗽日久，咳而气者，多责之于肾，正所谓“肺为气之主，肾为气之根”，补肾固肾纳气之品亦有用之，以期标本同治，邪去正复。

（六）灵活运用“止嗽饮”治疗咳嗽

易某，男，80 岁，2020 年 6 月 19 日初诊。

主诉：反复干咳 4 个月。

现病史：患者 4 个月前受凉后出现反复阵发性干咳。2020 年 5 月底胸部 CT 示左肺上叶前段毛玻璃影；双肺散在纤维、钙化灶；双侧胸膜稍增厚。刻下：患者干咳、咽痒，饮水可缓解症状，口腔有异味，偶尿频，饮食、睡眠、二便尚可。既往有慢性支气管炎、高血压、心律不齐病史，舌暗红胖大，苔白腐，脉弦数。

西医诊断：慢性咳嗽。

中医诊断：咳嗽。

中医辨证：燥邪犯肺证。

治法：养阴润肺，化痰止咳。

处方：地龙 15 g，枇杷叶 10 g，鱼腥草 30 g，前胡 10 g，百部 10 g，川贝母 5 g，炙款冬花 9 g，陈皮 15 g，炙紫菀 9 g，炒黄芩 9 g，南沙参 15 g，北沙参 15 g，制乌梅 15 g，葶苈子 15 g，牛蒡子 15 g，生甘草 10 g。7 剂，水煎服，每日 1 剂。

2020 年 6 月 26 日二诊。干咳，饮水缓解，口腔异味消失，自汗，尿频（天凉加重），饮食、睡眠、二便尚可。前方基础上加黄芪 35 g、白芍 15 g，继进 10 剂。

2020 年 7 月 7 日三诊。干咳略好转，前方加诃子 15 g，继服 10 剂。

2020 年 7 月 14 日四诊。诸症平适，前方去牛蒡子，加炒白术 15 g、防风 15 g，继服 10 剂。

【按语】

本案患者为慢性支气管炎患者，本次以干咳为主，因冬春季节感受寒邪而发,迁延不愈。故治疗上从咳嗽治之。咳嗽是肺系疾病的主要症状之一,病因有外感、内伤之分。外感咳嗽为六淫外邪犯肺,有风寒、风热、风燥等不同。内伤咳嗽为脏腑功能失调,有肝火、痰湿、痰热、肺虚等之别。主要病机为邪气干肺,肺失宣降,肺气上逆,发为咳嗽。病位在肺,与肝、脾、肾等脏有关。

咳嗽治疗当分清邪正虚实。外感咳嗽,多为实证,应祛邪利肺,按病邪性质以风寒、风热、风燥论治。内伤咳嗽,多属邪实正虚。标实为主者,治以祛邪止咳;本虚为主者,治以扶正补虚。同时,按本虚标实之主次酌情兼顾。治疗咳嗽,除直接治肺外,还应从整体出发注意治脾、治肝、治肾等。外感咳嗽一般忌敛涩留邪,当因势利导,使肺气宣畅则咳嗽自止;内伤咳嗽应防宣散伤正,应从调护正气着手。

本例患者年老体弱,基础疾病较多,慢性支气管炎病史多年,现干咳无痰,寒邪袭表征象不显。故治疗上以止嗽饮加减,酌加南北沙参滋阴养肺,葶苈子泻肺平喘利水,牛蒡子散风除热、消痰利咽。止嗽饮是在止嗽散基础上变化而来,全方总体平和,去掉了祛风解表的荆芥,加入清化痰热之常用药对——炒黄芩、鱼腥草,专精于化痰;配伍平喘、解痉之地龙,尤其适用于慢性支气管炎、慢性阻塞性肺疾病、哮喘等有咳嗽、咳痰者。根据患者表现不同,酌情加减,每多效验。二诊患者咽痒咳嗽有所缓解,仍干咳,饮水得舒,加黄芪、白芍益气养阴,调和营卫。迨邪气渐衰,递进诃子收涩,去牛蒡子以免久服损伤中气,反致表虚益甚,邪恋不去。

【跟诊手记】

李艳教授临床治疗咳嗽以止嗽饮为基础方。止嗽饮方为国医大师李济仁教授创制，以原散剂之桔梗、紫菀、百部、白前、甘草等药加化痰之药，再酌加清热药组成。风寒袭肺者，合三拗汤配伍；偏痰热者，加黄芩、鱼腥草、葶苈子等药除肺实痰热；痰湿蕴肺者，合三子养亲汤、二陈汤燥湿化痰利气，随症加减益气健脾；若有阴虚肺燥之象，或治疗后咳减痰消，常配伍滋养津液之品，以防燥邪伤肺。李艳教授强调，止嗽饮为治咳嗽之主方，其中蕴含了治疗肺系疾病的诸般用药变化。风寒证以合三拗汤加减最多见，次合于三子养亲汤、二陈汤、玉屏风散等。若遇见年老久病体虚之人新感时邪，或慢性咳嗽迁延不愈、愈而反复者，应注意顾护脾胃。咳嗽痰多者，合三子养亲汤；痰湿甚者，加半夏、陈皮；脾气虚弱者，肺脏亦虚，或表虚不能御邪，则营卫虚自汗盗汗，或气虚不足以息，以玉屏风散补肺健脾、益气固表，重者投以参芪之品固本培元。肺燥伤阴者，可用止嗽饮酌加南北沙参、玉竹、百合之类。李艳教授还常以此方加减治疗哮病、喘证等见咳嗽者。此患者为老年患者，基础疾病较多，既往有慢性支气管炎病史，多于冬春季节发作。此次主要症状为干咳，痰不多甚至无痰，综合来看，以气道高反应性为特征。故方中重用地龙，取其清肺平喘、利尿之功。地龙味咸、性寒，归肝、脾、肺、膀胱经，有清热熄风、清肺平喘、通经活络、清热利尿之功，适用于壮热惊厥、抽搐、肺热咳喘、风湿热痹、关节红肿疼痛、屈伸不利、热结膀胱、小便不利等。《本草纲目》言其“性寒而下行，性寒故有解诸热疾，下行故能利小便，治足疾而通经络也”。现代药理学研究表明，本品含蚯蚓解热碱、蚯蚓素、蚯蚓毒素等，有解热镇静、抗惊厥、扩张支气管作用。又患者久咳无痰，咽干不适，饮水得舒，故以南北沙参滋阴润燥，迨其邪气渐衰，加黄芪、白芍扶助正气；咳嗽等症改善后，加白术、防风益气固表，而去性寒滑肠之牛蒡子，唯恐损伤中气，同时也是治病求本的体现。

（七）固本培元，标本兼顾治疗悬饮

毕某，女，81岁，2020年6月25日初诊。

主诉：胸闷、憋气2周。

现病史：2周前患者受凉后出现胸闷、憋气明显，伴咳嗽，无明显咳痰，无发热，无胸痛、咳血，无潮热、盗汗，无心慌、心悸，就诊当地医院，胸部CT及超声示胸腔积液，当时予抗感染、对症治疗后，咳嗽较前缓解，伴胸闷不适，活动后明显，偶觉刺痛，身倦乏力，饮食尚可，睡眠差，大小便正常，舌紫暗，苔白，脉滑。

西医诊断：胸腔积液。

中医诊断：悬饮。

中医辨证：饮停胸胁证。

治法：健脾益气，通阳利水。

处方：黄芪35 g，麸炒白术15 g，陈皮15 g，柴胡9 g，党参25 g，炙甘草10 g，当归12 g，丹参20 g，甘松9 g，女贞子15 g，旱莲草15 g，川芎15 g，瓜蒌皮15 g，薤白15 g，泽泻15 g，桂枝9 g。

2020年7月2日二诊。服上方5剂后，胸闷改善，乏力仍明显，胸胁隐隐不适，偶有刺痛，考虑其气虚日久血行无力，加之络脉痹阻，故上方黄芪加量至40 g，加香附15 g，疏肝理气止痛，继服7剂。药后诸症平稳，稍有胸闷，前方继进7剂，以血府逐瘀口服液＋玉屏风散颗粒剂口服，标本兼顾，巩固疗效。

【按语】

悬饮属痰饮的一种。痰饮是指体内水液输布、运化失常，停积于某些部位的一类病证。痰，是指水一类的可以“淡荡流动”的物质。饮也是指水液，作为致病因素，是指病理性质的液体。古

代所称的“淡饮”“流饮”，实际上均指痰饮。《黄帝内经》无“痰”之证，而有“饮”“饮积”之说，书中对饮之成因有了初步的认识。如《素问·经脉别论》曰：“饮入于胃，游溢精气，上输于脾，脾气散精，上归于肺，通调水道，下输膀胱，水精四布，五经并行”，论述了正常的水液代谢过程。《素问·气交变大论》说：“岁土太过，雨湿流行，肾水受邪……饮发，中满，食减。”《素问·至真要大论》又云：“太阴之胜……饮发于中。”《素问·六元正纪大论》曰：“土郁之发……饮发下注”等，认为脾肾功能失调，湿邪淫溢，可发生停饮之病。汉代张仲景在《金匮要略》中列有痰饮专篇，并有广义、狭义之分。广义的痰饮包括痰饮、悬饮、溢饮、支饮四类，是诸饮的总称。狭义的痰饮，特指停留胃肠之间的痰饮。其论及“病痰饮者，当以用温药和之”的治疗原则，至今仍为临床遵循。后代医家在此基础上总结、发展，对痰饮的产生、气与水的关系及治疗方药有所创新。至清代叶天士在前人治疗痰饮的经验基础上，提出了“外饮治脾，内饮治肾”的治疗大法。

痰饮一证，总与肺、脾、肾三脏密切相关。水液的正常输布排泄，首先依赖于三焦的气化作用。三焦，司全身气化，是运行水谷津液的通道，气化功能正常则水液代谢正常。三焦气机失畅，水液不运则停而成饮。但痰饮之生成，与肺、脾、肾三脏的功能失调有关。肺居上焦，主气司呼吸，肺主气之宣发肃降，能“通调水道，下输膀胱”。若肺气失宣，津液失于布散，则聚为痰饮。脾在中焦，主运化，若因湿邪困脾，或脾虚不运，则水液不布，聚为痰湿。肾处下焦，主水液的气化蒸腾，且分清泌浊。若肾之气化能力不足，必然导致水湿泛滥，痰饮内生。其中尤以脾之运化功能为核心，脾能运化水湿和水谷，脾为“后天之本”、气血生化之源。若脾虚，则上不能输精以养肺，水谷不归正化，反为痰饮而干肺；下不能助肾以制水，水寒之气反伤肾阳。因此，治疗痰饮首先要健脾。痰饮的治疗以温化为总则，同时根据表里虚实的不同，采取相应的措施。水饮壅盛者，祛饮以治标；阳微气衰者，宜温阳以治本；在表者，当温散发汗；在里者，应温化利水；正虚者补之，邪实者攻之，如属邪实正虚，则当消补兼施；饮热相杂者，又当温清并用。更需要注意的是，水饮易除，正虚难复；年轻患者易恢复，年老患者往往正虚更甚，需要权衡攻邪与扶正之间的得失功过。悬饮，属痰饮的一种，以胸胁饱满、咳唾引痛、喘促不能平卧为主要表现。如有肺痨病史，则属饮流胁下。多因正气亏虚而致，或继发其他原有慢性疾病，肺虚卫弱，时邪外袭，致肺失宣通，饮停胸胁而络气不和。病初正邪交争，可见寒热表现，并有咳嗽、咳痰等症状；病程进展，正虚较著时，则饮停胸胁，咳逆喘息，不得平卧或只能卧于停饮一侧；若饮停胸胁，致气机不畅，络气不和，可见刺痛。饮阻气郁，化火伤阴，耗损肺气，可见阴虚内热。故若为邪犯胸肺所致，治以和解宣利、消饮逐邪为主；若为饮停胸胁所致，治以泻肺逐饮；若为络气不和所致，宜理气和络；阴虚内热者更应滋阴清热。值得注意的是，顾护脾胃应贯穿治疗的始终，尤其对于老年体虚者，须防疾病迁延日久，有趋向劳损之变。

本例患者年老体弱，卫虚不固，感寒而成悬饮，经积极治疗后咳嗽等症已改善，尚余胸闷不适、乏力身倦，此为肺脾气虚、清气不升之象，故初诊以健脾益气为主、温阳利水为辅，方拟补中益气汤加减。方中黄芪补肺脾气，党参、麸炒白术、炙甘草共奏补中益气之功；佐陈皮理气、当归补血，柴胡升举清阳。此既补气健脾，以治气虚之本；又升提清阳，以求清升浊降，则气机得畅。再以泽泻利水泻浊，瓜蒌皮、薤白、桂枝温阳利水，配女贞子、旱莲草防止伤阴，丹参、川芎、甘松活血通络止痛，逐水与健脾同用，祛邪与扶正同施。二诊胸闷有缓解，方药对症，然乏力仍较著，故黄芪加量，配疏肝理气解郁之香附，继服7剂，诸症悉平。守方继进，再以玉屏风散颗粒剂健脾益气固表，血府逐瘀口服液活血通络，以全其功。

【跟诊手记】

本案患者年老体弱，肺气虚弱，卫表不固，触冒寒邪，饮停胸胁。患者经治疗咳嗽等症缓解，但胸闷较明显，乏力较著，综合来看，属外饮。本病根本病机为脾虚。脾主四肢、肌肉，脾虚则四肢、肌肉承受水谷精微无由，故肢软体倦，神疲少力。因此，治疗上以益气健脾为主、温阳利水为辅。对痰饮等疾病的治疗，李艳教授始终强调健脾是核心，以温化为总则，又因痰饮总属阳虚阴盛，故有治标、治本等区别。其中，发汗利水攻逐为治标之法，健脾温肾为治本之法。逐饮利水之法，只能一时用之，为权宜之计，中病即止，以免伤正；年老体弱之人，若脾肾阳虚或病程较长，均应慎用此法，如非必要当以健脾温肾之剂缓缓图之。本例患者胸闷乏力，肢软体倦，气虚表现明显，故以补中益气汤加减，加温阳利水之剂，标本兼顾。

现代医学中的胸腔积液，结核、恶性肿瘤、肺炎引起的渗出性胸膜炎，左心衰竭、低蛋白血症引起的漏出性胸腔积液，以及脓胸、血胸等都相当于中医悬饮。其发病常与饮食、起居、寒湿等诱因有关，病机主要为中阳素虚，复加外感寒湿、饮食、劳倦所伤，导致三焦气化失宣，肺、脾、肾三脏对津液的输布、转运、蒸腾失职而致阳虚阴盛，水饮内停。饮为阴邪，遇寒则凝，得温而行，故《金匮要略》言其“当以温药和之”。本病发展多虚实夹杂，常需攻补兼施。饮停邪实，通过发汗、利尿、逐水等法导邪外出；脾肾不足，阳虚饮微，则以健脾温肾治之，阳气得通，则三焦气化得利，水饮自消。本病通常见于年老体弱久病之人，预后与患者禀赋、病情轻重、治疗是否及时密切相关。因此，李艳教授常强调，治疗悬饮应注意顾护脾肾之本，不可一味攻逐水饮，应以扶正固本为要；不可为一处之水饮束缚，要从整体辨证施治；不求水饮之速消，而应以患者远期之健康为治疗目标。

（八）祛邪不忘固本，整体调治哮病

王某，男，53岁，2017年12月19日初诊。

主诉：发作性喘息、哮鸣30余年。

现病史：患者哮喘病史30余年，支气管扩张4年余，近1个月症状加重，咳嗽，咳痰，色白质黏，现有发作性喘息伴哮鸣音，服用西药治疗，欲增加中药治疗。刻下：咳痰，痰白量多，不易咳出，动则气喘，食纳可，睡眠可，二便基本正常，舌淡苔白，边有齿痕，脉缓。

西医诊断：支气管哮喘；支气管扩张。

中医诊断：哮病。

中医辨证：痰饮伏肺证。

治法：燥湿化痰，宣肺止咳。

处方：炙桑白皮15 g，葶苈子15 g，炒黄芩12 g，鱼腥草25 g，炙麻黄9 g，杏仁10 g，细辛6 g，地龙15 g，炙款冬花10 g，制五味子15 g，白苏子15 g，白芥子10 g，莱菔子15 g，制半夏9 g，黄芪35 g，炒白术20 g，生甘草9 g。7剂，水煎服，每日1剂。

2018年1月9日二诊。自觉症状好转，仍有咳嗽，咳痰，色白质黏，活动后易气喘。食纳可，睡眠可，二便基本正常。前方加浙贝母15 g，继服7剂。

2018年1月16日三诊。偶有咳嗽，无明显喘息，守方继进14剂，随访症状稳定。

【按语】

支气管哮喘(简称“哮喘”)是由多种细胞(如嗜酸性粒细胞、肥大细胞、T淋巴细胞、中性粒细胞、气道上皮细胞等)和细胞组分参与的气道慢性炎症性疾病。多表现为发作性伴哮鸣音的呼气性呼吸困难或发作性胸闷和咳嗽,严重者被迫采取坐位或呈端坐呼吸,干咳或咳大量白色泡沫痰,甚至出现发绀等。有时咳嗽可为唯一的症状(如咳嗽变异型哮喘),有时表现为运动时出现胸闷、咳嗽和呼吸困难(如运动性哮喘)。古代已有哮喘的病名,且对哮和喘做了辨析。明代虞抟在《医学正传》中指出“哮以声响言,喘以气息言”,后世医家鉴于“哮必兼喘”,故一般统称“哮喘”,而简名“哮证”“哮病”,与现今支气管哮喘基本相符合,对其他肺系疾病出现的喘鸣归于喘证、肺胀等范畴。一般认为,本病的发生发展与痰饮作祟密切相关。早在汉代,张仲景就从哮病发作时的临床表现出发,将其归入痰饮病中的“伏饮”证,如《金匮要略·肺痿肺痈咳嗽上气病脉证并治》曰:“咳而上气,喉中水鸡声,射干麻黄汤主之。”在《金匮要略·痰饮咳嗽病脉证并治》中同样提及:“膈上病痰,满喘咳吐,发则寒热,背痛腰疼,目泣自出,其人振振身瞤剧,必有伏饮。”朱丹溪说“哮喘专主于痰”,同样是从痰饮作祟而发为哮喘立论。哮病是一种发作性的痰鸣气喘疾患,发时喉中有哮鸣声,呼吸气促困难,甚则喘息不能平卧,不发作时如常人。这一发病特点,《症因脉治·哮病》中曾详述:“哮病之因,痰饮留伏,结成窠臼,潜伏于内,偶有七情之犯,饮食之伤,或外有时令之风寒束其肌表,则哮喘之症作矣。”《景岳全书·喘促》中亦说:“喘有夙根,遇寒即发,或遇劳即发者,亦名哮喘。”其中“窠臼”“夙根”,强调了痰饮为致病之邪。细究之,哮喘“夙根”论的实质,虽以水液凝聚成痰，痰伏于肺，感邪而发，但总因脏腑阴阳失调而致津液运化失常，其中尤以脾胃运化失职最常见。中焦者，气机升降之枢纽，同样是水液代谢转运的核心。患者禀赋不足，或久病体弱，或饮食劳损，脾胃受损，一则气血化生乏源，脏腑精气亏耗；二则水湿运化无力，三焦气化失司，水液凝聚为痰，痰伏于肺，发为哮病。故针对"夙根"，不仅强调要温化伏肺之痰饮，更强调去生痰生饮之病根。"脾为生痰之源，肺为贮痰之器"，因此哮病之治疗，尤其是痰湿较盛者，应根据患者邪实正虚之不同健脾益气；对稳定期患者，更要从顾护脾胃、固本培元的角度去辨证论治。

哮喘因触冒寒邪、饮食调摄不慎而引动伏肺之痰饮，痰气交阻，搏结于气道，导致肺气不利，宣降失常，气息喘促，痰鸣咳嗽。《证治汇补・哮病》曰："哮即痰喘之久而常发者，因内有壅塞之气，外有非时之感，膈有胶固之痰，三者相合，闭拒气道，搏击有声，发为哮病。"《医学实在易・哮证》曰："一发则肺俞之寒气，与肺膜之浊痰……窒塞关隘，不容呼吸，而呼吸正气，转触其痰，鼾齁有声"，均明确指出哮病发作时的主要病机为外邪引动伏痰，痰阻气闭，以邪实为主。根据邪气之不同，有寒、热、风、痰、哮之区分。若病因于寒，素体阳虚，痰从寒化，属寒痰为患，则发为冷哮；病因于热，素体阳盛，痰从热化，属痰热为患，则发为热哮；如"痰热内郁，风寒外束"引起发作者，可表现外寒内热的寒包热哮；痰浊伏肺，肺气壅实，风邪触发者则表现为风痰哮；反复发作，正气耗伤或素体肺肾不足者，则表现为虚哮。因此，治疗上当化痰饮、调寒热，寒痰宜温化宣肺，热痰当清化肃肺，寒热错杂者当温清并施，表证明显者兼以解表，风痰致病者又当祛风涤痰；反复日久，正虚邪实者又当兼顾，不可单纯拘泥于祛邪。本例患者，既往有哮喘、支扩病史多年，咳嗽、咳痰，痰黏伴喘息，舌淡苔白边有齿痕，无明显发热畏寒，寒热征象不明显，加之患者年纪较轻，故治疗上以祛除痰邪为主，以二陈汤合三子养亲汤燥湿化痰；因其脾虚征象明显，故加补益肺脾之气的黄芪、白术；又恐其有化热化燥之变，故酌加清热化痰之炒黄芩、鱼腥草，标本兼顾，以期痰除饮消。再以辛温宣肺平喘之炙麻黄、杏仁，合泻肺平喘之炙桑白皮、葶苈子，寒热平调，以复肺气宣降之气机；加制五味子以防发散太过，细辛、地龙通络，诸药合用能有效缓解气道痉挛症状。二诊时，患者咳痰减少，活动后仍有喘息，故在前方的基础上酌加浙贝母润肺化痰，继服 7 剂，诸症平稳。后再服 14 剂，症状基本消失，随访症状亦未复发。若患者未发作，可继以补肺健脾之剂巩固，并坚持冬病夏治贴敷等外治法，能更有效地防止哮病再次发作。

【跟诊手记】

哮病多属实虚夹杂之证，发时多以邪实为主，未发时以正虚为主，故朱丹溪有“未发以扶正气为主，既发以攻邪气为急”之说。对急性发作期患者，李艳教授强调以攻邪为急。发作时，患者以痰气交阻为明显表现，故治疗大法以祛痰利气为主。根据患者寒热之不同，在祛痰的同时，平调寒热：或重于温化寒痰、燥湿健脾，或强调清热肃肺、豁痰利气，或温清并施，或祛风涤痰。如此痰饮既除，肺脏之气机有望恢复。对稳定期患者，李艳教授常用补肺健脾为大法扶正固本，予阳气亏虚者温补，予阴气亏虚者滋养。如《景岳全书·喘促》所云：“扶正气者，须辨阴阳，阴虚者补其阴，阳虚者补其阳，攻邪气者，须分微甚，或散其风，或温其寒，或清其痰火，然发久者，气无不虚，故于消散中酌加温补，或于温补中量加消散，此等证候当惓惓以元气为念，必致元气渐充，庶可望其渐愈。若攻之太过，未有不致日甚而危者。”此为哮病辨治的要领。李艳教授在临证治疗中十分强调因人制宜，一人一法，一人一方，不拘泥于发作与缓解的分期，不因患者急性发作就一味攻邪，而注重详细审查患者之寒热偏颇、正虚邪实而分别治之。如遇痰湿为患、风痰阻肺者，或反复日久中焦受损者，或年老体弱不能抗邪者，应攻补兼施、扶正祛邪，如此才可邪退正复。

第二章 脾胃系疾病

一、概　　述

脾胃同居中焦，互为表里，既密不可分，又功能各异。胃主受纳和腐熟水谷，脾主运化、输布营养精微；脾主升清，胃主降浊，一纳一化，一升一降，共同完成对水谷的消化、吸收、输布及生化气血之功能。大小肠为腑，以通降为顺。小肠司受盛、化物和泌别清浊之职，大肠有传导之能，二者又受脾的运化升清和胃的降浊功能影响。实则阳明，虚则太阴。胃病多实，常有寒客热积、饮食停滞之患；脾病多虚，易现气虚、阳虚之疾。胃为阳土，喜润恶燥，因此胃病多热，多燥（津伤）；脾为阴土，喜燥恶湿，故脾病多寒、多湿。小肠之疾多表现为脾胃病变，大肠之病多为传导功能失常。若因饮食所伤，情志不遂，寒温不适，毒虫感染，药物损伤，痰饮、瘀血内停，劳逸失度，素禀脾胃虚弱和肝、胆、肾诸病干及，可致脾胃纳运失司、升降失调，大肠传导功能失常。

二、学术观点

（一）秉承新安医家固本培元之思想

新安医学肇自北宋，盛于明清。明代新安医学进入兴盛时期，名医迭出，医籍宏富，取得了许多令世人瞩目的成就。祁门人汪机毕生研究医学，撰《石山医案》等医书 13 部 76 卷。他精于望诊、切脉，“治病多奇中”“活人数万计”，被誉为明代四大医家之一。汪机师崇金元丹溪、东垣之学，在学术上尊古而不泥古，在实践中辨证论治，提出了以“调补气血，固本培元”的治疗思想，这使自明代以来出现的新安医药“培元派”后来发展为“固本培元派”。

“培元”是新安医学的一大学术特征，汪机“调养气血，固本培元”的思想是以其营气论作为理论基础的。汪机首倡“营卫一气”说，认为营与卫，异名而同类，“人体有卫气和营气，卫气为阳，营气为阴，营卫皆一气能化”“分而言之，卫气为阳，营气为阴。合而言之，营阴而不禀卫之阳，莫能营昼利关节矣；卫固阳也，营亦阳也。故曰血之与气，异名而同类”。营与卫，好比月与日，“天之日月，皆在大气之中。分而言之，日为阳，月为阴；合而言之，月虽阴而不禀日之阳，则不能先照而运行矣”“营中亦有一阴一阳。朱子曰：水质阴而性本阳，可见营非纯阴矣”。阴不离阳，阳不离阴，营不离卫，卫不离营。

根据这一思想，汪机在临床上大量运用人参、黄芪以固本培元，“参芪气温，又能补阳，而亦补阴”“参芪味甘，甘能生血，非补阳而何?”(《营卫论》)汪机认为，固本培元中的“本元”主要是指后天脾胃。脾胃为气血之源，“生命之运动在于气”，人参、黄芪功在补气，“是知人参、黄芪补气，亦补营中之气，补营之气，即补阴也。可见人身之虚，皆阴虚也”。由此可见，汪机“营气论”的理论基础正是“营卫一气”学说。《名医类案》收集汪机验案 196 例，其中药用参芪者 125 例，占 64%。汪机的固本培元法广泛用于临床各科，尤其是灵活运用于外科。“大旨主于调补元气，先固根本，不轻用寒凉攻利之剂。”(《外科理例》)治疗梅毒，他认为“内则素有湿热，外则表虚腠疏……邪气乘虚而入”，其治法为“湿胜者，宜先导湿……表虚者补气，里虚者补血，表里俱虚补气血”。其立方遣药以三黄(黄柏、黄连、黄芪)苦寒之剂加培补气血之剂治之，以达到祛除三焦温热进而扶正培元的目的，这是汪机对固本培元法的灵活运用。

汪机固本培元思想集中反映了中医学的治疗特色。李艳教授作为新安医派“张一帖内科”传承人，深谙《黄帝内经》，对汪机、孙一奎等新安固本培元派医家特别推崇。她认为，脾胃为后天之本，气血生化之源。脾胃健运、中气充足、升降相因、脏腑气血运行调畅，则疾病难生；反之，脾胃失健、中气不足、升降失司、脏腑气机运行受阻，则百病由生。肾为先天之本，元阴元阳寄居之所，肾中阴阳为一身阴阳之根本。肾气充盛，命门火旺，可固护正气，则外邪难侵；反之，肾元亏虚，命门火衰，正气不固，病邪侵袭人体而致病。临床上，李艳教授秉承“固本培元”思想，喜用人参、黄芪、白术、附子治疗慢性胃炎、痹证、痿证、肾病、肿瘤等疑难杂病，疗效显著。

李艳教授认为，治病求本当从脾胃论治，脾胃之盛衰与人体健康休戚相关。“人之胃气受伤，则虚证蜂起”“大凡内因之症，原属脾胃虚弱”，甚至某些外感疾病也是由脾胃虚弱、元气不足引起的，“六淫外侵而见诸症，亦因其气内虚而外邪乘袭”突出显示了脾胃之盛衰在发病学上的重要作用。根据《黄帝内经》治病必求其本的指导思想，李艳教授临证时重视以治本为原则，尤其强调以胃气为本。她认为，脾胃为五脏之根蒂，人身之本源，脾胃一虚则诸症丛生，因而“人以脾胃为本，纳五谷，化精液。其清者入荣，浊者入胃，阴阳得此，是为之橐钥，故阳则发于四肢，阴则行五脏。土旺于四时，善哉乎万物，人得土以养百骸，身失土以枯四肢”。李艳教授同时指出：在阳者多从热化，在阴者多从寒化。其他疾病常兼脾胃，而脾胃之病又会涉及全身。所以脾胃及中气之盛衰决定着其他疾病的病理变化、转归及预后。脾胃自古就被誉为“后天之本”，历代医家均重视对脾胃病的治疗。脾胃为病，主要有内伤和外感之别，临床之中，以内伤最多见，更兼外感。这里的外感，并不是指感冒，主要是指“饮食不洁”引起的疾病，即现代医学消化系统感染等，包括食管疾病，膈肌、胃肠等痉挛，急慢性胃肠炎，上消化道出血，胃下垂等。中医的诊断，以胃脘痛或脘腹痛而言，大概分为感热而痛、感寒而痛、寒热胜复而痛、肝脾不调而痛、胆胃不和而痛、气血虚衰而痛、湿热闭结而痛、有虫而痛、饮食积聚而痛、痰瘀夹杂而痛、肿瘤癥瘕而痛等。所以脾胃杂病甚多，效果往往不佳且易复发。

（二）创新提出寒热气血法治疗脾胃病

六淫中，风为百病之长，且常兼夹他邪致病，暑、湿、燥邪具有明显的季节性，与风一样有寒热之分，唯寒与热无季节局限。无论外感表证或里证，首先需辨寒热；无论内伤虚证或实证，首先需辨寒热。寒热本质上是病机，它们可以相互转化。

中医辨寒热，最常用的方法是察舌。清代章虚谷在《伤寒论本旨》中指出："舌苔由胃中生气所现，而胃气由心脾发生。故无病之人，常有薄苔是胃中之生气，如地上之微草也。若不毛之地，则无生气也。"清代徐大椿在《舌鉴总论》中指出："舌乃心苗。心属火，其色赤，心居肺内，肺属金，其色白，故当舌地淡红……乃火藏金内之象也。"《伤寒指掌·察舌辨症法》云："病之经络、脏腑、营卫、气血、表里、阴阳、寒热、虚实，毕形于舌。"《望诊遵经·望舌望诊提纲》曰："心者生之本，形之君，至虚至灵，具众理而应万事者也。其窍开于舌，其经通于舌，舌者心之外候也，是以望舌而可测其脏腑、经络、寒热、虚实也。"《形色外诊简摩·舌质舌苔辨》云："至于苔，乃胃气之所熏蒸，五脏皆禀气于胃，故可借以诊五脏之寒热虚实也。"人体气血津液的异常变化都可通过经络传导而反映至舌象。观察舌象，可以了解疾病的情况。

清华大学从神经-内分泌-免疫（NEI）网络的角度，发现寒热证候与NEI网络的不同调节模式有关，即寒证、热证在NEI背景下具有可分性，于是构建了基于NEI网络相互作用的中医寒证、热证网络模型，利用代谢组学技术，通过网络拓扑结构分析，发现寒证与激素状态有关，热证与细胞因子状态有关，但是寒证、热证在神经递质的相关性上无显著差异。于是进一步对21种"但寒不热"的疾病（寒证相关疾病）和38种"但热不寒"的疾病（热证相关疾病），从"人类孟德尔遗传"数据库调查其基因分布并基于NEI网络进行拓扑结构分析、统计，发现寒证相关疾病与热证相关疾病在细胞因子通路上有显著性差异，故从"异病同证、同病异证"的角度佐证了寒证、热证的以上网络模式。通过动物实验，发现寒热方剂的效应靶点与寒热证候网络的关键节点密切相关，进一步验证了寒证、热证的生物网络模型。根据中医寒热的理论思维及在"人类孟德尔遗传"数据库检索结果，我们发现人体由于应激等原因而使机体产生寒热感觉的基因中有高温易患基因 2 个、腺苷脱氢酶等 17 个相关酶类、血红蛋白β位等 17 个相关蛋白、上游指示因子不足等 8 个相关细胞因子、亨廷顿病等 43 种具有遗传性疾病、热休克蛋白 27KD 蛋白等 13 个冷热激蛋白，这为中医辨证论治寒热疾病提供了有力的科学依据。

慢性胃炎，是由各种病因引起的胃黏膜慢性炎症，是内科的常见疾病之一，约占内镜检查患者的 80%，分为非萎缩性胃炎和萎缩性胃炎两大基本类型。随着社会的发展、人们生活节奏的不断加快、生活结构的改变，慢性胃炎的发病率呈逐年上升的趋势，尤其以中年患者发病率最高。其中，萎缩性胃炎每年癌变率为 0.5%～1%。现代医学对慢性胃炎的发病机制尚不十分明确，目前认为与胃黏膜损害、幽门螺杆菌感染、十二指肠反流性胃炎、免疫性疾病、精神失常及先天遗传和年龄等因素有关。西医予抗幽门螺杆菌、抑制胃酸、保护胃黏膜等治疗，存在一定的局限性，多不能根治。中医辨证治疗慢性胃炎的疗效已得到广泛的临床证实，中医治疗主要是调节阴阳，故有必要弄清慢性胃炎寒证、热证的特征。清华大学李梢等已对慢性胃炎的寒证、热证疾病人群的舌苔进行了研究，分别从热证典型的黄苔和寒证典型的白苔中发现“冷微生物群”和“热微生物群”，构建了舌苔微生物群与寒热证候之间的网络关系。

李艳教授立足中医阴阳理论、脏腑理论，提出寒热气血疗法。通过审查患者的症状和体征，重点调节脏腑经络气血的阴阳平衡，其中寒热属性的明确是诊疗过程中最重要的辨证内容。该方法最初用于辨治风湿痹证，基于脾胃肠病的临床表现形式，李艳教授认为诊疗脾胃肠病也可以从辨治脾胃寒热性质出发，根据脏腑理论进行整体论治。治疗脾胃疾病时，先分寒热，再论气血。根据寒热之不同，采取寒者热之、热者寒之等方法。脾胃疾病以平调气血为要，重在形成气血阴阳的平衡。

(三)独创“和、降、温、清、养、消”六法

李艳教授临床诊治脾胃肠系疾病,主张以“和、降、温、清、养、消”六法为纲。以和胃降气法治疗胃气壅滞证,其主要病机为饮食不节而致胃失和降、胃气壅滞,胃气郁久可化热,阻碍脾之运化水湿,因而主要兼郁热、湿热,但湿热尚浅并未胶着为病。辨证要点:饮食不节,喜肥甘厚味,嗳气脘部胀痛、口中异味、大便欠畅,可兼呃逆、嗳气,舌红,苔薄黄腻,脉弦滑。治以和胃降气。主方以慢性胃炎方(广木香、炒白术、云苓、佛手柑、台乌药、制香附、蒲公英、煅瓦楞子)加味。胃脘痛者,加延胡索、炒川楝子;舌红苔黄腻者,加黄连、炒川朴;腑气不通者,加虎杖。邪热蕴久成毒,胃黏膜早期可见充血、水肿,久则糜烂、渗血,甚至成溃疡,此时可选用连翘、蒲公英、贝母等清热解毒之品。以温养护胃法治疗脾胃虚寒证,该证病机为素体阳虚,或脾病日久伤阳,或过服寒凉伤中,或肾阳不足,失于温煦,均可致脾阳虚,中焦虚寒,脾失健运,而成腹痛、呕吐等病证。辨证要点:脘腹隐痛或不适,喜温喜按,腹胀肠鸣,食少,泛吐清水,大便溏薄,面色㿠白,肢冷畏寒,神倦乏力,舌淡,苔薄白,脉细弱。主方以慢性胃炎方为基础,酌加干姜、附子以温阳。以清养护胃法治疗胃阴不足证,该证病机为素体阴虚,或年老津亏,或热病日久,损伤津液,或久泻久痢,或吐下太过,伤及阴津,或过食辛辣,或过服辛香燥热之药品,损伤胃阴,以致胃阴不足,胃失濡润,受纳与和降失司,而见胃痛、呕吐、噎嗝等病。辨证要点:胃脘不舒或隐痛,饥不欲食,口干唇燥,干呕呃逆,大便干燥,舌红少苔,脉细数。从证候特征分析,具有舌红少苔、脉细数等一般阴虚证的临床表现及饥不欲食、干呕便干等胃失和降的证候特征。主方以慢性胃炎方为底,加麦冬、山药、石斛、玉竹、天花粉、天冬、百合等滋养胃阴。痞满较甚者,加“焦三仙”及鸡内金、莱菔子等消食导滞。

三、临床特色

（一）重视调畅气机

李艳教授主张“肝胃同治”。她认为，本病虽病位在胃，寻其源头，以肝失疏泄、气机不畅致病者多见。“胃为土脏，主受纳，腐熟水谷，其气以和降为顺；肝为木脏，性喜条达，主疏泄，中焦气机的升降有赖于肝之疏泄，正所谓‘土得木而达’。”今时之人，生活工作压力大，多忧易怒，情志不遂，肝失疏泄，肝郁气滞，横逆犯胃，以致气机阻滞中焦，胃失和降。诚如清代沈金鳌在《杂病源流犀烛》中所谓：“胃痛，邪干胃脘病也……唯肝气相乘为尤甚，以木性暴，且正克也。”本病临床表现为胃脘痞满或胀痛，忧怒后加重，频频嗳气，矢气则舒，舌红苔白，脉弦等。气郁日久，化火生热，可出现肝胃郁热表现，如胃脘灼痛，心烦易怒，反酸嘈杂，舌红苔黄，脉弦数等。治疗宗旨：木郁达之，火郁发之，气郁者用柴胡疏肝散加减，酌情选用金铃子散、八月札、佛手、神曲等；郁热者用化肝煎化裁，酌情选用黄芩、黄连、乌贼骨、青黛等。

（二）擅用活血化瘀之法

李艳教授认为，本类疾病病程长，缠绵不愈，初起在气，久则入络入血，正如《临证指南医案》所云：“胃痛久而屡发，必有痰凝瘀聚。”气血同行，血气相伴，共同维持正常的生理功能；气行不畅，血液滞涩，运行迟缓，或久病气虚，运化无权，推动无力，均可导致胃络瘀阻，临床常表现胃脘刺痛、嘈杂不适、舌暗或有瘀点等。治疗脾胃肠病之久病有瘀者常加入活血通络之品，如丹参、三棱、莪术等。

（三）兼顾清热解毒

李艳教授提倡应用现代诊断技术为中医辨证提供有力的帮助，如对幽门螺杆菌相关性胃炎的辨治，根据胃黏膜充血、水肿、渗出及黏膜苍白，血管红白相兼或血管透见；黏膜苔癣质多，甚至恶变，符合湿热蕴结、气血受损、气虚血瘀、阴伤津亏、胃膜失养的病理状态，提出了“感染是邪毒入侵，使热毒蕴结于胃，伤及胃膜；久则伤络，气虚血瘀，瘀久化热；瘀热阻遏，胃膜失养，膜腐成痈，甚或恶变”的病理机制，确立了清解热毒、调理气血、修复伤疡、防止恶变的治疗原则。这一治疗原则的确定，体现了从辨病到辨证、局部到整体、微观到宏观的论治思想，使中医治病求本的理论和现代科学研究得到了有机的结合。李艳教授创制的慢性胃炎方，以蒲公英、茯苓、煅瓦楞子等配伍，在根除幽门螺杆菌、修复胃黏膜方面取得了很好的效果。

（四）注重调和营卫

李艳教授认为，营卫不和不仅表现于外感表虚证中，于内亦有营卫不和之证。营气系水谷之精气，性柔和，流注于脉中，常营血并称。卫气，属水谷之悍气，性雄厚，循宗气而分布于血脉之外，常以肺卫并称。两者之间相互为用，不可分割。脾胃运化水谷精微，化生营卫，营卫统摄气血，脏腑依赖于此而保持正常的生理功能。故李杲曰：“胃为卫之本，脾乃营之源。”营卫失和，则脾胃阴阳失调、升降失常、气血失运，而足阳明胃经多气多血，多先受之而起病。李艳教授常以桂枝汤类方剂应对，桂枝汤有“外证得之解肌和营卫，内证得之化气调阴阳”之效，围绕其加减的方剂不胜枚举，临床对症选用，疗效无不如桴应鼓。

（五）重视顾护胃阴

李艳教授强调治疗脾胃病应重视顾护胃阴。胃喜润恶燥，胃之腐熟、升降功能正常运行，既需要胃阳的蒸化，也需要胃液的濡润。现代人或饮食不节，嗜食膏粱厚味，水谷不化，停滞中焦，化热生燥；或情志不畅，肝郁气滞，化火生热；或外邪犯胃，失于调摄，日久郁而化热；形成火热燥邪，耗伤胃阴，则太阴津液不足，胃失濡养，燥气偏盛，内扰中焦。尤其是在疏肝理气、健脾燥湿、清热解毒的治疗中，若忽略降胃养胃、运脾升脾、顾护胃阴，可致津伤化燥。叶天士认为，胃阴不足的原因主要有燥热、病伤不复、药伤胃津等。症见不饥不纳，或知饥少纳，或食味不美，音低气馁，不渴，或烦渴思凉饮，口苦便艰，舌嫩少津，脉细略数等。李艳教授常于方中酌情加入玉竹、沙参、麦冬、石斛、天花粉、黄精、山药、白茅根等，既养胃阴，又益胃气，有扶正而不温热、益阴又不凉滞的配伍特点。

四、验案精选

（一）平肝和胃、理气消痞治疗胃痞

陈某，男，53岁，2020年10月28日初诊。

主诉：胃脘不适2年余。

现病史：患者2年前因冲凉水澡、饮冰镇凉饮后渐渐出现胃脘不适，当时未予重视，未经治疗。近2年来患者胃脘不适症状较前明显，同时伴有两胁隐痛不适，每于情绪波动时明显。近日患者两胁疼痛不适，平素情绪急躁易怒、易汗出。辅检：2020年8月3日胃镜示慢性浅表性胃炎伴糜烂、十二指肠球炎。2020年10月16日颈部彩超示双侧颈动脉硬化伴斑块形成。2020年10月19日甲状腺及颈部彩超示甲状腺右叶实性占位性病变（考虑甲状腺腺瘤可能性大）；甲状腺多发结节病变，拟TI-RADS 3类。刻下：胃胀，易嗳气、打嗝，时有反酸，大便完谷不化。自觉周身关节疼痛、麻木，运动太过后加重。

午后乏力，头昏，口发甜，眠差多梦，舌淡红，苔薄白，脉细弦。

西医诊断：慢性浅表性胃炎伴糜烂。

中医诊断：胃痞。

中医辨证：肝气犯胃证。

治法：平肝和胃，理气消痞。

处方：煅瓦楞子 20 g，炒白术 15 g，茯苓 15 g，乌药 15 g，蒲公英 20 g，制香附 15 g，木香 15 g，金钱草 25 g，石斛 15 g，厚朴 15 g，陈皮 15 g，九香虫 9 g，鸡内金 20 g，制延胡索 25 g，郁金 20 g，薄荷（后下）6 g，砂仁（后下）6 g，柴胡 9 g。14 剂，水煎服，每日 1 剂，早晚餐后 2 小时服。

2020 年 11 月 18 日二诊。患者服上药后，胃胀稍好转，反酸缓解，两胁隐痛不适明显缓解，情绪急躁、易怒好转；夜寐较差，甚至彻夜难眠，舌淡红，苔薄白，脉细略弦。于上方基础上去薄荷、柴胡，加百合 25 g、合欢花 15 g、合欢皮 15 g。14 剂，水煎服，每日 1 剂，早晚餐后 2 小时服。

2020 年 12 月 9 日三诊。患者服药 1 个月后，胃脘不适、乏力、周身关节疼痛、麻木等均明显好转，夜间睡眠转佳。

【按语】

胃痞是指心下痞塞，胸膈满闷，触之无形，按之不痛、望之无胀大，且常伴有胸膈满闷。得食则胀，嗳气则舒。本病多慢性起病，时轻时重，反复发作，缠绵难愈。发病或加重常与饮食、情绪、起居、冷暖等诱因有关。此病乃因中焦气机阻滞、升降失和而致，如《素问·六元正纪大论》云："太阴所至为积饮否隔。"又如《素问·病机气宜保命集》云："脾小能行气于肺胃，结而不散则为痞。"临床上屡见不鲜，肝气犯胃证症见：胃脘痞塞胀满，连及两胁，胸闷嗳气，喜长叹息，心烦易怒。大便不畅，矢气则舒，烦恼郁怒、情志不畅则重，舌苔薄白，脉弦。病因病机多为七情失和所致，多思则气结，暴怒则气逆，悲忧则气郁，惊恐则气乱，造成气机逆乱、升降失职。如《景岳全书·痞满》所云："怒气暴伤肝气未平而痞。"肝主一身之气机，既可升清阳之气助脾运化，又可降浊阴之气助胃受纳、腐熟。若厥阴之气上逆，阳明之气失降，肝木扰动，横逆乘胃，故胃脘痞塞；肝经布于两胁，气多走串游移，故胀满攻撑连及两胁；肝气犯胃，胃失和降，故胸闷嗳气；气滞则肠道传导失常，故大便不畅，情志不和，则气结复加，故情志郁结则加重。喜长叹息，为肝郁气滞之象；病在气分故舌苔多薄白，病在里而属肝故见脉弦。查患者舌淡红，苔薄白，脉细弦，尽显一派郁热之象，遂以慢性胃炎方去性温佛手，以防助阳化热而加重郁结。药用药金钱草、石斛以清其热，配伍厚朴、陈皮、九香虫、鸡内金理气消食除满，加制延胡索、郁金、薄荷、砂仁、柴胡行气解郁。全方清养相合，彰显新安医家汪机一脉"固本培元"核心。

【跟诊手记】

胃痞在《黄帝内经》中被称为痞、满、痞满、痞塞等，如《素问·异法方宜论》的"脏寒生满病"，《素问·五常政大论》的"备化之纪……其病痞"，以及"卑监之纪……其病留满痞塞"等都是这方面的论述。《伤寒论》对本病的理法方药论述颇详，如谓"心下痞，按之濡"，提出了痞的基本概念；并指出该病病机是正虚邪陷，升降失调，拟定了寒热并用、辛开苦降的治疗大法，其所创诸泻心汤乃治痞满之祖方，一直为后世医家所用。《诸病源候论·痞噎病诸候》提出"八痞""诸痞"之名，包含了胃痞在内，论其病因有风邪外入、忧恚气积、坠堕内损，病机有营卫不和、阴阳隔绝、血气壅塞、不得宣通。书中还对痞做了初步的解释："痞者，塞也。言腑脏痞塞不宣通也。"李东垣所倡脾胃内伤之说及其理法方药多为后世医家所借鉴，尤其是《兰室秘藏·卷二》之辛开苦降、消补兼施的消痞丸。枳实消痞丸更是后世治痞名方。《丹溪心法·痞》将痞满与胀满做了区分："胀满内胀而外亦有形，痞则内觉痞闷，而外无胀急之形。"在治疗上，朱丹溪特别反对一见痞满便滥用药物攻下。他认为中气重伤，痞满更甚。《景岳全书·痞满》对本病的辨证颇为明晰："痞者，痞塞不开之谓；满者，胀满不行之谓。盖满则近胀，而痞则不必胀也。所以痞满一证，大有疑辨，则在虚实二字，凡有邪有滞而痞者，实痞也；无物无滞而痞者，虚痞也。有胀有痛而满者，实满也；无胀无痛而满者，虚满也。实痞实满者可散可消；虚痞虚满者，非大加温补不可。"《类证治裁·痞满》将痞满分为伤寒之痞和杂病之痞，并将杂病之痞分为胃口寒滞停痰、饮食寒凉伤胃、脾胃阳微、中气久虚、胃虚气滞等若干证型予以辨证论治，对临床很有指导意义。脾胃居中焦，为气机升降之枢，若气机升降失调，则表现为"胃痞"，故本案患者治疗时采用炒白术运脾升清，同时，使用入肺经、肝经药物，正如《临证指南医案》所言，"思人身左升属肝，右降属肺……使升降得宜"，肺肝协同脾胃共司气的升降，药用香附、柴胡等助肝疏泄。现代药理学研究认为，砂仁能促进胃排空，调节消化液分泌，具有较好的胃肠黏膜保护作用。

（二）平肝和胃，行气止痛，治疗胃脘痛

范某，女，46岁，2014年10月16日初诊。

主诉：反复胃脘疼痛20余年，加重7年。

现病史：患者近20年反复出现胃脘疼痛，伴嗳气、反酸明显，伴腹胀，每于情绪激动时明显，未予重视。2007年患者与家人发生争执后，自觉胃脘疼痛症状加重，呈持续性，与进食无关，在当地医院进行胃镜检查示慢性浅表-

萎缩性胃炎，病理示中度肠化生。嗳气明显，左肩背放射性痛，无明显反酸，一直口服中药治疗，上述症状无明显改善。刻下：患者进食少，胃脘疼痛明显，睡眠差，入睡困难，睡后多梦，大便一日 1～2 次，不成形，小便正常，舌红质干，苔黄腻，中有裂纹，脉细弱。

西医诊断：慢性浅表性萎缩性胃炎。

中医诊断：胃脘痛。

中医辨证：肝胃不和证。

治法：平肝和胃，行气止痛。

处方：柴胡 9 g，炒白术 15 g，茯苓 15 g，乌药 15 g，蒲公英 20 g，制香附 15 g，木香 15 g，白头翁 15 g，白芍 15 g，马齿苋 15 g，厚朴 15 g，金钱草 20 g，陈皮 15 g，黄连 15 g，延胡索 15 g，秦皮 15 g。14 剂，水煎服，每日 1 剂，早晚餐后 2 小时服。

2014 年 10 月 30 日二诊。患者服上药后，自觉矢气较前增多，胃脘胀痛减轻，睡眠不佳。大便一日 1～2 次，较前成形，小便、饮食尚可。舌红质干，苔薄黄，中有裂纹，脉沉细。于上方基础上去马齿苋、秦皮，加黄芪 25 g、麦冬 15 g、玉竹 15 g、石斛 15 g、八月札 15 g。14 剂，水煎服，每日 1 剂，早晚餐后 2 小时服。

2014 年 11 月 20 日三诊。患者服药后，胃脘胀痛明显改善，矢气改善，睡眠仍较差，饮食、二便尚可，舌稍红，苔薄，裂纹减轻，脉沉细。上方加合欢花 15 g、合欢皮 15 g 继服。

【按语】

胃脘痛是以上腹胃脘部近心窝处疼痛为主症的病证，临床主要表现为上腹疼痛不适。“胃病者，腹胀，胃脘当心而痛。”早在《黄帝内经》中即已有了对本病的描述，后世经历代医家对胃脘痛的辨证，该病理论逐渐得到发展，现代中医结合消化内镜辨病，在诊断、治疗方面更加成熟与完善。本病初病在气，久病在血。在气者，有气滞、气虚之分。气滞者，多见胀痛，或涉及两胁，或兼见恶心呕吐、嗳气频频，疼痛与情志因素显著相关；气虚者，多为脾胃气虚，除见胃脘疼痛或空腹疼痛明显外，兼见饮食减少、食后腹胀、大便溏薄、面色少华、舌淡脉弱等。清代叶天士提出了“久病入络”“久痛入络”的概念，而气滞日久或久痛入络，可致胃络血瘀，表现为疼痛部位固定不移、痛如针刺、舌紫暗或有瘀斑、脉涩或兼见呕血、黑便等。出自清代陈修园《时方歌括》中的丹参饮为治疗络病胃脘痛之良方，其活血化瘀、和胃止痛法也成为后世医家治疗胃脘痛的重要方法之一。胃脘痛的基本病机是胃气郁滞，胃失和降，导致不通则痛。胃脘痛无论寒热虚实，内有郁滞是其共同特征。本案患者情志不遂，肝失疏泄，气机升降失司，横逆犯胃，木郁土壅而痛；肝胆互为表里，胆汁不循常道而出，故症见反酸；病情日久，气郁化火，母病及子，心火旺盛，则睡眠差；木郁达之，治当平肝和胃、行气止痛。方中柴胡、制香附疏肝理气；延胡索顺气开郁、和胃止痛；患者睡眠持续不佳，后予合欢花、合欢皮解郁安神，服药后症状缓解。在使用辛香理气药的同时，李艳教授主张升阳不应过于温燥，以防伤及胃阴，同时患者舌红有裂，故配石斛、麦冬等清淡柔润之品以养胃阴。李艳教授作为新安医学的继承者，其强调应顺应胃的生理特点，以调畅气机、理气开郁为根本。故益气必兼和胃，如黄芪配陈皮、厚朴等。预防上要重视精神的调摄，患者要保持乐观，避免过度劳累及紧张等。

【跟诊手记】

历代医家对情志因素导致胃脘痛论述甚丰。陈无择在《三因极一病证方论·九痛叙论》中云：“若五脏内动，汩以七情，则其气痞结，聚于中脘，气与血搏，发为疼痛。”他认为，七情过用均可损伤五脏，导致胃脘痛。李东垣在《脾胃论·脾胃胜衰论》中云：“喜怒忧恐，损耗元气，资助心火，火与元气不两立，火胜则乘其土位，此所以为病也。”元代危亦林在《世医得效方·大方脉杂医科》中也认为“忧气、喜气、惊气、怒气”皆可致“心腹刺痛，不能饮食”。明代方贤在《奇效良方》中曰：“胃心痛者，……皆脏气不平，喜怒忧郁所致，属内因。”又云：“治喜怒忧思悲恐惊七气为病，发则心腹刺痛不可忍者……”

（三）补气润肠、祛暑化湿治疗夏月便秘

汪某，女，34岁，2020年7月1日初诊。

主诉：便秘、舌麻半个月余。

现病史：患者多年来便秘，半个月前便秘加重伴舌麻，未经相关诊疗。刻下：患者舌麻反复，反酸，腹部胀闷，大便偏干难解。末次月经：2020年7月1—4日，月经量少，经前乳胀，舌淡白，苔薄白，脉弱。

西医诊断：功能性便秘。

中医诊断：便秘。

中医辨证：气血亏虚证。

治法：补气润肠化湿。

处方：黄芪35 g，当归15 g，石斛15 g，火麻仁25 g，鸡内金20 g，厚朴15 g，生大黄9 g，炒枳实15 g，肉苁蓉20 g，金钱草20 g，藿香9 g，佩兰9 g。7剂，水煎服，每日1剂，早晚餐后半小时服。

2021年7月22日二诊。患者既往有便秘，舌麻病史同前，诉服上药后舌麻基本消失，便秘好转，大便干结，每日一行。另诉近日出现晨起口苦、午后口干，时左侧舌边疼痛。平素较乏力，饮食可，入睡困难、眠差易醒，小便可。末次月经：2021年7月1—4日，色暗红，量少伴血块，经前乳房胀痛。周期尚

可。舌淡红，苔黄厚，脉沉细。

处方：黄芪 35 g，当归 15 g，金钱草 20 g，石斛 15 g，火麻仁 25 g，鸡内金 20 g，厚朴 15 g，生大黄 9 g，炒枳实 15 g，肉苁蓉 20 g，藿香 9 g，佩兰 9 g，淡竹叶 9 g，生地 15 g。7 剂，水煎服，每日 1 剂，早晚餐后半小时服。

2021 年 8 月 21 日三诊。患者既往有便秘，舌麻病史同前，诉服上药后未见舌麻，但出现舌背疼痛及舌边溃破，便秘好转，近期有所反复。刻下：大便干结。舌背疼痛，左侧舌边溃破，仍有晨起口苦、口干。平素较乏力，烦躁易怒，饮食可，睡眠尚可，小便可。末次月经：2021 年 8 月 4—8 日，月经颜色红，量少，未复见血块及经前乳房胀痛，周期尚可。舌淡红，苔白薄，脉弦细。

处方：黄芪 35 g，当归 15 g，金钱草 20 g，石斛 15 g，火麻仁 25 g，鸡内金 20 g，厚朴 15 g，生大黄 9 g，炒枳实 15 g，肉苁蓉 20 g，淡竹叶 9 g，生地 15 g，芦根 20 g，龙胆草 9 g。10 剂，水煎服，每日 1 剂，早晚餐后半小时服。

【按语】

便秘是指由于大肠传导功能失常导致的以大便排出困难、排便时间或排便间隔时间延长为临床特征的一种病证。中医对本病有丰富的治疗经验。

《黄帝内经》中认识到便秘与脾胃受寒、肠中有热和肾病有关，如《素问・厥论》曰："太阴之厥，则腹满(䐜)胀，后不利。"《素问・举痛论》曰："热气留于小肠，肠中痛，瘅热焦渴，则坚干不得出，故痛而闭不通矣。"《灵枢・邪气脏腑病形》曰："肾脉……微急为沉厥奔豚足不收，不得前后。"张仲景对便秘有较全面的认识，他提出了寒、热、虚、实不同的发病机制，设立了苦寒泻下的承气汤、养阴润下的麻子仁丸、理气通下的厚朴三物汤，以及蜜煎导诸法，为后世医家认识和治疗本病确立了基本原则，有的方药至今仍为临床所用。李东垣强调饮食劳逸与便秘的关系，指出治疗便秘不可妄用泻药，如《兰室秘藏·大便结燥门》谓："若饥饱失节，劳役过度，损伤胃气及食辛热厚味之物，而助火邪，伏于血中，耗散真阴，津液亏少，故大便燥结。""大抵治病必究其源，不可一概用巴豆、牵牛之类下之，损其津液，燥结愈甚，复下复结，极则以致引于下而不通，遂成不救。"程钟龄在《医学心悟·大便不通》中将便秘分为"实秘、虚秘、热秘、冷秘"四种类型，并分别列出各类症状、治法及方药，对临床有一定的参考价值。

现代医学中的功能性便秘，属中医本病范畴，如肠易激综合征，肠炎恢复期、直肠及肛门疾病所致之便秘，药物性便秘，内分泌及代谢性疾病所致的便秘，肌力减退所致的便秘等，皆可参照本病辨证论治。本案是一例典型的便秘，该患者多有明显气虚表现，如汗出不止、疲乏无力、腰膝酸软、语声低懒微言、胸闷气短、精神不振、头晕目眩、失眠健忘、食欲不振等。《圣济总录》云："论曰水谷入口，而聚于胃，脾则播其气泽，以埤诸脏腑而已，今脾脏不足，胃气内弱，故不能饮食，虽食亦不能化也。"结合患者各症，故以黄芪、当归纳入调气血为本。二诊时患者便秘缓解，见淡红舌，有化热伤津之象，故酌加清热养阴之淡竹叶、生地以固其阴。三诊时患者诸症向好，另诉烦躁易怒，配伍芦根、龙胆草以清热除烦利尿。

【跟诊手记】

便秘的病因是多方面的，主要有外感寒热之邪、内伤饮食情志、病后体虚、阴阳气血不足等。本病病位在大肠，并与脾、胃、肺、肝、肾密切相关。脾虚传输无力，糟粕内停，导致大肠传导功能失常而成便秘；胃肠相连，胃热炽盛，下传大肠，燔灼津液，大肠热盛，燥屎内结，可成便秘；肺与大肠相表里，肺之燥热下移大肠，则大肠传导功能失常而成便秘;肝主疏泄,若肝气郁滞,则气滞不行,腑气不能畅通;肾主五液而司二便,若肾阴不足,则肠道失润,若肾阳不足则大肠失于温煦而传送无力,均可导致便秘。本案患者是一位女性工人,体型偏瘦,面色偏暗,平素工作劳累,在陈述病情时强调便秘伴舌体麻木,又患者患病时正值夏月,属四时之中阳气正盛、阴气极衰之时。李艳教授认为,辨证用药需与时间医学相结合,因时而制。在酷热火邪炽盛的夏季,人常觉得燥热烦闷,且出汗较多,耗气又伤阴,脾胃之气受损可致胃的受纳功能和脾的运化功能变差。患者又因工作劳累,致肠中津液受损,故津亏大便难解,舌体不得滋润而感麻木。纵观全方,以黄芪、当归为基础,加张仲景《金匮要略》之"厚朴大黄汤"中的肉苁蓉、火麻仁,以加强泻下之力,同时不忘顾及脾胃运化功能,配伍石斛、鸡内金健脾胃,以及金钱草、藿香、佩兰清利夏月湿热。后期查其舌脉酌情加入清热药,无不体现李艳教授诊治用心、用药精准的特点。

(四)健脾益气，和胃渗湿法治疗反复泄泻

李某,男,52岁,2019年6月27日初诊。

主诉:反复腹痛、腹泻近7年。

现病史:患者自2012年至今反复腹痛、腹泻,后于外院查肠镜示溃疡性结肠炎,口服西药控制尚可。刻下:无腹痛,偶有便秘,进食生冷则腹泻,2～3次/日,泻下物带血。既往有银屑病病史近10年,周身散发皮疹伴脱屑,常年口服西药及使用外用药治疗。食纳可,夜眠差、多虑,小便正常,舌红,苔薄黄,脉细缓。

西医诊断:溃疡性结肠炎。

中医诊断:泄泻。

中医辨证:脾胃虚弱证。

治法:健脾益气,和胃渗湿。

处方:黄芪 40 g,炒白术 15 g,马齿苋 20 g,金银花 15 g,白头翁 30 g,白蚤休 15 g,水蛭 8 g,连翘 15 g,全蝎 8 g,乌梢蛇 15 g,防风 9 g,白及 15 g,酸枣仁 25 g,紫草 20 g,夜交藤 25 g,地肤子 15 g,蛇床子 15 g。15 剂,水煎服,每日 1 剂,早晚餐后半小时服。

2019 年 7 月 17 日二诊。服药后便秘、便血症状基本消失,睡眠质量较前明显改善。刻下:患者胃脘受凉或进食生冷后仍有腹泻,周身散发皮疹伴脱屑,食纳可,睡眠质量较前明显改善,小便正常,舌淡红,苔薄白,脉细缓。

处方:大抽芪 40 g,炒白术 15 g,马齿苋 20 g,金银花 15 g,白头翁 30 g,白蚤休 15 g,水蛭 8 g,连翘 15 g,全蝎 8 g,乌梢蛇 15 g,防风 9 g,白及 15 g,酸枣仁 25 g,紫草 20 g,夜交藤 25 g,太子参 40 g,蛇床子 15 g。10 剂,水煎服,每日 1 剂,早晚餐后半小时服。

2019 年 8 月 21 日三诊。服上药后便秘、便血症状好转,睡眠尚可。刻下:患者胃纳不香,食辛辣油腻之品后仍有轻微腹泻,睡眠尚可,小便正常,舌淡红,苔白薄,脉细缓。

处方:大抽芪 40 g,炒白术 15 g,马齿苋 20 g,金银花 15 g,白头翁 30 g,白蚤休 15 g,水蛭 8 g,连翘 15 g,全蝎 8 g,乌梢蛇 15 g,防风 9 g,酸枣仁 25 g,紫草 20 g,夜交藤 25 g,太子参 40 g,炒苍术 15 g,徐长卿 15 g,蛇床子 15 g。14 剂,水煎服,每日 1 剂,早晚餐后半小时服。

2019 年 9 月 11 日四诊。服药后便血好转,偶有便秘。刻下:患者易疲劳、乏力,胃纳不香,食辛辣油腻之品后仍有轻微腹泻,肘部、尾椎散发皮疹伴脱屑,睡眠尚可,小便正常,舌淡红,苔薄白,滑脉。

处方:大抽芪 40 g,炒白术 15 g,马齿苋 20 g,金银花 15 g,白头翁 30 g,白蚤休 15 g,水蛭 8 g,连翘 15 g,全蝎 8 g,乌梢蛇 15 g,防风 9 g,酸枣仁 25 g,紫草 20 g,夜交藤 25 g,太子参 40 g,徐长卿 15 g,炒苍术 15 g,蛇床子 15 g。14

剂，水煎服，每日1剂，早晚餐后半小时服。

【按语】

泄泻是以大便次数增多、粪质稀薄，甚至泻出如水样为临床特征的一种疾病。泄与泻有一定的区别，粪出少而势缓，呈漏泄之状者为泄；粪大出而势直无阻，呈倾泻之状者为泻。然近代多泄泻并称，故统称为泄泻。泄泻一年四季均可发生，但以夏秋两季较多见。中医药治疗本病有较好的疗效。

《黄帝内经》称本病证为“鹜溏”“飧泄”“濡泄”“洞泄”“注下”“后泄”等，且对本病病机有较全面的论述，如《素问·生气通天论》曰：“因于露风，乃生寒热，是以春伤于风，邪气留连，乃为洞泄。”《素问·阴阳应象大论》曰：“清气在下，则生飧泄。”“湿胜则濡泻。”《素问·举痛论》曰：“寒气客于小肠，小肠不得成聚，故后泄腹痛矣。”《素问·至真要大论》曰：“诸呕吐酸，暴注下迫，皆属于热”，说明风、寒、热、湿均可引起泄泻。《素问·太阴阳明论》指出：“食饮不节，起居不时者，阴受之……阴受之则入五脏……下为飧泄。”《素问·举痛论》指出：“怒则气逆，甚则呕血及飧泄”，说明饮食、起居、情志失宜，亦可发生泄泻。此外，《素问·脉要精微论》曰：“胃脉实则胀，虚则泄。”《素问·脏气法时论》曰：“脾病者……虚则腹满，肠鸣飧泄食不化。”《素问·宣明五气》谓：“五气所病……大肠小肠为泄”，说明泄泻的病变脏腑与脾、胃、大小肠有关。《黄帝内经》中关于泄泻的理论体系为后世论治该病奠定了基础。张仲景将泄泻和痢疾统称为下利。《金匮要略·呕吐秽下利病脉证治》中将本病分为虚寒、实热积滞和湿阻气滞三型，并且提出了具体的证治方法。如“下利清谷，里寒外热，汗出而厥者，通脉四逆汤主之”“气利，诃梨勒散主之”，指出了虚寒下利的症状，以及治疗当遵温阳和固涩二法。又说："下利，三部脉皆平，按之心下坚者，急下之，宜大承气汤。""下利谵语者，有燥屎也，小承气汤主之"，提出对实热积滞所致的下利，采取攻下通便法，即所谓"通因通用"法。文中还对湿邪内盛，阻滞气机致水气并下而致的"下利气者"，提出"当利其小便"以分利肠中湿邪，即所谓"急开支河"之法。张仲景为后世泄泻的辨证论治奠定了基础。《三因极一病证方论·泄泻叙论》从三因学说的角度全面地分析了泄泻的病因病机，认为不仅外邪可导致泄泻，情志失调亦可引起泄泻。

《景岳全书·泄泻》说："凡泄泻之病，多由水谷不分，故以利水为上策"，并分别列出了利水方剂。《医宗必读·泄泻》在总结前人治泄经验的基础上，提出了著名的治泄九法，即淡渗、升提、清凉、疏利、甘缓、酸收、燥脾、温肾、固涩，其论述系统而全面，是泄泻治疗学上的一大发展。

本病可见于现代医学中的多种疾病，如急慢性肠炎（其中就包括溃疡性结肠炎）、肠结核、肠易激综合征、吸收不良综合征等。当这些疾病出现泄泻的表现时，均可参考本病辨证论治。应注意的是本病与西医腹泻的含义不完全相同。本例是一例典型的泄泻病例，属于脾胃虚弱、湿邪内停之证。该证泄泻多因长期饮食不节，饥饱失调，或劳倦内伤，或久病体虚，或素体脾胃肠虚弱，使胃肠功能减退，不能受纳水谷，也不能运化精微，反聚水成湿，积谷为滞，导致脾胃升降失司，清浊不分，混杂而下，遂成泄泻。如《景岳全书·泄泻》曰："泄泻之本，无不由于脾胃。"本案患者泄泻多年，口服西药控制尚可，进食生冷则腹泻，且泻下物带血，舌红，苔薄黄，脉细缓，究其本质乃久病伤脾，导致脾虚湿盛，遂予黄芪、炒白术为本方基础，健脾胃，燥内湿，酌加少量虫类药水蛭、全蝎以通因通用，在收敛止下之时，又防塞源；患者诊时另诉既往银屑病病史近10年，周身散发皮疹伴脱屑，配伍地肤子、蛇床子以止痒；李艳教授考虑患者夜眠差、多虑，加夜交藤以安神助眠；患者虽显虚象，但舌红，加入太子参补阴；诸解毒药之中不忘加酸枣仁顾护胃气。后期为进一步加强药效，将黄芪改为道地药材大抽芪。纵观病程，治疗之法无不体现新安医派治病之妙法。二诊时患者便秘、便血症状基本消失，睡眠质量较前明显改善。患者舌淡红、苔白薄、脉细缓，仍呈一派虚象，故去地肤子，配伍太子参以益气健脾生津。三诊时，患者诸症向好，并显示患者对现有药物有较好的耐受性，配伍炒苍术加强燥湿，徐长卿改善银屑病。四诊遵效不更方，予以再服14剂，固其效。

【跟诊手记】

泄泻的病因是多方面的，主要分为外感与内伤，主要有感受外邪、饮食所伤、情志失调、脾胃虚弱、命门火衰等。这些病因导致脾虚湿盛，脾失健运，大小肠传化失常，升降失调，清浊不分，而成泄泻。脾胃虚弱，长期饮食不节，饥饱失调，或劳倦内伤，或久病体虚，或素体脾胃肠虚弱，使胃肠功能减退，不能受纳水谷，也不能运化精微，反聚水成湿，积谷为滞，致脾胃升降失司，清浊不分，混杂而下，遂成泄泻。泄泻的病位在肠，大小肠的分清别浊和传导变化功能依赖脾胃的运化和升清降浊。脾胃为泄泻之本，脾主运化水湿，脾病脾虚，健运失职，清气不升，清浊不分，自可成泻，其他诸如寒、热、湿、食等内外之邪，以及肝肾等脏腑所致的泄泻，都只有在伤脾的基础上，导致脾失健运才能引起泄泻。同时，在发病和病变过程中，外邪与内伤、外湿与内湿常相互影响。外湿最易伤脾，脾虚又易生湿，互为因果。本病的基本病机是脾虚湿盛致使脾失健运,大小肠传化失常,升降失调,清浊不分。脾虚湿盛是导致本病发生的关键因素。

(五)健脾益气、和胃祛暑法治疗反复泄泻

李某,男,18岁,2020年7月22日初诊。

主诉:反复腹泻1年余。

现病史:患者1年前不明原因下出现大便不成形,未经任何检查,予西医对症治疗,未见明显缓解。刻下:大便不成形伴腹痛、口干、口腔异味,余无不适,舌暗胖,苔薄白,脉沉。

西医诊断:慢性肠炎。

中医诊断:泄泻。

中医辨证:脾胃虚弱证。

治法:健脾益气,和胃祛湿。

处方:太子参15 g,茯苓15 g,炒白术15 g,炒白扁豆15 g,陈皮15 g,山药30 g,砂仁6 g,薏苡仁20 g,炒薏苡仁20 g,白芍15 g,苍术20 g,防风10 g,金钱草25 g,藿香9 g,佩兰9 g。10剂,水煎服,每日1剂,早晚餐后半小时服。

2020年8月5日二诊。患者腹痛、腹泻频次有所减少,仍有口干、口腔异味,余无特殊不适。平素饮食、睡眠、小便可,舌淡红有点刺,苔白腻伴齿痕,脉沉细。

处方:太子参25 g,茯苓15 g,炒白术25 g,炒白扁豆15 g,陈皮15 g,山药30 g,砂仁6 g,薏苡仁20 g,炒薏苡仁20 g,白芍15 g,苍术20 g,防风10 g,金钱草25 g,藿香9 g,佩兰9 g,淡竹叶9 g,白豆蔻9 g。10剂,水煎服,每日1剂,早晚餐后半小时服。

2020年8月26日三诊。患者腹痛、腹泻频次基本消失,不再有口干、口腔异味。平素饮食、睡眠、小便可。舌淡红伴点刺、齿痕,苔白腻,脉沉细。

处方:太子参30 g,茯苓15 g,炒白术25 g,炒白扁豆15 g,陈皮15 g,山药

30 g,砂仁 6 g,薏苡仁 20 g,炒薏苡仁 20 g,白芍 15 g,苍术 20 g,防风 10 g,金钱草 25 g,淡竹叶 9 g,白豆蔻 9 g,党参 25 g。10 剂,水煎服,每日 1 剂,早晚餐后半小时服。

【按语】

泄泻是以排便次数增多、粪质稀溏或完谷不化,甚如水样为主的一类病证。本病首载于《黄帝内经》,《素问·气交变大论》中记载"鹜溏""飧泄""注下"等病名,且对其病因病机等有较全面的论述,指出风、寒、湿、热皆可致病。《难经·五十七难》谓:"泄凡有五,其名不同。有胃泄,有脾泄,有大肠泄,有小肠泄,有大瘕泄,名曰后重",提出了五泄的病名。《金匮要略》将泄泻与痢疾统称为下利。汉唐时代将此病包括在"下利"之中,至宋代以后才统称为泄泻。陈无择在《三因极一病证方论》中提出,不仅外邪可导致泄泻,情志失调亦可引起泄泻。《景岳全书》提出分利之法治疗泄泻的原则。李中梓在《医宗必读·泄泻》提出了著名的治泻九法,全面系统地论述了泄泻的治法,即淡渗、升提、清凉、疏利、甘缓、酸收、燥脾、温肾、固涩。清代医家对泄泻的认识,在病因上强调湿邪致泻,在病机上重视肝、脾、肾的重要作用。《临证指南医案》提出久患泄泻,"阳明胃土已虚。厥阴肝风振动",提出了以甘养胃、以酸制肝,创立了泄木安土之法。泄泻的常见病因为内因、外因,其中内因为饮食所伤、情志失调、病后体虚及禀赋不足;外因为外感寒湿暑热之邪,以湿邪最多见。

本病的病机关键是湿盛与脾虚,因湿盛而致脾虚者,多为急性泄泻(暴泻);因脾虚而后湿邪阻滞者多为慢性泄泻(久泻)。泄泻的病位在肠,脾失健运是关键,同时与肝、肾密切相关。基本病机为脾胃受损,湿困脾土,肠道功能失司。其病理因素离不开湿邪。外感寒湿、湿热、伤食、肝气乘脾以实证多见，有脾虚者往往虚实夹杂。凡寒湿、湿热、食滞以湿盛为主者可出现急性暴泻；久泻者，因脾胃虚弱，运化无权，聚水成湿而生泄；脾病日久，可伤肾，或由于其他原因损伤肾阳，导致脾失温煦，不能腐熟水谷成泻，甚者出现命门火衰之五更泄泻。泄泻的诊断要点主要分为三点，其一，以大便粪质溏稀为诊断的主要依据，或完谷不化，或粪如水样，或大便次数增多，每日三五次以至十次以上；其二，常兼有腹胀腹痛、肠鸣、纳呆；最后，起病或急或缓，暴泻者多有暴饮暴食或误食不洁之物的病史。迁延日久、时发时止者，常由外邪、饮食、情志等因素诱发。

本案是一位 18 岁的患者，反复腹泻 1 年余，属于脾胃虚弱、湿邪困脾之泄泻。脾虚泄泻多由于水湿阻于胃肠，脾虚失运，不能制水，湿注肠道所致。本病证属虚邪舍于肠胃，水潴为湿，谷滞为积，水谷精华之气不能输化，清阳之气不升反下陷，分利无权而水湿并入大肠，遂致泄泻。虽反复腹泻 1 年余，但因正值青少年，其气必不虚极。李艳教授常教导我们，遇年轻患者大多无本虚之象，切不可过投大量补益之品，以免损及阴阳平衡。故以参苓白术散治之，健脾益气和胃，诊时正遇夏月，酌加藿香、佩兰祛暑化湿。二诊时，诉服上药后腹痛、腹泻频次有所减少，仍有口干、口腔异味，余无特殊不适。查患者舌淡红有点刺，苔白腻伴齿痕，脉沉细，可见湿热明显，遂加白豆蔻加强化湿之力，加淡竹叶清热。三诊时，舌淡红伴点刺、齿痕，苔白腻，脉沉细，仍见湿热之象，遂加党参以益气健脾。

【跟诊手记】

临床每遇泄泻需与相关疾病相鉴别，首与痢疾鉴别，两者均为大便次数增多、粪质稀薄的病证。泄泻以大便次数增加、粪质稀溏、甚则如水样或完谷不化为特征，大便不带脓血，也无里急后重，或无腹痛。而痢疾以腹痛、里急后重、便下赤白脓血为特征。其次需与霍乱相鉴别，霍乱是一种上吐下泻同时并作的病证，发病特点是来势急骤，变化迅速，病情凶险，起病时先突然腹痛，继则吐泻交作，所吐之物均为未消化之食物，气味酸腐热臭；所泻之物多为黄色粪水，如米泔，常伴恶寒、发热，部分患者在吐泻之后，津液耗伤，迅速消瘦，或发生转筋，腹中绞痛。若吐泻剧烈，可致面色苍白、目眶凹陷、汗出肢冷等津竭阳衰之危候。故泄泻的辨证要点为首应辨虚实寒热，久泻应辨脾虚、肝郁、肾虚。

泄泻的治疗原则为运脾化湿。急性泄泻多以湿盛为主，重用化湿，佐以分利。再根据寒湿和湿热的不同，分别采用温化寒湿与清化湿热之法。兼有表邪者，佐以疏解；兼有暑邪者，佐以清暑；兼有伤食者，佐以消导。久泻以脾虚为主，当以健脾；因肝气乘脾者，宜抑肝扶脾；因肾阳虚衰者，宜温肾健脾；中气下陷者，宜升提；久泄不止者，宜固涩。暴泻不可骤用补涩，以免关门留寇；久泻不可分利太过，以防劫其阴液。本例患者1年来因不明原因出现大便不成形，未经任何检查，予西医抗炎治疗，未见明显缓解。接诊时见其体壮，无明显虚象，遂以参苓白术散为基础，健脾益气和胃。取《保命集》之苍术芍药汤加强健脾燥湿，加防风、金钱草以达风止泻。患者体强，药后诸症向好，随访半年，泄泻未再发作。

第三章 肝胆系疾病

一、概　　述

肝主疏泄，主谋虑，主藏魂藏血，主风木，在志为怒，主筋、其华在爪，开窍于目。胆附于肝，内藏“精汁”。人之气血、津液代谢、情志、消化，以及女子冲任的调节均依赖于肝。

七情内伤、六淫外侵、嗜欲无穷、房劳过度、饮食不节均可导致肝的功能异常，导致疾病的发生。若疏泄失调，气机郁结，则为肝气；肝郁日久化火，则为肝火；气盛阳亢，则为肝阳；阳亢、热极，则为肝风。在疾病过程中，肝气、肝火、肝阳、肝风多兼夹出现或相互转化。肝体阴而用阳，阴血不足，可致阳亢风动；阴血不能上承或风阳上扰，则致头痛、眩晕；风阳暴升，夹痰夹瘀，气血逆乱，上冲于脑，则为中风；肝郁气滞，痰瘀互结，颈前喉结两旁结块肿大，则为瘿病。

依据肝的生理功能和病机变化特点，我们将胁痛、头痛、眩晕、中风、瘿病等归为肝胆病证。此外，现代医学所论之肝，属于解剖学概念的肝脏。肝脏的功能包括糖、脂类、蛋白质、维生素、激素、胆汁的代谢功能及免疫功能等。肝病的范围包括病毒性肝炎，肝硬化，代谢性肝病，酒精性、药物性肝损伤等。肝病的诊断依靠病史、体格检查、实验室检查及影像学检查。

二、学术观点

（一）肝为“刚脏”，“体阴而用阳”

肝为“刚脏”学说最早见于清代叶天士《临证指南医案》，“肝为刚脏，非柔润不能调和也”“温柔药涵养肝肾”“肝为刚脏。宜柔宜和。酸甘两济其阴。”“肝为刚脏”的学说是对“将军之官”的继承和进一步阐发。王孟英在《潜斋简效方》中对此解释为:“肝为刚脏,未知何出?余谓肺禀坚金之性,而体反虚浮;肝禀柔木之性,而体反沉实,故肺养其娇,易遭侵克,肝凭其悍,每肆欺凌,是以肺称娇脏,肝为刚脏。”王孟英在《随息居重订霍乱论》中亦有“阴之初尽,即阳之初生,其本阴,其标热,其体木,其用火,是以独称刚脏。而爵以将军,顾名思义,可以悟其治矣”。

“体阴而用阳。”体,实体;用,功能。肝藏血,血为阴,故肝体为阴;肝主疏泄,内寄相火,为风木之脏,易动风化火,故功能属阳。《临证指南医案·肝风》云:“故肝为风木之脏,因有相火内寄,体阴用阳,其性刚,主动主升,全赖肾水以涵之,血液以濡之。”五脏分阴阳,心、肺在上属阳,肝、脾、肾在下,属阴。阴阳具有无限可分性,即阴阳之中还有阴阳。肝主升发,故肝为阴中之阳。肝“体阴而用阳”意即肝的实质属阴,而肝的功能状态属阳。

综上,“肝既为刚脏,亦为娇柔之脏”。临证时必须谨记肝之刚、柔、娇的特性,依据其基本病理变化,把握好祛邪与扶正的关系,重视调气和血、疏清补泻、刚柔相济、互补为用。

(二)肝病多与不良情绪相关

王孟英在《柳洲医话》中言:“七情之病,必由肝起。”因此,肝之病变,与情绪有一定的关系,疏泄过度或不及均可引起病变。肝喜条达,肝气失疏则气郁,郁结化火,易伤肝阴,导致肝阳化风等一系列病变。肝气郁结,易引发情志病变。胁为肝之分野,故表现为胸闷胁痛、走窜不定、嗳气、喜太息、忧郁愤怒,遇情绪波动加剧等。肝气郁滞影响血行,常见脘胁胀痛,久痛则气滞血瘀。肝郁化火则肝火上炎,出现血证、头痛、精神错乱、反酸、失眠、易惊和乱经。肝为风木之脏,实则肝火生风,虚则阴虚阳旺,肝风内动。肝气升发太过,可致肝不藏血而吐衄。“气有余便是火”,因肝藏阴血,故肝火易伤阴;反之，肝气不及，不能疏泄，则清阳不升，致水谷不化、泄泻中满等。肝气郁结的施治，应注重疏肝解郁，使肝气条达，平息紧张情绪，从而缓解病证。从治未病的角度上看，即精神内守，则病安从泄，肝气冲肺宜抑肝。补肝又应根据阴、阳、气、血而各有不同。《临证指南医案・胁痛》谓："《内经》肝病，不越三法。辛散以理肝，酸泄以体肝，甘缓以益肝。宜辛甘润温之补，盖肝为刚脏，必柔以济之。"

（三）肝脾同气相求

中医的脏腑形成学说遵循了"天人相应"思想，认为人之初最先形成脾（土为万物之母），经阳升阴降运动，生出肝、肺两仪，再衍生心、肾而成四象，最终形成五脏。肝由脾衍生，辅佐并延伸了脾的功能，故五脏中肝、脾的关系最密切，肝的营养需由脾供给；脾的活动需要肝促进。李东垣谓"辛甘发散，以助春夏生长之用也"，正说明了肝脾同气相求。具体来说，其一肝脾在生理上相互为用，肝主疏泄与脾主运化具有相关性。肝主疏泄，畅通气机，能够促进脾的运化与吸收，正如《素问・宝命全形论》言"土得木而达"，脾为太阴土，易壅滞，因此肝的疏泄功能有助于脾运化功能的正常发挥。另外，《素问・经脉别论》言："食气入胃，散精于肝。"胃为水谷之海，肝为血海；水谷入胃，经过脾的运化与转输，最终化为血，藏于肝。因此脾气健旺，运化功能则正常，气血生化有源，肝得其养并利于疏泄。正如程杏轩所言："无土之处，则无木生。是故树木之枝叶萎悴，必由土气之衰。一培其土，则根本坚固，津汁上升，布达周流，木欣欣以向荣矣。"因此，脾胃的滋养有利于肝的疏泄功能，肝脾之间功能有余与不足是相互关联的。其二，肝脾之间在病理上也是相互影响的，肝失疏泄与脾运失司常相互影响，即情志不宁与消化功能紊乱经常互见。肝气郁滞，常见精神抑郁、胸闷太息，易致脾失健运，而见纳呆腹胀、肠鸣泄泻等，此为"木不疏土"。李东垣认为"胆气不升，则飧泻肠澼不一而起矣"，可见肝失疏利、胆气不升，易致脾运障碍，出现腹泻下痢等病；反之，脾胃不和、化源不足，会致肝失滋养，使肝胆失疏，导致土壅木郁。清代周学海认为“土虚不运，则木气满闷”，说明脾失健运、清阳不升，易致肝失疏泄，出现腹胀、纳呆、便溏，而伴见眩晕、胸胁满闷、精神抑郁等病证。

（四）肝肾同源互生

五脏属阴、六腑属阳，阴阳之中又分阴阳。就肝肾而言，肝为阳，肾为阴。《黄帝内经》说：“腹为阴，阴中之阴，肾也，腹为阴，阴中之阳，肝也……肝为牡脏，肾为牝脏”，牝牡本指鸟兽的雌雄，古人用以比喻肾、肝，盖因肾以阴为主、肝以阳为主之故，故叶天士又称“肝为刚脏，肾为柔脏”。五行学说认为，肝属木，肾属水，水能生木，故云：“肝为风木之脏，因有相火内寄，体阴用阳，其性刚，主动主升，全赖肾水以涵之。”故临床常有“滋肾水以涵肝木”之说。

在生理方面，肝藏血，肾藏精，精生血，血养精，肾精充足。肝血旺盛，肝脏功能才能正常，肝血充盛，使血化为精，肾精充满，肾脏功能也能正常。若肾精亏损，血乏精化，可导致肝血不足；肝血不足，无血化精，也可引起肾精亏损。可见二者是互相滋生、依赖和影响的。所以常有“精血同源”“肝肾同源”“乙癸同源”之说。

十二经脉分属于十二脏腑，在经络上肝、肾也联属相通。《黄帝内经》云：“肾足少阴之脉……其直者，从肾上贯肝隔。”而奇经八脉与肝、肾的关系更密切，冲、任、督三脉皆起于“胞中”。督脉的循行与足太阳脉、足少阴脉相通而络属于肾，带脉则从督脉、足太阳脉分出，阳跷、阳维脉也与足太阳脉相通；任脉、冲脉、阴跷、阴维脉与足少阴相通，这样八脉都与肾相联系。同时，督脉又与任脉相通，与肝经相会于头部。故叶天士说：“奇经之脉，隶于肝肾为多。”吴鞠通也说“盖八脉隶于肝肾，如树木之有本也”，强调了肝、肾关系及其在人体的重要作用。

在病理方面，常表现为肝与肾之间的阴阳失调或肝血、肾精的亏损。如肾阴不足，不能涵养肝木，则引起肝阴不足，导致肝阳上亢，症状如眩晕目赤、急躁易怒等;肝阳妄动,又可下劫肾阴,形成肾阴不足,症状如头昏耳鸣、腰膝酸软、阳痿遗精。临床上肝阴虚和肾阴虚、肝阳上亢和肾火妄动往往分别同时出现,故肝、肾两脏之阴阳常盛则同盛、衰则同衰。肝血虚和肾精虚亦是如此,并且互为因果。

三、临床特色

(一)实者泻之,虚者补之

邪气盛则实,症见目赤多怒、头晕目眩、胁痛胀满,或怒火上冲而症见咳血吐血、脉弦实。肝实则泻之,具体方法有“实则泻其子”,心为肝之子,治以黄连、甘草泻心火;肝藏血,气行则血行,气滞则血瘀,治以香附、川芎、青皮等以行血中之气。肝藏魂,对邪入肝经而致魂不安者,当以珍珠、龙骨、石决明镇惊安神。

肝之气血不足者,症见头晕头痛、两眼昏花、目干目涩、筋脉挛急、爪甲枯槁,当以补法治之,即治以补肾、补血、补气。

(二)热者寒之,寒者温之

肝热者,症见头目胀痛、口苦、两胁疼痛,若热极则生风,可见抽搐、筋脉拘挛。肝热当寒之,治以黄连、黄芩、龙胆草等苦寒泻火。

肝寒者,症见少腹冷痛、疝气阴囊掣痛,或筋脉收缩,或呕吐白涎。肝寒当以吴茱萸、川断、当归、牛膝温之。

(三)疏肝柔肝并用

肝胆疾病,往往多为肝经气郁而致肝失条达、疏泄之功,故疏肝解郁、理气止痛是治疗肝胆疾病的常用方法。然肝为刚脏，体阴而用阳，治疗时宜柔肝而不宜伐肝。疏肝理气药大多辛温香燥，若久用或配伍不当，易耗伤肝阴，甚至助热化火。故临证使用疏肝理气药时，一要尽量选用轻灵平和之药，如香附、苏梗、佛手片、薄荷、绿萼梅之类；二要注意配伍柔肝养阴之药，以固护肝阴。《医宗金鉴·卷八十九》言："其两侧自腋而下，至肋骨之尽处，统名曰胁。"如《素问·脏气法时论》中说："肝病者，两胁下痛引少腹，令人善怒。"肝之府在胁肋部，又肝喜调达，若肝体不畅，肝络失和，会出现一侧或两侧胁肋部疼痛为主要表现的病证，其病理变化可归结为"不通则痛"与"不荣则痛"两类。一般说来，胁痛初病在气，由肝郁气滞、气机不畅而致胁痛。气为血之帅，气行则血行，故气滞日久，血行不畅，其病变由气滞转为血瘀，或气滞血瘀并见。气滞日久，易于化火伤阴；因饮食所伤，肝胆湿热，所致之胁痛，日久亦可耗伤阴津，皆可致肝阴耗伤，脉络失养，而转为虚证或虚实夹杂证。

（四）肝脾同治

《素问·阴阳应象大论》云："气味辛甘发散为阳……"，辛味通肝木，甘味通脾土，辛甘配合，同气相求，相得益彰，有助肝脾之气升发及全身阳气的生长。李东垣言："用辛甘之药滋胃，当升当浮，使生长之气旺……为助阳也"，又云："泻阴水以诸风药，升发阳气以滋肝胆之用，是令阳气生。"可见，升阳风药既能助长脾之阳气，又能升发肝胆之气，将疏肝与升阳统一，也体现了治肝助脾的治则。

调和肝脾的关键在脾，《素问·藏气法时论》中谓肝病的治则，即"甘以缓之""辛以散之，酸泻之"，如果用之不应，须加补脾药。张仲景言："故实脾则肝自愈，此治肝补脾之要妙也。"治肝不能拘于养血滋阴、滋水涵木。《医宗金鉴》之疏肝理脾汤由人参、桂枝、茯苓、白术、陈皮、白芍、山药、扁豆、煨姜、大枣、甘草组成，主治小儿脾虚肝旺、慢惊抽搐无力、时作时休，或昏睡露睛、大便色青、脉迟缓。这种虚风内动之证，以益脾法养肝熄风，体现了治脾愈肝之妙。

肝气郁结与脾阳不升的病变常交互出现,治疗应相辅相成。如常见的肝郁脾虚证,须辨明肝郁与脾虚孰重孰轻,治疗时应分清主次,如肝郁为主而致脾虚,治以逍遥散加减;如脾虚为重兼肝郁,则以补中益气汤加减调治。比较逍遥散与补中益气汤组方,不难看出其中的关联。临床研究报道,逍遥散可用于治疗许多脾胃疾病,而补中益气汤可用来调养肝病。肝木可因虚而失条达之性,伤其升发之机。李东垣独悟此理,以补中益气之剂升发清阳之气于至阴之下,以救千载之弊。《金匮要略》言:"故实脾,则肝自愈。此治肝补脾之要妙也。肝虚则用此法,实则不在用之。"此为补脾以益肝之法。张锡纯"见肝之病,当先实脾"二句,意即"肝病当传脾,实之所以防其相传,如此解法固是,而实不知实脾,即所以理肝也"。由此可见,只要脾健旺,则肝木枯自然得以改善。

(五)治肝十法

1. 泻肝

肝体阴而用阳,具有"藏精气而不泻"的功能,但肝气易升易郁,"满而不能实"。肝阳上亢过极则化火,肝气郁结日久亦化火,临床可见口苦、咽痛、目赤或目黄身黄、小便黄赤、大便干结、舌红绛、苔黄腻、脉弦数,治疗代表方如龙胆泻肝汤。

2. 疏肝

肝主疏泄,喜条达而恶抑郁。若肝失疏泄,则气机升降失衡,临床可见胸胁窜痛、脘腹胀满、舌淡苔白脉弦等症。因此疏肝为治疗肝病最常用的方法,代表方如柴胡疏肝散。

3. 清肝

热邪入里,客于肝经或肝气郁而化热,则为肝经有热证。此为肝火之轻者,故予清法。临床可见胸胁热痛、口咽干、小便黄赤、舌红苔薄黄、脉弦或数,代表方如清肝汤。

4. 养肝

《素问·五脏生成》曰:“肝受血而能视,足受血而能步,掌受血而能握。”若肝血不足,可见两目干涩、昏花或夜盲,唇爪、面色淡白,月经量少甚或闭经,筋脉拘急,肢体麻木痿软等症,治以补血养肝,代表方如四物汤。

5. 补肝

《临证指南医案·眩晕》曰:“下虚者,必从肝治,补肾滋肝,育阴潜阳,镇摄之治是也。”若肝阴不足,则见头晕目眩、口燥咽干、舌红少津、胸胁隐痛、脉细弱或细弦等症,治以养阴补肝,代表方如一贯煎。

6. 温肝

阳气升发,为肝之用。若肝阳不足,则气的升发就不足而出现干呕或吐涎沫、少腹冷痛、舌淡苔白、脉细弦缓,当以温肝暖肝之法治之,代表方如吴茱萸汤、暖肝煎。

7. 柔肝

肝虽为脏为阴,但肝为刚脏,主升主动。若肝气升发太过,木气过盛则木旺乘土或木盛侮金,所以临床上治疗肝病常佐用柔肝之法,代表方如芍药甘草汤。

8. 敛肝

刘鸿恩在《医门八法》中云:“敛肝者,肝喜酸,予以酸,酸能敛,肝得酸而自敛也。”敛肝之药以乌梅为君,敛肝之方以独梅汤为善,即大乌梅 5 个煎汤,白糖 25 g 为引,冲服。

9. 平肝、镇肝

若肝之升发太过,则肝气上逆、肝阳上亢,出现头晕目眩、头目胀痛、面红目赤、易怒等,或血随气逆而致吐血、咳血等血从上溢,甚则猝然昏仆。临床常依病情轻重选用平肝镇肝之法。平肝者如天麻钩藤饮,镇肝者如镇肝熄风汤。

10. 升肝

肝属木，具有生长、升发之性。若肝之升发不足，则气机疏通畅达受碍，从而形成气机不畅、气机郁结的病理变化。《血证论》曰："木之性主于疏泄，食气入胃，全赖肝木之气以疏泄之，而水谷乃化。设肝之清阳不升，则不能疏泄水谷，渗泄中满之症，在所不免。"临床可见胸胁、两乳或少腹等胀痛不适，或腹胀、纳差、腹泻等，代表方如张锡纯的理郁升陷汤。

（六）人卧则血归于肝

对严重病情或急则治标之类的病证，鉴于中医"人卧则血归于肝"的认识，嘱其睡前服或药后即卧。这是因为，入睡后，药物的有效成分流入肝，肝血流量愈多，则药物在肝内的有效浓度就相应增高，疗效也就愈好。

（七）辨证与辨病相结合

临证应将辨证与辨病结合，例如病毒性肝炎，可用疏肝运脾、化湿行瘀、清热解毒等治法，选择具有抗病毒、改善肝功能、调节免疫力及抗纤维化作用的药物。如胁痛兼有砂石结聚者，治疗当注意通腑、化石、排石药的应用。若兼有湿热阻滞而致肝胆气机失于通降，出现右胁肋部绞痛难忍、恶心呕吐、口苦纳呆等症状时，治疗当清利肝胆、通降排石，方剂常用大柴胡汤加减。通腑泻下常用大黄、芒硝，化石排石药可选用鸡内金、海金沙、金钱草、郁金、茵陈、枳壳、莪术、炮山甲、皂角刺、煅瓦楞子等。

（八）结合现代医学进行治疗

临证需借鉴现代医学的知识明确疾病的性质及进展，对治疗和估计预后有重要意义。如癥瘕系病毒性肝炎所致肝脾大者，在辨证论治的基础上可选加具有抗病毒、护肝降酶、调节免疫力、抗纤维化等作用的药。如恶性肿瘤宜加入扶正固本、调节免疫功能及有一定抗肿瘤作用的药物。癥瘕多为肝脾大、腹腔肿瘤、增生型肠结核，必须结合影像学、病理组织活检及有关实验室检查，以明确诊断。甲胎球蛋白、碱性磷酸酶等指标可作为初步筛查肝内肿瘤的参考依据。如积块日趋肿大、坚硬不平，应排除恶性病变。

四、验案精选

（一）中风

方某，男，84岁，2020年6月23日初诊。

主诉：头晕、行走不稳3年。

现病史：患者3年前脑梗死后出现头晕、行走不稳至今，口服乌灵胶囊等药物治疗。既往有高血压、冠心病支架术后、糖尿病、前列腺增生等病史。刻下：持续头晕、耳鸣，伴行走不稳，偶有言语不利、心慌、双下肢轻度水肿。平素自汗、乏力，饮食可，睡眠浅易醒，醒后不易入睡，小便可，大便偏干，舌暗红，苔白，有裂纹，脉沉细。

西医诊断：脑梗死。

中医诊断：中风。

中医辨证：气虚血滞证。

治法：益气活血，化瘀通络。

处方：黄芪60 g，赤芍15 g，川芎15 g，当归15 g，地龙15 g，水蛭8 g，钩藤10 g，制僵蚕10 g，麸炒白术15 g，葛根25 g，天麻10 g，甘松9 g，苦参9 g，桂枝9 g，泽泻15 g。10剂，水煎服，每日1剂，早晚餐后2小时服。

2020年7月28日二诊。患者诉服上药后下肢水肿、麻木、头晕基本消失，睡眠质量较前改善，停药1周后症状有所反复。刻下：患者仍有耳鸣，行走不稳，言语不利。平素自汗、乏力，饮食可，大小便基本正常。于上方基础上加丹参 15 g。10 剂,水煎服,每日 1 剂,早晚餐后 2 小时服。

2020 年 9 月 15 日三诊。患者诉服上药后,诸症明显改善,刻下:稍有行走不稳,言语不利,平素情绪可,饮食可,睡眠可,大小便基本正常。于上方基础上加红花 15 g。10 剂,水煎服,每日 1 剂,早晚餐后 2 小时服。

【按语】

《黄帝内经》里有“大厥”“偏风”等病名,根据发病程度及病位有中脏腑、中经络之分。中医对中风病机的阐述自古至今各有论述,在唐宋前中风多被认为是“外风”致病。发展至金元,随着医家对中风的深入了解,“内风”成病逐渐进入视野,如刘河间提出的火热邪气理论、李东垣提出的正气亏损风邪内入的说法,均对后代医家治疗中风产生了深远的影响。明清时期中风之病因病机更是百家争鸣,从治疗到证候均发展至高峰,如张景岳认为内伤是中风致病的基础,再如王清任从瘀血对中风的发展进行解释,提出血瘀气损、气不推血的病机理论,并成方补阳还五汤,沿用至今。至今,临床对其病机的理解有了更清晰和完整的认识,即风、火、痰、瘀、虚皆可致病,多以气虚血瘀为根本。而气虚血瘀为病机之基础常贯穿于中风的始终。《医学衷中参西录》云:“气血虚者,其经络多瘀滞……以化其经络之瘀滞,则偏枯痿废者自易愈也”,气不足则血不行,血不行则脉络瘀阻,进而指出“瘀血阻滞经络,每由气虚所致”。经脉瘀痹日久失于润泽,可见头晕、行走不稳,又气虚化津不利,则无津上行致舌体失养故言语不利。因此,补气以生血即化其瘀滞之法,治以补阳还五汤。李艳教授在临床上运用该方多年,她认为补阳还五汤确为临床上治疗多种中风偏枯、属气虚血瘀者之良方,且以补阳还五汤为基础方,随证加减,其效更显。其中重用黄芪以补气护卫,有研究表明,黄芪注射液对脑血管性痴呆有良好的恢复作用；方中用当归养血活血祛瘀，赤芍性凉，可活血而不致郁热，川芎辅以散瘀行血，地龙通经络、善行走，可助各类活血药周兴全身。有研究表明，地龙对中风患者的血流水平有益。患者脑梗死后3年，酌加水蛭以搜络剔邪、破瘀活血。患者有高血压，适当加入天麻、钩藤平肝熄风，葛根降血压；患者双下肢轻度水肿，以麸炒白术、甘松健脾行气，苦参、泽泻、桂枝温阳利水。二诊、三诊症状明显改善，唯有行走不稳、言语不利，继上方加入丹参、红花二药辅以散瘀行血，疗效满意。

【跟诊手记】

李艳教授在治疗脑血管疾病及其后遗症方面，主要采用益气养阴、活血通络、化痰开窍法，对防止病情复发、提高生存质量，有很好的疗效。具体来说，对气虚血滞、脉络瘀阻者，常用补阳还五汤加减，可益气活血、化瘀通络。对中风后遗症之肝肾阴亏、阴损及阳、虚风内动者，治以补肝肾之阴为主，辅以助阳固本、豁痰治标，标本兼顾，使水升火降，内风自息。患者平素头晕目眩、面赤，风阳亢上，气道血逆，易突发口眼歪斜、舌强言语不利、身不遂或肢体拘急、骨节酸痛，甚则神志昏迷等。治以熄风化痰、养血通络。临床上由于营卫亏虚，气血不足，复受外感之邪，血行不畅，阳气痹阻而引起偏枯。此类证型，临床上往往以肢体或局麻木不仁为特点，初属血痹，继而偏枯。常兼有眩晕、易汗、畏风、乏力、舌淡红、苔薄、脉小细濡等气血两虚证，予温阳行痹、益气护卫之法治之，方选黄芪桂枝五物汤随证化裁。

（二）瘿病

程某，女，20岁，2019年8月27日初诊。

主诉：甲状腺功能亢进症6年余。

现病史：6年前患者因双手颤抖于外院就诊，诊断为甲状腺功能亢进症，口服中药治疗，无明显改善，2019年6月26日复查甲状腺激素示 FT_4 254.4 pmol/L，FT_3 8.44 pmol/L，TPOAb 387.4 pmol/L，TSH 0.01 IU/L，甲状腺微粒体抗体13.09 pmol/L。刻下：患者精神、情绪尚可，时有心慌心悸，手心汗多，食纳可，睡眠可，大小便基本正常。LMP：2019年8月1—6日，色红，量可，舌淡红有齿痕，苔薄白，脉弦细。

西医诊断：甲状腺功能亢进症。

中医诊断：瘿病。

中医辨证：肝郁脾虚证。

治法：抑木扶土，化痰散结。

处方：夏枯草25 g，柴胡9 g，炒黄芩10 g，白芍15 g，当归10 g，炒白术15 g，炙甘草10 g，炒山栀10 g，牡丹皮15 g，连翘15 g，知母15 g，车前子（包煎）20 g，石斛15 g，玄参20 g，龙胆草10 g，淡竹叶10 g。10剂，水煎服，每日1剂，早晚餐后2小时服。

2019年9月24日二诊。患者诉服上药后心慌、心律失常、手抖略好转。刻下：手足心汗出多，食纳可，睡眠可，二便正常。LMP：2019年9月23日至今，量正常，色偏暗。2019年8月27日我院 FT_3 12.41 pmol/L，FT_4 44.29 pmol/L，TSH 0.004 IU/L。于上方基础上加地骨皮10 g、生地25 g。10剂，水煎服，每日1剂，早晚餐后2小时服。

2019年10月22日三诊。患者诉服上药后心慌、心律失常、手抖等症基本消失。刻下：患者精神、情绪尚可，仍有手足心汗出多，余无特殊不适，食纳可，睡眠可，二便正常。月经基本正常。2019年9月24日复查甲状腺激素示

FT_3 8.03 pmol/L，FT_4 30.70 pmol/L，TSH 0.006 IU/L。于上方基础上加九香虫 9 g、北沙参 15 g。10 剂，水煎服，每日 1 剂，早晚餐后 2 小时服。

2019 年 11 月 26 日四诊。患者诉服药后症状总体较前好转，刻下：手足心多汗，间断轻微心慌、手抖，食纳可，睡眠可，二便正常。末次月经：2019 年 11 月 19—25 日，量正常，色偏暗。于上方基础上加麦冬 15 g、制五味子 15 g。

2019 年 12 月 27 日五诊。患者诉服药后症状总体较前明显好转，手足心多汗、手抖症状基本消失。刻下：患者精神、情绪尚可，工作压力大，心慌症状有所反复，余无特殊不适。食纳可，睡眠可，二便正常。LMP：2019 年 12 月 20—25 日，量色正常。原方继服 10 剂，巩固疗效。

【按语】

“瘿瘤”一名，在中医医著中有瘿气、瘿朿、瘿瘤、影袋等之称，其病因《诸病源候论·瘿候》中称为：“瘿者由忧恚气结而生……”又曰：“诸山水黑土中出泉流者，不可久居，常食令人作瘿病，动气增患。”《济生方·瘿瘤论治》说：“夫瘿瘤者，多由喜怒不节，忧思过度，而成斯疾焉。大抵人之气血，循环一身，常欲无滞留之患，调摄失宜，气凝血滞，为瘿为瘤。”《外科正宗·瘿瘤论》提出瘿瘤的主要病理是气、痰、瘀互结的观点，“夫人生瘿瘤之症，非阴阳正气结肿，乃五脏瘀血、浊气、痰滞而成”，采用的治法是“行散气血”“行痰顺气”“活血消坚”。该书所载的海藻玉壶汤等方，至今仍为临床所习用。瘿病就其实质而言，乃由五脏瘀血、浊气、痰滞而成，中医常以行气化痰、软坚散结法图之，不过临证时需做具体分析，其病位虽属实但病证日久也可由实转虚，所以往往不能单一从“实”论治，应注意“虚”的一面，以养阴柔肝、补益心脾为大法。本案证属本虚标实，患者自 6 年前开始出现手抖，曾到当地医院就诊，西医诊断为甲状腺功能亢进症，给予中西药治疗，效果不佳,故慕名求诊李艳教授。甲状腺功能亢进症属于中医学瘿病范畴。情志内伤是其发病的内在条件,气滞痰凝壅结颈前是其发病的关键。肝主疏泄,能够调畅全身的气机,推动血和津液运行,李艳教授从肝论治本病,恰中病机。察其舌苔脉象,按其病证,乃系肝郁脾虚、气郁痰阻之象,拟予抑木扶土、化痰散结清热法为治。方以栀子清肝汤清泻肝火,其中柴胡疏肝解郁,炒山栀、牡丹皮、夏枯草、龙胆草、炒黄芩清泻肝火,当归养血活血;白芍柔肝,"见肝之病,知肝传脾,当先实脾,"故方中适当加入炒白术、炙甘草健脾益气;玄参滋阴降火,善治咽喉诸疾;知母、石斛、连翘养阴清热,生津止渴;车前子、淡竹叶引热下行,诸药合用,共奏抑木扶土、化痰散结清热之功。二诊、三诊心慌、心律失常、手抖略好转,仍有心率偏快,手足心汗出多,加入地骨皮、生地、北沙参滋阴凉血除蒸,九香虫行气。四诊诸症好转,仍有汗多,偶有心慌,原方加麦冬 15 g、制五味子 15 g,益气生津,敛阴止汗。五诊诸症消失,仅在工作压力大时,偶有出现,效不更方,嘱原方继服,巩固疗效。几个月来一直按上方服用,使气畅津输痰消,而情志自调,药证贴切,诸证明显改善,手足心多汗、手抖症状基本消失。

【跟诊手记】

李艳教授认为,碘是制造甲状腺激素的主要原料,过量摄入碘对甲状腺功能亢进症病情的控制不利。因此,在日常生活中,应少食海带、紫菜、海鱼、虾、蟹、贝类等这些含碘丰富的食物。甲亢患者治疗期间宜食用无碘盐。如食用加碘盐,可将加碘盐在高温下炒一段时间,让碘升华后再食用。中药海藻、昆布等含碘较多,均宜慎用。同时要注意休息,防止过度劳累。

（三）眩晕

汪某，女，30 岁，2019 年 11 月 1 日初诊。

主诉：眩晕、耳鸣 1 年余。

现病史：患者 2017 年 12 月产后精神转差，整日疲乏，记忆力减退，近 1 年来间歇性阵发眩晕、头部昏蒙，每次发作持续数分钟至数小时，工作压力大时症状加重，伴恶心、呕吐、听力下降，无意识丧失。2019 年 5 月于外院 CT、磁共振未示异常，后于我院耳鼻喉科诊断为梅尼埃病，口服药物稍好转。刻下：自觉精神差，时有头晕，食纳可，睡眠可，二便正常，舌淡，苔薄白，脉弦细。

西医诊断：梅尼埃病。

中医诊断：眩晕。

中医辨证：肝郁脾弱证。

治法：疏肝解郁，补中益气。

处方：炒白术 15 g，陈皮 15 g，升麻 9 g，柴胡 9 g，党参 25 g，炙甘草 9 g，当归 15 g，女贞子 15 g，旱莲草 15 g，天麻 10 g，地龙 15 g，红花 15 g，制香附 15 g，凌霄花 9 g，百合 30 g，连翘 15 g。10 剂，水煎服，每日 1 剂，早晚餐后 2 小时服。

2019 年 11 月 15 日二诊。患者诉服上药后精神转佳，疲乏感减轻，近日未发眩晕、头部昏蒙、恶心呕吐，仍有耳鸣。近日颜面出现粉刺，食纳可，易口干，睡眠可，二便正常。于上方基础上加炒薏苡仁 25 g，去升麻。10 剂，水煎服，每日 1 剂，早晚餐后 2 小时服。

2019 年 12 月 17 日三诊。患者诉服上药后头晕基本消失，颜面粉刺较前淡化。刻下：患者偶有耳鸣、心慌胸闷，月经量较前减少，末次月经：2019 年 11 月 29—12 月 2 日，量少，色暗，伴少量血块，食纳可，睡眠可，二便正常。于上方基础上去炒薏苡仁。14 剂，水煎服，每日 1 剂，早晚餐后 2 小时服。

【按语】

眩是指眼花或眼前发黑,晕是指头晕甚或感觉自身或外界景物旋转。二者常同时并见,统称为“眩晕”。轻者闭目即止;重者如坐车船,旋转不定,不能站立,或伴恶心、呕吐、汗出,甚则昏倒等症状。眩晕最早见于《黄帝内经》,书中称其为“眩冒”。《黄帝内经》对本病的病因病机做了较多的论述。书中认为,眩晕为肝所主,与髓海不足、血虚、邪中等多种因素有关。如《素问·至真要大论》云:“诸风掉眩,皆属于肝。”张仲景认为,痰饮是眩晕的重要致病因素之一,他在《丹溪心法·头眩》中强调“无痰则不作眩”,提出了痰水致眩学说。《景岳全书·眩晕》中强调“无虚不能作眩”。《医学正传·眩晕》言:“大抵人肥白而作眩者,治宜清痰降火为先,而兼补气之药。人黑瘦而作眩者,治宜滋阴降火为要,而带抑肝之剂”,指出眩晕的发病有痰湿及真水亏虚之分,治疗眩晕亦当针对不同体质及证候,辨证治之。李艳教授治眩晕多从肝脾两脏论治。她认为,“诸风掉眩,皆属于肝”,脾居中土,升清降浊,故眩晕无不涉及脾。因此,治法方药守中为主,理脾着手。本案患者产后精神转差,整日疲乏,记忆力减退,近1年来间歇性阵发眩晕、头部昏蒙,工作压力大时诸症加重,妇女从怀孕到分娩,体内激素变化很大,再加上妊娠、分娩伴随着一系列躯体和心理变化,有部分女性不能适应,为情志所伤,累及脾胃而致运化不健,气不化血,血行不畅,虚火上扰,耗伤心血,致心神所养。故临床多采用益气降火补中气法治疗,拟方补中益气汤加减。方中党参益气,炙甘草健脾和中,二药着重健脾,脾为生化之源,脾健,则正气自充。炒白术燥湿强脾,陈皮利气畅脾,二药协同,促使脾胃消化,消除补药泥滞之性。升麻、柴胡升举清阳,使下陷之气复其本位,柴胡、制香附、凌霄花疏肝解郁。另外,产后体质多虚多瘀,女贞子、旱莲草补益肝肾，百合养阴利气，地龙、红花活血化瘀，少佐连翘防止肝郁日久化热。服用上方后，精神转佳，疲乏感减轻，近日未发眩晕、头部昏蒙、恶心呕吐，仍有耳鸣。后颜面出现粉刺，故去除升举阳气之升麻，加入炒薏苡仁，可健脾、清热排脓。三诊患者诉服上药后，头晕基本消失，颜面粉刺较前淡化，故上方去炒薏苡仁，继服，巩固疗效。

【跟诊手记】

患者是一位30岁的已婚已育女性，平素内向，婚后面对生活的琐碎及产后生活的压力、家庭矛盾等，精神转差。在叙述病情的时候，医生能明显感觉出其焦虑。李艳教授在诊病过程中对其进行心理疏导，真正做到了“见彼之病，若己有之”之风范，是吾辈学习之楷模。

（四）头痛

易某，女，51岁，2019年4月9日初诊。

主诉：间断头痛5年，再发加重3个月。

现病史：患者5年前无明显诱因下出现经期两侧后头部跳痛，月经结束即消失，近3个月月经未至，仍出现上述症状。2019年3月26日头颅磁共振示两侧额颞顶叶多发小缺血灶（未见报告），当时予口服银杏叶、甲钴胺、盐酸乙哌立松、全天麻等药物后症状有所好转。刻下：间断两侧后头部跳痛，右侧肩关节疼痛僵硬。平素精神、饮食、睡眠、大小便基本正常，舌暗红，苔薄白，脉沉细。末次月经为2019年1月20—26日，量少，色红，伴头痛，既往月经偶有血块，周期尚规律。

西医诊断：头痛。

中医诊断：头痛。

中医辨证:瘀血阻络证。

治法:活血化瘀,通络止痛。

处方:制延胡索 30 g,蔓荆子 15 g,黄芪 50 g,白芍 15 g,地龙 15 g,煅珍珠母 25 g,制僵蚕 10 g,全蝎 6 g,水蛭 8 g,川芎 15 g,当归 15 g,藁本 12 g,粉葛根 25 g,赤芍 15 g。

2019 年 6 月 4 日二诊。患者诉服上药后头痛改善,停药则复发,月经来潮,末次月经为 2019 年 4 月 29 日至 5 月 5 日,色红,量可,伴血块,伴头痛。另诉时有眼睛干痒、迎风泪,肩关节酸痛,食纳可,睡眠可,大小便基本正常。于上方基础上加威灵仙 15 g。10 剂,水煎服,每日 1 剂,早晚餐后 2 小时服。

2019 年 6 月 27 日三诊。患者诉服上药后头痛、双目干涩等症状基本消失,月经尚未来潮,末次月经为 2019 年 4 月 29 日至 5 月 5 日,色红,量可,伴血块,伴头痛。另诉夜间盗汗,肩关节酸痛,食纳可,睡眠可,大小便基本正常。上方去黄芪、赤芍,加入青龙齿 30 g。10 剂,水煎服,每日 1 剂,早晚餐后 2 小时服。

【按语】

头痛一证,早在《黄帝内经》中就有论述,如《素问·风论》有"脑风""首风"之名,《素问·五脏生成》提出了:"是以头痛巅疾,下虚上实,过在足少阴巨阳,甚则入肾。"《黄帝内经》认为,六经病变皆可引起头痛。《伤寒论》中明确地提出了头痛,有太阳头痛、阳明头痛、少阳头痛、厥阴头痛、而太阴、少阴则无。《东垣十书》将头痛分为内伤头痛和外感头痛,根据症状和病因的不同而有伤寒头痛、湿热头痛、偏头痛、真头痛、气虚头痛、血虚头痛、气血俱虚头痛、厥逆头痛等之别,并补充了太阴头痛和少阴头痛。《丹溪心法·头痛》认为:"头痛多主于痰,痛甚者火多。"《普济方·头痛附论》曰:"若人气血俱虚,风邪伤于阳经,入于脑中,则令人头痛也……又有手三阳之脉，受风寒伏留而不去者名厥头痛。”《证治准绳·头痛》说：“医书多分头痛、头风为二门，然一病也。但有新久去留之分耳。浅而进者名头痛，其痛卒然而至，易于解散速安也；深而远者为头风，其痛作止不常，愈后遇触复发也。皆当验其邪所从来而治之。”《素问·方盛衰论》曰：“气上不下，头痛巅疾。”《临证指南医案·头痛》云：“如阳虚浊邪阻塞，气血瘀痹而为头痛者，用虫蚁搜逐血络，宣通阳气为主。”本案患者间断头痛5年，再发加重3个月，疼痛性质为跳痛，平素经血有血块，结合舌苔脉象证属瘀血阻络，治以活血化瘀、通络止痛。久痛入络，以川芎、赤芍、制延胡索、水蛭活血化瘀；高巅之上唯风可到，风为六淫之首；故临床运用藁本、蔓荆子祛风散邪，藁本上行巅顶，可散寒祛风胜湿止痛；同时加入全蝎、制僵蚕、地龙收逐风邪，活络止痛；患者间断发作有5年余，久病气血不足，故加入黄芪、当归以助活络化瘀之功，粉葛根生津，白芍缓急止痛。二诊头痛好转，停药则复发，时有眼睛干痒、迎风泪，肩关节酸痛。故在原方基础上加威灵仙通络止痛。三诊头痛、双目干涩等症状基本消失，但有夜间盗汗，故在原方基础上加入青龙齿清虚热。疗效满意。

【跟诊手记】

头痛是以患者自觉头部疼痛为主要症状的病证。中医认为，头痛的发生常与外感风邪及情志、饮食、体虚久病等因素有关。头痛的病位在头，与手足三阳经、足厥阴肝经、督脉都有一定的关系。现代医学认为，头痛分为继发性头痛和原发性头痛两大类，其中原发性头痛包括偏头痛、紧张性头痛和丛集性头痛等，又被称为功能性头痛；继发性头痛多由其他疾病引起，如感染、高血压或颅内病变等，又被称为症状性头痛。根据头痛部位进行的辨证归经有以下几类：①阳明头痛，足阳明经循行“起于鼻……却循颐后下廉，出大迎，循颊车，上耳前，过客主人，循发际，至额颅”，足阳明经分布于鼻子、前额部等部位，所以阳明头痛的部位多以前额、眉棱骨、鼻根部为主。②少阳头痛，足少阳经循行“起于目锐眦，上抵头角，下耳后……从耳后入耳中，出走耳前，至目锐眦后”，足少阳经循行分布于颞部耳朵周围。所以少阳头痛部位主要在侧头部。③太阳头痛，足太阳膀胱经循行“起于目内眦，上额交巅；其支者，从巅至耳上角；其直者，从巅入络脑，还出别下项”，循行经过后枕部、项部，有一分支还联系到耳部，在头顶纵横分布，这样的分布也解释了率谷穴治疗的偏正头痛为什么属于少阳、太阳经头痛。足太阳经头痛的部位多在后枕部，或下连于项部。④厥阴头痛，足厥阴经循行“循喉咙之后，上入颃颡，连目系，上出额，与督脉会于巅”，循行部位经过巅顶，所以足厥阴经头痛的部位主要在头顶部。此外，中医将头痛分为外感、内伤两种类型。其中外感头痛：发病较急，起病时，头痛常连及项背部，痛无休止。兼见畏风恶寒、口不渴、苔薄白等症状的，多属于风寒头痛；兼见痛而胀满、发热、口渴欲饮、小便黄等症状的，多属于风热头痛；伴见头痛如裹、肢体困重、苔白腻等症状的多为风湿头痛。内伤头痛，发病多缓慢，可伴头晕、痛势缠绵、时休时止或遇劳或因情志刺激发作、加重等。

（五）经行头痛

钱某某，女，47岁，2020年10月7日初诊。

主诉：头痛10余年。

现病史：患者10年前无明显诱因下出现头痛，自诉检查未见明显异常，经西医治疗，稍好转。近2年头痛加重，喝咖啡后症状可缓解。刻下：头痛，末次月经为2020年10月1—4日，色量可，经前乳胀，腰酸，头痛加剧。平素情绪急躁，口干口苦，乏力、疲劳，饮食、睡眠、二便尚可，舌暗红，苔薄白，脉弦细。

西医诊断：头痛。

中医诊断：头痛。

中医辨证：气血失调证。

治法：疏肝理气，活血止痛。

处方：黄芪40 g，当归15 g，川芎15 g，赤芍15 g，炒白芍15 g，葛根20 g，威灵仙15 g，地龙15 g，制延胡索30 g，柴胡9 g，炒白术15 g，甘草10 g，薄荷6 g，牡丹皮15 g，炒山栀10 g，天麻10 g。14剂，水煎服，每日1剂，早晚餐后2小时服。

2020年10月28日二诊。服上方后头痛明显缓解。刻下：近期乏力，平素口干口苦甚，末次月经：2020年10月1—4日，色量可，经前乳胀，腰酸，头痛加剧。情绪急躁，饮食、睡眠、二便尚可。于上方基础上，加薏苡仁20 g、炒薏苡仁20 g、制僵蚕10 g。20剂，水煎服，每日1剂，早晚餐后2小时服。

2020年11月25日三诊。服上方后头痛、口干口苦等明显缓解。末次月经为2020年11月23日至今，色量可，经前乳胀，腰酸甚，情绪急躁，饮食、睡眠、二便尚可。上方15剂，水煎服，每日1剂，早晚餐后2小时服。

2020年12月23日四诊。服上方后头痛基本消失。刻下：口干，末次月经：2020年12月19—22日，经前头痛、乳胀消失，饮食、睡眠、二便尚可。

【按语】

肝郁阳热上扰及瘀血阻滞脉络，是经行头痛的主要病机，二者往往相互影响。气郁过久，可致阳热上扰（气有余便是火），亦能导致血瘀（气滞血亦滞）。两者常并见，故施治中疏肝、平肝、理气之法往往结合运用。本例患者平素情绪急躁，肝失调达，肝郁风动，风动阳升，上扰清空，致头痛发作；病程10余年，久病在血，久病入络。木旺乘土，因此出现乏力、肝郁不舒、经前乳房胀痛及头痛剧等症状。本证属木郁不达、气血失调，治以疏肝理气活血。黄芪补气，柴胡疏肝解郁，使肝气得以调达，二者共为君药。当归养血和血，炒白芍养血敛阴，炒白术健脾，川芎、赤芍、制延胡索行气化瘀，葛根、威灵仙、地龙通络止痛，薄荷疏散郁遏之气。牡丹皮、炒山栀清热凉血。二诊，服上方后头痛明显缓解。仍乏力，平素口干口苦甚，上方加入薏苡仁、炒薏苡仁清热利湿，制僵蚕通经络。三诊服上方后头痛、口干口苦等明显缓解。嘱原方继服。四诊诸症消失，疗效满意。

【跟诊手记】

跟诊时，学生不能理解为何头痛多以经行而作，李艳教授解答：女子的生理特点可以概括为经带胎产乳，一生处于反复耗血、伤血之中，因此血不足而气有余。此外，女子以肝为先天，肝藏血，经血下行则肝不藏血，肝失其所养，故每至月经来潮前头痛或加重。本案中经前乳胀为血不养肝、木失调达、气滞血瘀而致，按照中医理论辨证施治，标本兼治，不易复发。中医认为，经行头痛多由肝气郁结引起。头为诸阳之会，唯厥阴肝络，能上达巅顶。女子以血为本，以肝为用，肝藏血，主疏泄气机，气血条达，则月经如期而至。假如肝气郁结，气郁血滞，则经血就不能如时下泄。经气壅滞，一方面循经上扰清窍，出现头痛；另一方面阻滞胞脉，月经周期错后，出现少腹胀痛。另外，经血不畅，肝气郁结，还会引起情绪异常。正如《傅青主女科》所说："经欲行而肝不应，则拂抑其气而痛生。"听完李艳教授的讲解，学生豁然开朗。

（六）胆胀

杭某，女，45 岁，2017 年 8 月 31 日初诊。

主诉：右胁及背部疼痛 4 年。

现病史：患者 4 年前无明显诱因下出现右胁胀痛及背部疼痛，夜间加重，白天活动后减轻。平素容易急躁。右胁墨菲氏征（+）。刻下：咽痛，晨起咽干，易干咳，嗳气，食纳可，睡眠一般，舌红，苔薄白，脉弦滑。2017 年 7 月 15 日腹部彩超示肝脏轻度脂肪浸润，慢性胆囊炎病，胆固醇结晶。2017 年 8 月 16 日胸部 CT 示右肺上叶 2 枚毛玻璃结节影，大者 8 mm，两肺散在斑片、条索影。考虑为两肺慢性炎症，胸膜局部增厚。

西医诊断：慢性胆囊炎。

中医诊断：胆胀（胁肋痛）。

中医辨证：肝郁化热，肝胆失和证。

治法：疏肝，利胆，止痛。

处方：丹栀逍遥散加减，牡丹皮 15 g，制延胡索 30 g，柴胡 9 g，炒山栀 9 g，当归 15 g，甘草 9 g，薄荷 6 g，赤芍 15 g，茯苓 15 g，炒白术 15 g，川楝子 12 g，煅瓦楞子 30 g，郁金 25 g，制半夏 9 g，川芎 15 g，金钱草 20 g，全蝎 6 g，共 15 剂。

2017 年 9 月 14 日二诊。患者诉服药后胁痛、咽痛咽干、嗳气等症状均有改善，舌淡红，苔薄白，脉弦细。观效显，效不更方，继以 14 剂。

2017 年 10 月 12 日三诊。患者服用上方后胁痛、嗳气偶发，近日夜间咽痒不适，舌淡红，苔薄白，脉弦细。上方中加入炒黄芩 10 g、鱼腥草 25 g、片姜黄 25 g、茯苓 15 g、炒白术 15 g，共 14 剂。

【按语】

胆胀是指胆腑气机通降失常引起的以右胁胀痛为主要临床

表现的一类病证。胆胀之名出自《灵枢·胀论》:"胆胀者,胁下痛胀,口中苦,善太息",《伤寒论》中虽无胆胀之名,但其所论述的一些症状如《辨太阳病脉证并治》中的"呕不止,心下急,郁郁微烦者",又如《辨少阳病脉证并治》中的"本太阳病,不解,转入少阳者,胁下硬满,干呕不能食,往来寒热"等均类似本病,都是描述肝胆疾病有热微烦、胁肋部胀痛的症状。胆胀病位在胆,与肝、胃关系密切。本病病机主要为肝胆气郁,胆失通降,胃气上逆。

本病相当于现代医学急慢性胆囊炎、胆管炎。胆为中精之腑,附于肝,与肝相表里。肝气郁结,失于条达,胆气不通,阻于胁肋,故见胁肋胀痛;胆经循行人体两侧,故胁痛牵于肩背,肝经循行"通过膈肌,分布胁肋部,沿气管之后,向上进入颃颡"。肝气不顺,气郁化火,肝火上炎,则咽部疼痛,晨起咽干,易干咳;肝胆气逆,气机不畅,常上逆犯胃,故嗳气。患者舌红苔薄白,脉弦滑,恶心呕吐,纳差厌油不显,而咽痛明显,病位主要在肝,故方用丹栀逍遥散加入制半夏辛开散结,除中焦之湿,和胃消痞。《药性论》云:"消痰涎,开胃健脾,止呕吐,去胸中痰满,下肺气,主咳结。"川芎辛散温通,活血行气,有"血中之气药"之称,配柴胡疏肝解郁、行气止痛,适用于肝郁气滞之胁肋疼痛。金钱草有促进肝细胞分泌胆汁,冲刷胆管结石,收缩胆囊,促进胆管排石,松弛奥狄括约肌,使胆管内结石易于排入肠道,阻断胆结石形成等作用,郁金能促进胆汁分泌和排泄、利胆退黄、排石消炎,金钱草、郁金相合,可疏肝利胆、理气止痛。诸药寒热并用以调其阴阳,辛开并用以顺其升降,补泻并施以调其虚实,治肝调胆,肝胃同治,使肝舒脾运,气机条达,则湿热不生,胆腑清宁。《中华人民共和国药典临床用药须知》记载:全蝎的多种提取物具有镇痛的作用,蝎毒蛋白是其镇痛的主要活性部位,其通过激动阿片受体 μ 受体等实现镇痛,且与脑内单胺类递质及其代谢有关。甘草缓和药性，调和诸药。上述诸药组方达到肝疏胆利、胃和胆宁的目的。不仅有助于结石的排出、溶化，而且可清除其形成，并能调整脏腑功能，提高机体抗病能力，在一定程度上澄本清源、标本兼治，疗效肯定。患者经过进一步的诊治，胁痛和嗳气症状明显得到缓解，胆腑气机得顺，胃之气机得和，药证合拍。患者仍有夜间咽痒，加入炒黄芩、鱼腥草、片姜黄、茯苓、炒白术，以补土生金。

【跟诊手记】

胆胀是因湿热痰瘀等邪阻滞于胆，或因情志郁怒等刺激，导致胆气郁滞不舒，以反复发作性右上腹疼痛、痞胀等为主要表现的疾病。胆胀的发生，主要在于胆腑气机通降失常，或为饮食所伤，致中焦壅滞；或为忧思气恼，肝气郁结日久并为外邪侵袭，致肝胆受累；或为湿热内蕴，致胆腑不通；或为虚损劳倦，继而感累所致；或为气滞及血，瘀血阻络所致。《脉经》云："肝之余气，泄于胆，聚而成精"，精就是胆汁，说明胆汁源于肝而藏于胆，这与现代医学的观点是一致的。胆汁由胆排入小肠，以助消化吸收，而胆汁排泄是否通畅，是由肝的疏泄功能是否正常来决定的。肝气条畅是胆汁正常排泄的动力和条件，肝气一旦疏泄不利，则胆汁郁积，甚或外溢而发为黄疸。

学生跟诊时发现此类肝郁化热之胆胀可用疏肝行气止痛的柴胡疏肝散加减黄芩、制半夏等治疗。但是李艳教授并没有，她主要考虑了患者病程有4年余，久病多虚。而肝有三大病理特点：肝气易郁，肝火易炽，肝血易亏。肝以血为本，有藏血之能，而血又是重要的营养物质，五脏六腑、四肢百骸皆赖其所养。肝受病日久，最易耗动肝血，引起肝血虚少。《笔花医镜》说："肝之虚……血少也”,说明了肝虚总以肝血亏虚为多。《黄帝内经》讲到:“五十岁,肝气始薄,胆汁始减,目始不明”,也是指肝血亏虚而不能上养二目。肝血亏耗可以出现爪甲枯脆、乏力等。在治疗上统以补养肝血为原则,所以唐容川说:“补血者总以补肝为要。”综上所述,李艳教授以丹栀逍遥散治疗本案患者。丹栀逍遥散能标本兼治,肝木为病,易传于脾,脾胃虚弱;则气血化生来源匮乏,肝藏血亦少,进而陷入恶性循环。丹栀逍遥散中当归、赤芍相配,《肝病用药十则》云:“当归有保肝作用,肝病应用指要:养血柔肝,适用于慢性肝炎之肝体躁急。”当归味甘、辛,性温,归肝、心、脾经,具有活血止痛、滋补肝血之功效,为“血病之要药”,既长于补血活血,又善止痛。赤芍味苦,性凉,归肝经,具有化瘀止痛、凉血消肿的功效,对胁肋疼痛等有较好的疗效。二药合用,可滋补肝血,活血止痛。

中医的顺势施治在临床上得到重视后,有时候会起到出其不意的效果。利用与促发人体生理活动对病理变化的影响来达到药物的调整作用,从而达到药物的治疗与生理活动协同的作用。李艳教授根据“人卧则血归于肝”之论,认为药物有效成分进入血中,流入肝,则肝的血流量越多,药物在肝内有效浓度亦得到相应增加,故疗效也就越好,故嘱其睡前服药或药后即卧。

(七)肝著

王某,男,49岁,2017年9月7日初诊。

主诉:乙肝小三阳18年。

现病史:患者自幼大三阳病史,1999年经中药治疗后转为小三阳至今,其间发现胆红素升高。自觉右侧胆区时有疼痛,曾有慢性胆囊炎病史。刻下:皮肤、目睛黄染,左耳时有耳鸣,右侧胆区疼痛不适,阳痿,纳寐一般,嗜睡,乏力，大小便正常，舌暗，苔薄白，脉弦。8 月 14 日乙肝二对半示乙型肝炎表面抗原 500 ng/mL，乙型肝炎 e 抗体 32 PEIU/mL，乙型肝炎核心抗体 60 PEIU/mL；总胆红素 26.62 μmol/L，直接胆红素 9.03 μmol/L。

西医诊断：慢性乙型肝炎。

中医诊断：肝著。

中医辨证：湿毒蕴结证。

治法：健脾退黄，化湿解毒。

处方：黄芪 40 g，炒白术 15 g，党参 25 g，茵陈 35 g，焦山栀 15 g，炒黄柏 15 g，广郁金 25 g，金钱草 40 g，垂盆草 20 g，连翘 15 g，五味子 35 g，露蜂房 12 g，全蝎 8 g，败酱草 30 g，虎杖 15 g，莪术 15 g，共 14 剂。

2017 年 10 月 26 日二诊。患者服药后症状有所改善，精神转佳，左耳耳鸣缓解。右侧胆区仍有轻微疼痛，舌紫暗，苔薄白，脉弦。2017 年 10 月 23 日复查肝功能示谷氨酰氨基转移酶 62.8 U/L，天门冬氨酸氨基转移酶 56.5 U/L，总胆红素 21.4 μmol/L。方中加制延胡索 30 g、柴胡 9 g、川楝子 12 g，共 30 剂。

2018 年 7 月 12 日三诊。患者精神可，无特殊不适。复查肝功能示直接胆红素 7.1 μmol/L，谷氨酰氨基转移酶 52 U/L，舌淡红，苔薄白，脉弦。方中加片姜黄 25 g、地龙 15 g、玛卡 15 g、蒲公英 15 g，共 40 剂。

【按语】

肝著（肝着）是指由于邪气侵袭，留滞肝络，导致肝脏气血郁滞，出现以胸胁痞闷不舒，甚或胀痛为主要临床表现的一种病证。肝著病名出自《金匮要略・五脏风寒积聚病脉证并治》："肝着，其人常欲蹈其胸上，先未苦时，但欲饮热，旋覆花汤主之。"此处主要指各种邪气留恋于肝，致使气血运行不畅、着而不行，症状以右胁疼痛不适，或右胁下肿块，用手按捺捶击稍舒，或无明显症状，仅有肝功能异常等为主要表现的内脏胀(著)类疾病。本病相当于西医慢性病毒性肝炎,如慢性乙型肝炎、慢性丙型肝炎等。其他慢性肝炎,如酒精性肝炎、免疫性肝炎及药物性肝炎等亦可参考本病辨治。

该患者出现黄疸,症见目黄、身黄、乏力、眠差、舌暗紫、苔薄白、脉弦。中医辨证属湿毒蕴结证。外感湿热之邪,侵袭肝胆,或嗜食肥甘、醇酒、辛辣,损伤脾胃,脾失健运,生湿蕴热,内外之湿热均可蕴结于肝胆,导致肝胆疏泄不利,气机阻滞,不通则痛,而成胁痛。《素问·刺热论》说:“肝热病者……胁满痛。”《证治汇补·胁痛》谓:胁痛“至于湿热郁火,劳役房色而病者,间亦有之。”湿热邪盛,与毒邪交织,可致湿毒内蕴。方中加入党参、黄芪、炒白术,为君药,可益气健脾燥湿。茵陈、焦栀仁、连翘性皆苦寒,苦可燥湿,寒能清热,且二者均有利小便的作用,可使热毒之邪自小便而去。广郁金、金钱草、垂盆草利湿退黄,《中华人民共和国药典临床用药须知》中记载,连翘具有保肝抗炎的作用,连翘、栀子合用可凉血解毒,使邪气从小便而走。久病及肾,使精血亏损,导致水不涵木,肝肾俱虚,肝阴不足,络脉失养,不荣则痛,而成胁痛。五味子益肾,生津润燥。全蝎、莪术、虎杖走血分,专于走窜行散,长于通达经络,破血消癥,同时虎杖可以使毒邪从大便而出。该方具有护肝健脾、消炎解毒、调节免疫力、增强机体物质代谢的作用。

【跟诊手记】

患者常有慢性肝病病史,病程超过半年,症状持续和肝功能异常者,即为肝著。部分病例因病时日久,病史可能不明确而于体检后发现。

急性肝炎患者多数经过治疗后可以恢复正常，但亦有部分病例临床表现持续不愈或反复发作半年以上而转为慢性肝炎（肝著）。各种慢性肝病迁延不愈，或因邪气留着肝脏，或因劳怒，导致气血郁滞，著而不行，胶结于肝，均可形成本病。病轻者可无明显不适，稍重者可表现为胁痛、黄疸、肝积等，其中胁痛为最常见的症状。《临证指南医案・胁痛》："肝著，胁中痛，劳怒致伤气血"，肝著病位主要责之于肝胆。因肝居胁下，其经脉循行两胁，胆附于肝，与肝呈表里关系，其脉亦循于两胁。肝为刚脏，主疏泄，性喜条达；主藏血，体阴而用阳。若情志不舒，饮食不节，久病耗伤，劳倦过度，或外感湿热等病因，累及于肝胆，导致气滞、血瘀、湿热蕴结，肝胆疏泄不利，或肝阴不足，脉络失养，引起本病。

湿热毒邪，久蕴血分，紊乱气机，缠绵不去，必然损及肝、脾、肾三脏及气血运行。由此看来，前面所说的慢性肝炎的"正气虚弱"主要指肝、脾、肾三脏和气血功能的失调。故临床以调整肝、脾、肾和气血功能为主要目的，兼顾扶正祛瘀为总则。《肝病用药十讲》中认为，大黄的泻下分水湿的疗效明显。近期研究表明，大黄有利胆的作用。动物实验证明，大黄合剂有显著的利胆作用，大黄合剂不仅能促进胆囊的收缩，而且有松弛胆总管括约肌的作用。大黄可使胆汁中胆红素的含量增加，并有增加胆汁分泌的作用。长期大量应用反可使胆红素升高。虎杖有泻热通便的功效。有报道称，20％的虎杖液对乙型肝炎表面抗原有明显的抑制作用。虎杖单体Ⅰ和虎杖单体Ⅱ可使乙型肝炎抗原滴度降低。临床上李艳教授偏爱使用虎杖。五味子可减轻中毒性肝损伤的物质代谢障碍，增加肝糖原含量，减轻肝细胞脂变及中毒致病因子对肝细胞线粒体和溶酶体的破坏，从而对肝细胞有一定的保护作用；对肝细胞的内质网及线粒体病变也有保护的作用；能使肝小叶坏死区缩小，糖原增多，改善肝细胞结构，促进白蛋白合成。

慢性肝炎大多因急性期湿热未尽、迁延所致。多为外感湿热疫毒、内伤郁怒、饮食不节等导致脏腑功能失调，阴阳气血亏虚，阴阳两虚，形成正邪相争、正虚邪恋的局面。邪气盛实为主而正虚不甚者，症状较重；正虚为主而邪气不甚者，机体处于衰弱状态。病程中如火热耗伤阴液，肝阴不足，累及肾阴亦亏，则成肝肾阴虚证；如木不疏土，肝病传脾，以及肝气横逆犯胃，则形成肝脾不调、肝郁脾虚或肝胃不和证；虽初期湿热之邪伤及气分，但病久正气渐伤，不能胜邪，邪入血分，血行不畅，形成肝经血瘀或肝脾血瘀证。故湿热阻滞是致病主因，毒和瘀交互影响是导致本病迁延和加重的主要病机。本病病位主要在肝、胆、脾、胃，也可涉及肾、心。

（八）肝积

孙某，男，56岁，2018年5月18日初诊。

主诉：确诊肝硬化10余年。

现病史：患者10余年前确诊为酒精性肝硬化，后行脾脏及脐周静脉曲张切除术。2018年5月12日肝肾功能示谷氨酰氨基转移酶57 U/L，天冬氨酶氨基转移酶63 U/L，总胆红素63 U/L，高密度脂蛋白2.47 mmol/L。2018年5月12日腹部彩超示肝硬化、肝囊肿、脾脏切除、慢性胆囊炎、胆囊小结石，肾脏及胰腺未见异常，腹膜后未见明显异常，无腹腔积液。刻下：自觉口腔牙龈易出血，口中及身体异味，目涩，视力下降。平素畏寒，食纳、睡眠可，二便基本正常，舌淡红，苔薄白，脉弦缓。

西医诊断：酒精性肝硬化。

中医诊断：肝积。

中医辨证：痰瘀交阻证。

治法:化痰散结,活血化瘀。

处方:生鳖甲(先煎)25 g,莪术 15 g,郁金 20 g,垂盆草 30 g,白芍 15 g,连翘 15 g,菊花 15 g,谷精草 15 g,炒白术 15 g,黄芪 40 g,鸡内金 20 g,金钱草 30 g,刺五加 15 g,制五味子 20 g,芡实 15 g,女贞子 15 g,旱莲草 15 g,共 10 剂。

2018 年 6 月 6 日二诊:诸症平适。舌淡红,苔薄白,脉弦缓。去连翘、芡实,加石斛 15 g、生牡蛎(先煎)25 g、白茅根 25 g、玄参 25 g,共 7 剂。

2018 年 7 月 5 日三诊。患者诉口腔出血,目涩、视力下降等症状有所改善,舌红,苔薄白,脉弦缓。方中加入淡竹叶 12 g,共 15 剂。

【按语】

肝积又名肝癥,是因多种原因导致肝络瘀滞不通、肝体失却柔润、肝疏泄功能失常所致的以右胁疼痛或胁下肿块、腹胀、纳少及肝瘀证候为主要表现的一类疾病。《脉经·平五脏积聚脉证》曰:"诊得肝积,脉弦而细,两胁下痛……爪甲枯黑",《素问·至真要大论》提出的"坚者削之""结者散之,留者攻之"等原则,对肝积的治疗具有指导作用。《证治准绳·积聚》进一步提出了"治疗是病必分初、中、末三法"的主张。《医宗必读·积聚》将攻补两大治法与肝积初、中、末三期有机地结合起来,并指出治积不能急于求成,可以"屡攻屡补,以平为期",颇受后世医家的重视。

本病即现代医学所指的各种原因导致的肝硬化、脾大、门静脉高压等疾病。西医认为,肝硬化是不同病因长期或反复损伤肝组织,引起肝脏纤维组织出现的以弥漫性增生和结节为特征的慢性病。临床早期可无症状,后期可出现肝功能减退、门静脉高压和多系统受累等表现。

慢性肝病经历"肝炎—肝硬化—肝癌"的过程。从中医角度看，实际上是一个“邪盛正衰”的中医病理演变过程，病证由浅入深、由轻转重、由虚致实、由实致虚，导致病情复杂化。早期多见肝气郁结、气滞湿阻，继之出现脾虚血瘀，日久肝、脾、肾俱虚，既有肝、脾气血亏虚，又伴肾精耗损。必须明确患者所处的病理阶段，抓住主要矛盾或病情的本质，分阶段施以针对性的治法。该患者肝硬化10余年，脾大，日久肝、脾、肾俱虚，目涩，视力下降，牙龈出血，舌淡红，苔薄白，脉弦缓。治疗上采用化痰散结、活血化瘀之法。生鳖甲味咸、性微苦，归肝经，走血分，破癥瘕。郁金、莪术活血化瘀，破血消积。连翘、菊花清热解毒。垂盆草清热利湿。软坚祛瘀法对改善肝脏的血液循环、防止和逆转肝纤维化、软缩肝脾有积极的作用，临床应用甚为广泛。但应注意，临床绝不能在任何情况下孤立地运用软坚祛瘀法而不顾固护人体正气，这样往往会导致脾胃功能紊乱、血浆白蛋白下降、肝脾功能难以恢复。因此，在治疗肝硬化时，还应治脾兼顾治肾。《金匮要略》指出：“见肝之病，知肝传脾，当先实脾”，以往认为“实脾”就是补脾，肝病实脾即补益脾胃，使“脾土不受邪”。李艳教授认为，实际上“实脾”是消补脾脏之意，并不是单纯的“补”，而是“消”与“补”的有机结合。“补”是指在脾虚的情况下，采用“甘味”之药健脾补中，加强脾胃生化气血功能，既防病邪入侵，又可资生肝血，使肝有所藏；“消”是指用调和之法防止脾土壅滞，从而维持脾正常的运化功能，同时改善肝的病理状态。故本例患者以黄芪、炒白术为君药益气健脾，鸡内金、金钱草消除积滞，恢复脾之运化功能。同时亦可使肝得气血之充养而保持其气充和调达，有利于正常疏泄功能的发挥。制五味子、芡实益肾固涩，在应用破血逐瘀药的同时，务必加益气固摄之品，以防出血之变。李艳教授结合临床常将软坚祛瘀、健脾益气、清热利湿、补肾等治法有机地结合在一起，多能取效较佳。

【跟诊手记】

酒精性肝病是指长期过度饮酒而引起的肝损伤，包括酒精性脂肪肝、酒精性肝炎和酒精性肝硬化。酒精性肝病的主要病理变化为肝细胞反复发生脂肪变性、坏死和再生。主要临床表现有厌食、恶心、呕吐、肝大、黄疸、血清天门冬氨酸氨基转移酶增高和胆红素增高。严重者出现腹腔积液、肝性脑病、出血，甚至肝癌。酒精性肝损害可增加对乙型肝炎病毒和丙型肝炎病毒的易感性，而慢性病毒性肝炎患者对酒精敏感，容易合并酒精中毒和酒精性肝病，使慢性肝炎加重。

现代医学根据肝硬化病理阶段、病情轻重的不同，将其分为代偿期和失代偿期，代偿期与肝脾两脏关系密切。肝主疏泄，在上述病因的作用下，肝失疏泄，导致肝郁气滞，气滞则血瘀，日久引起癥积（肝大、脾大）；或由于湿热内蕴，损伤肝脾，或由于肝气横犯脾胃，引起肝脾或肝胃不和。病初以实证为主，稍久多虚实相兼。失代偿期与肝、脾、肾三脏关系密切。肝脾病久，一则可损伤肝阴，引起肝阴亏虚或肝血不足，又肝肾同源，肝阴亏虚又可致肝肾阴虚；二则脾虚日甚，脾失健运可致水湿内停。初则仅下肢水肿，久则脾病及肾，肾气或肾阳亦虚而无以化水，水湿内停更甚，终致形成水臌，属本虚标实之证。湿郁化热，湿热交蒸，发为阳黄或使原有黄疸加重，日久可转为阴黄。脾气虚弱，统血无权，或瘀热或阴虚火旺，灼伤血络或血热妄行，均可导致各种出血。病久肝肾阴虚日甚，阴不制阳或血虚生风，肝风内动，则见扑翼样震颤等症，脾肾阳虚日重，湿浊之邪阻遏三焦，上蒙清窍，或肝郁化火或阴虚生热或湿郁化热，火热煎津成痰，痰热扰心或邪入心包,均可致谵语、神昏等。

肝炎、肝硬化中胁痛的发生与肝郁气滞关系密切,气行则血行,气滞则血瘀,肝郁气滞必致瘀血停滞、痰湿蕴结,故治以“健脾理气、化湿散结、活血祛瘀”为要,而本案如单纯活血,则肝气不疏,如单纯理气,则肝体更损,故应养肝与疏肝并举,理气与活血兼顾,化痰与散结并行。于是李艳教授在以郁金疏肝的同时,又以白芍养血柔肝,更有生鳖甲化瘀散结,思虑周详,攻补有致,本案患者最终症状得以缓解。

(九)肝癖

欧某,男,27岁,2018年12月5日初诊。

主诉:间断性腹泻3年。

现病史:患者3年前于当地体检中心查出脂肪肝。自述自小进食油腻之物或受凉后易腹泻,大便偏稀不成形,一日2～4次。2018年11月12日体检肝功能示,天门冬氨酸氨基转移酶69.02 U/L,谷氨酰氨基转移酶155.03 U/L。既往有吸烟史5年,10支/日。刻下:间断性腹痛腹泻,平素烦躁易怒,偶有多梦,饮食、小便可,舌淡红,苔黄厚,脉弦细。

西医诊断:脂肪肝。

中医诊断:肝癖。

中医辨证:脾虚湿困证。

治法:健脾益气,清热化湿泄浊。

处方:黄芪35 g,炒白术15 g,怀山药25 g,炒苍术20 g,土茯苓40 g,薏苡仁20 g,炒薏苡仁20 g,制香附15 g,泽泻15 g,萹蓄20 g,决明子20 g,金钱草25 g,垂盆草20 g,制五味子15 g,共7剂。

2019年1月4日二诊。患者脂肪肝病史如前,诉服上药后腹泻,大便偏稀且不成形,厌油腻食等症基本消失,睡眠转佳,仍夜间口干,舌淡红,苔白腻,脉弦细。方中去萹蓄,增健脾化湿药,北秫米 30 g、太子参 20 g、白豆蔻(后下)9 g、虎杖 15 g、黄柏 15 g,共 10 剂。

2019 年 2 月 12 日三诊。患者诉服上药后病情平稳,2019 年 1 月 4 日复查高密度脂蛋白 1.15 mmol/L,低密度脂蛋白 3.11 mmol/L,天门冬氨酸氨基转移酶 43 U/L,谷氨酰氨基转移酶 97 U/L。余无不适,继守前方。

【按语】

肝癖是指因肝失疏泄,脾失健运,痰浊瘀积于肝,以胁胀或痛为主要表现的一类疾病,又名肝痞。本病相当于现代医学脂肪性肝病,包括酒精性脂肪性肝病、非酒精性脂肪性肝病及混合性脂肪性肝病三大类。中医虽无"脂肪肝"这一病名,但在历代文献中有类似病证的描述,如胁痛、腹胀、肝痞、积聚等,如《难经·五十六难》曰:"肝之积,名曰肥气,在左胁下,如覆杯""脾之积名曰痞气,在胃脘,覆大如盘,久不愈,令人四肢不收"。

李艳教授认为,肝癖多为肝失疏泄,脾失健运,湿热内蕴,痰浊郁结,瘀血阻滞而致湿、痰、瘀阻互结、痹阻肝经脉络形成。病机的关键为痰浊阻滞,脾失健运,肝络不畅。该病的发生,除与痰、湿、瘀这些病理产物有关外,也与机体气血亏虚、肝失调养及肾精亏耗相关。其成因有内外之分:外因多为进食膏粱厚味或者嗜酒无度而致生湿酿痰,内因则由肝失疏泄、脾失健运所致。肾失气化,水湿不能化为精微,聚而为湿为痰,瘀阻肝络,滞留于肝而形成本病。病位主要涉及肝、脾,病久及肾。一般来说,肝癖(脂肪肝)有脾虚、血瘀、湿热、肾虚等证型,其中最主要的是脾虚。病性属本虚标实之证,在本为气虚,常见肝气虚、脾气虚;在标为湿热、痰饮、瘀血、气滞,且多兼夹出现。临证治疗要在分清祛邪扶正以孰为主的基础上标本兼治。本例患者患脂肪肝 3 年,进食即腹泻，完谷不化，苔黄厚，脉弦细。药选黄芪补气健脾，利水消肿；土茯苓解毒除湿；怀山药益气养阴，补脾益肺，强肾固精；炒白术补气健脾，燥湿利水，补中寓通；炒苍术燥湿健脾，祛风除湿；薏苡仁、炒薏苡仁是一组健脾祛湿的药对。制香附疏肝解郁，金钱草、垂盆草清热利湿，决明子减脂，泽泻、萹蓄清下焦湿热。《中华人民共和国药典临床用药须知》中认为，五味子具有保肝的作用，五味子木脂素能明显降低乙醇诱导的急性肝损伤小鼠血清谷氨酰氨基转移酶、天门冬氨酸氨基转移酶及甘油三酯，使肝组织丙二醛含量和一氧化氮合酶活性显著下降，并改善肝细胞水肿、坏死、中央静脉充血等病理损伤，可改善四氯化碳诱导的大鼠肝损伤，在电镜下发现四氯化碳引起的肝脏组织气球样变、脂肪变性、炎症浸润、肌线粒体肿胀的超微结构得到明显修复。此外，五味子粗多糖、五味子甲素、五味子醇甲亦具有抗四氯化碳肝损伤作用。

【跟诊手记】

脂肪性肝病是由多种病因（如肝炎、酒精、肥胖或药物）对肝脏造成的损伤引起的，肝脏脂质超过肝湿重3％或组织学上30％以上肝细胞脂肪变性的病理状态。简而言之，是各种原因引起的肝细胞内脂肪（特别是甘油三酯）堆积的一类疾病。按肝细胞脂肪贮积量的大小，脂肪量超过肝重的5％～10％者为轻度脂肪肝，超过肝重的10％～15％者为中度脂肪肝，超过肝重的25％～50％及超过肝重的50％以上者为重度脂肪肝。肝与脂肪代谢有密切的关系，正常肝脏所含的脂肪占肝湿重的3％～5％。脂肪肝是一种常见病，国外学者曾报道其发病率达26.5％。1997年中国中医药学会诊断专业委员会主编的《中医诊断学杂志》中将本病命名为“肝癖(痞)”,并一直沿用至今。

肝癖(脂肪肝)起病缓慢、隐匿,病程漫长。一般而言,轻度脂肪肝患者没有任何明显的不适;中重度脂肪肝有类似慢性肝炎的表现,可有食欲不振、疲倦乏力、恶心、腹胀、嗳气、肝区胀满、呕吐、体重减轻、肝区或右上腹隐痛等症状。体检时,一般可发现肝功能异常,甘油三酯、胆固醇升高,B超显示肝大,少数重度脂肪肝患者可出现脾大、蜘蛛痣和肝掌。《中华人民共和国药典临床用药须知》中认为,土茯苓具有抗炎的作用,能降低肝脏的谷氨酰氨基转移酶和天门冬氨酸氨基转移酶活性。薏苡仁有降脂的作用,可降低血清甘油三酯、总胆固醇和肿瘤坏死因子的mRNA表达水平,可显著增加高密度脂蛋白胆固醇的含量,可改善肝细胞的形态。李艳教授认为,肝胆病多有湿郁作热,薏苡仁性偏寒凉,长于利水渗湿、清热,配伍土茯苓以增强利湿、清热解毒的作用,既可健脾化湿,又可清热解毒。薏苡仁、土茯苓合用,可健脾清热祛湿,使运化有权,气血化生有源。

根据患者转氨酶水平,脂肪肝的治疗可以分成两种情形。当患者转氨酶超过正常水平时,病情很容易发展成为脂肪性肝炎,进而发展成为肝纤维化,严重时甚至导致肝硬化或肝癌。此类脂肪肝患者必须进行正规、合理的治疗,以防止病情进展。如果患者的转氨酶水平正常,一般情况下提示病情尚轻,此时应给予高度重视,以饮食、运动、营养等基础治疗为主,一般不需要给予特殊药物治疗。如果合并高脂血症、高血糖、高血压等,应给予相应的治疗,以防变生他病。

许多单味中药及其复方有不同程度的减肥降脂作用,如决明子、荷叶、泽泻、茯苓、防己、黄芪、何首乌等。大黄、紫丹参、当归、川芎、细生地、虎杖、白术、山楂、海藻等中药不仅有不同程度的减肥降脂作用，还有促进肝内脂肪消退、保护肝细胞、防治肝纤维化的功效。临床上可根据中医辨证施治的原则合理组方或选用单味中药，以减轻患者的症状，促进肝内脂肪的消退。

（十）肝功能异常

李某，女，55岁，2019年4月9日初诊。

主诉：疲劳2个多月。

现病史：2个月前患者因腹部不适就诊外院，生化检查示谷氨酰氨基转移酶1 489 U/L、天门冬氨酸氨基转移酶1 511 U/L，一直口服水飞蓟宾胶囊、甘草酸二铵肠溶胶囊治疗。2019年3月26日，复查肝功能示谷氨酰氨基转移酶329 U/L、天门冬氨酸氨基转移酶278 U/L。既往有慢性浅表性胃炎伴糜烂史。刻下：患者情绪焦躁易怒，易疲劳、乏力，语声低微，胃脘部胀满隐痛，时有嗳气、反酸，夜间口干口苦，食纳可，小便可，睡眠浅，舌红中有裂纹，苔薄白，脉弦细。

西医诊断：肝功能异常。

中医诊断：腹痛。

中医辨证：肝气犯胃证。

治法：益气健脾，疏肝理气，清热祛湿。

处方：炙黄芪35 g，炒白术15 g，茯苓15 g，制香附15 g，茵陈20 g，郁金15 g，陈皮15 g，金钱草25 g，垂盆草15 g，虎杖15 g，制五味子20 g，石斛15 g，共7剂。

2019年4月23日二诊。患者诉服上药后情绪、睡眠较前改善，胃脘隐痛基本消失，肝功能指标较前降低，2019年4月12日，复查肝功能示谷氨酰氨基转移酶190 U/L、天门冬氨酸氨基转移酶173 U/L。夜间偶有心慌、气短，时有嗳气、反酸，舌淡红，苔薄黄中有裂纹，脉弦细。方中增炙黄芪至50 g，炒白术至30 g，加制半夏9 g、凌霄花9 g、煅牡蛎(先煎)20 g、鸡内金20 g，共7剂。

2019 年 6 月 28 日三诊。余症平适，舌淡红中有裂纹，苔白腻，脉弦细。6 月 13 日肝功能示谷氨酰氨基转移酶 68 U/L、天门冬氨酸氨基转移酶 75 U/L。方中加莪术 10 g、党参 25 g、旱莲草 15 g、连翘 15 g、陈皮 15 g、刺五加 15 g，共 7 剂。

【按语】

该患者转氨酶升高 2 个多月，情绪急躁易怒，胃脘隐痛，嗳气，反酸，舌中裂纹，脉弦细，提示肝胃不和，肝气上犯于胃，胃失和降，胃气上逆嗳气，反酸。方中炙黄芪、炒白术、茯苓益气健脾，制香附疏肝解郁、理气止痛，茵陈、郁金、陈皮、金钱草、垂盆草清热利湿。虎杖，味微苦，性微寒，归肝、胆、肺经，具有清热解毒、利胆退黄的作用。制五味子具有保肝的作用。李艳教授认为，病毒性肝炎属疫毒内伏血分所致，其在活动期多为疫毒炽盛，临床常见湿热表现明显，转氨酶显著升高，治疗上予贯众配虎杖以清热解毒，清解肝脏留滞之毒邪。患者口苦口干加入石斛生津止渴。该方具有护肝健脾、消炎解毒、调节免疫力，增强机体物质代谢，有助于病情稳定和终止一些有害免疫反应发生的功效。从另一个角度印证了张仲景“见肝之病，知肝传脾，当先实脾”理论的正确性。

【跟诊手记】

李艳教授十分重视肝胆病患者的精神、心理、饮食起居的调护，深切体会到中医“治未病”理念的科学性，强调“防患未然”。对肝胆病患者来说，一旦患病，大多病程较长，病情缠绵，甚至带病延年，不仅给患者本人心理蒙上阴影，影响其正常的工作和生活，而且给其家庭带来人力、财力等负担。肝胆病发病隐匿，初患病时患者本人或亲人不易觉察，或在常规体检时发现，或待到出现临床症状时发现，甚至有的已成肝积，或出现腹腔积液或出血、昏迷。以上情况临床经常见到。俗话说："三分治疗，七分调养。"因此，肝胆病患者的饮食起居、病后日常调养尤为重要。如果注意调护，能起到事半功倍之效。可从以下三个方面做起：定期体检早发现，及时复查防突变，主动防范利肝胆。另外，慢性肝病患者应绝对禁烟酒。因酒精属热、属湿，长期或大量饮酒，易酿湿生热，或阻于中焦脾胃，或蕴结于肝胆经络，导致发病。现代医学认为，肝脏几乎是酒精代谢、分解的唯一场所，酒精对肝脏有直接的损伤作用。长期吸烟会损伤肺络。

李艳教授在治疗肝胆疾病中使用郁金的频次较高，现代药理学研究发现，郁金有抗肝损伤、调脂、抗抑郁的作用。郁金能降低四氯化碳所致肝损伤的血清谷氨酰氨基转移酶、天门冬氨酸氨基转移酶的升高，减轻肝细胞脂肪样变性、空泡变性及嗜酸性变，减轻小叶周围形成的纤维间隔，减少肝组织胶原纤维的增生，减轻炎性细胞的浸润，还能够降低胆固醇、甘油三酯的含量，降低血清低密度脂蛋白含量，减轻高脂动物的体重。

第四章 肾（膀胱）系疾病

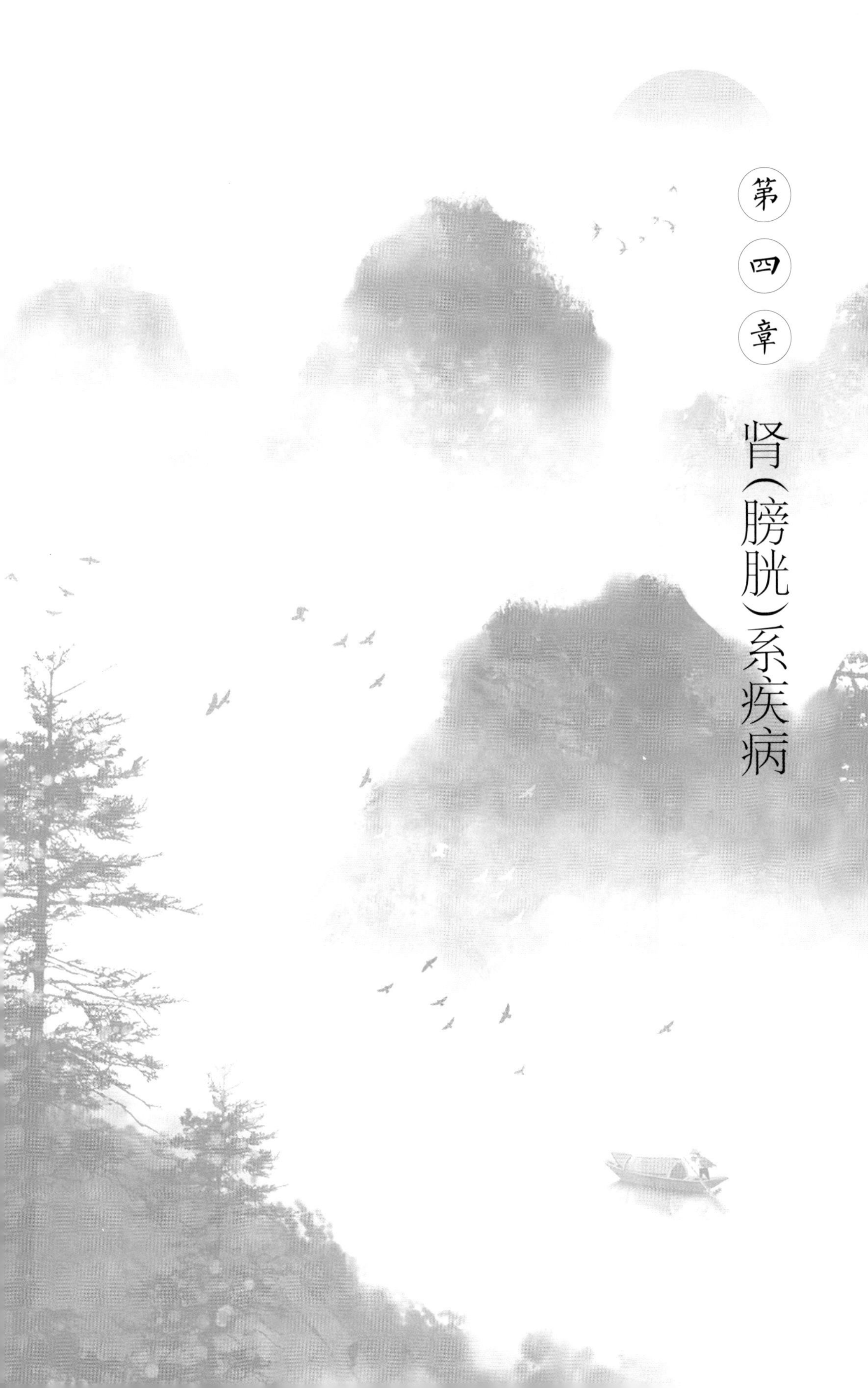

一、概　　述

肾，左右各一，位于腰部脊柱两侧。《素问·脉要精微论》云："腰者，肾之府。"肾主藏精，主水，主纳气。肾藏先天之精，主生殖，为人体生命之本原，故称肾为"先天之本"。肾精贵藏，故称肾为"封藏之本"，肾精化肾气，肾气又分为肾阴与肾阳，肾阴与肾阳能资助、协调一身脏腑之阴阳，故又称肾为"五脏阴阳之本"。

肾病种类繁多，包括多种原发性、继发性及遗传性肾病，病因复杂，病理分型多样但临床表现却又有共同之处，常表现为水肿、蛋白尿、血尿、肾功能不全等，是危害人类健康的重大疾病之一。肾病综合征是由多种肾小球疾病引起的一组临床综合征，并非独立的疾病。其临床特征为大量蛋白尿（≥3.5 g/24 h）、低蛋白血症（＜30 g/L）、水肿及高脂血症。大量蛋白尿和低蛋白血症为其诊断的必备条件，严重的蛋白尿（≥3.5 g/24 h）是肾病综合征的标志。蛋白尿是急慢性肾炎、肾病综合征的一个常见临床症状，中医虽没有对蛋白尿的专门论述，但由于体内蛋白质的大量丢失而使血浆蛋白降低，可出现全身水肿、气短乏力、腰痛等症状，故本病属中医水肿、虚劳、腰痛病的范畴。

二、学术观点

（一）攻补兼施，寒热并用

在临床实践过程中，肾病发病大多有感染的病史，在治疗好转、病情基本稳定的情况下，患者经常因外感而致上述病情加重。因此，李艳教授认为外邪侵袭是本病发生的重要因素,防止外邪侵袭、控制上呼吸道感染是防治本病的关键。外邪侵袭后,患者大多出现发热、咽痛、头痛、咳嗽等肺系症状,只要根据病情变化辨证论治,大多数患者病情趋缓。通过长期临证,李艳教授总结出本病的临床表现虽不尽相同,但就其演变总与肺、脾、肾功能失调及三焦气化失司密切相关,尤其脾肾虚损是本病的证机关键。脾位居中州,主运化升清,脾失健运,水湿泛溢肌肤则水肿;脾气虚弱,清阳不升,精微下注,酿成湿浊而出现蛋白尿;脾主统血,脾虚失统,血不循经,随精微物质下注而发为血尿;脾主四肢、肌肉,为气血生化之源,脾虚则生化无源,四肢肌肉失其充养,则出现颜面无华、倦怠乏力等一系列虚劳症状。肾为先天之本,主藏精、主水,肾阳有三大生理功能,即助胃腐熟水谷、助脾化气行水、助膀胱蒸腾化气。本病初期,多以肾阳虚为主,常见患者面色苍白、脘闷纳呆、形寒肢冷;中后期,患者多以腰膝酸软、尿黄、舌红、脉数等肾阴不足证候为主。在本病的发生发展过程中,脾肾虚衰为主要内因,外感为诱因,二者互为因果,加重症状,形成恶性循环。水湿、湿热、瘀血是肾病的主要病理产物,水肿、蛋白尿、血尿和氮质血症为本病的主要表现,临床虽有些患者没有典型的水肿症状,但却有头晕头沉、四肢困重、舌胖嫩伴齿痕、苔滑润等湿浊内蕴证候。水湿内停有寒化、热化之别,寒化则出现寒湿证候,热化多出现湿热表现,尤以后者为多,原因主要为:一是本病患者免疫力相对低下,易发感染,表现湿毒、湿热为多;二是本病病程较长,水湿阻滞易热化而成湿热。一般来说,水湿内停因明显水肿而易于识别,而湿热内蕴则易被忽视。李艳教授指出,如患者出现尿液混浊、黄赤,苔黄厚腻,脘闷腹胀,恶心呕吐,口中秽味等症,当考虑为湿热内蕴之证。她进一步指出,如迁延不愈,久病入络,则必将现瘀血阻滞的症状,应高度重视,一定要注意水湿、湿热、瘀血在本病发生发展中的相互影响,辨治时应抓住主要证机,方可取得佳效。虚实并见、寒热夹杂是本病共同的证机特点。本病日久必致证机错综复杂,复因失治误治,常会变证百出。多数肾炎患者会出现虚实并见、寒热错杂的情况。因正虚易留邪,邪留则正更易受损，所以虚实寒热交互迭见是本病缠绵难愈的主要原因。因此，李艳教授主张治疗应时刻注意攻补兼施、寒热并用。

（二）病证结合，异同齐抓

辨病与辨证是中医从不同角度去认识疾病本质的方法，辨病是寻求病的共性及其变化的普遍规律，而辨证是寻求病的个性及其变化的特殊规律。辨病在思维上可起提纲挈领的作用，有助于提高辨证的预见性，重点是注重疾病发展的全过程，而辨证反映了中医的动态思辨观，有助辨病的具体化，注重于求当时的现证，两者均应受到同等重视。导致肾损伤的疾病很多，每个疾病都有其特殊的发病规律。例如过敏性紫癜性肾炎与慢性肾小球肾炎都属于广义上的慢性肾病，但二者在发病规律上各有特点。前者发病的关键是毒热蕴结，迫血妄行，而血热内瘀、脉络损伤为其病理机转；气血不足、脾肾亏虚为其病势发展的结果。据此，李艳教授对前者拟定了治疗三部曲（早期证见毒热迫血时，予清热解毒、凉血活血为先；紫癜几经治疗，往往毒邪渐去，而血热搏结、血热内瘀时，治以利湿清热、凉血止血为主；本病日久不愈或失治误治，往往耗伤气血，损及脾肾，故拟健脾益肾、补气养血以固本）；然慢性肾小球肾炎的内因乃以脾肾气虚为主，外因与寒湿侵袭有关。因反复外感风邪，致风水相搏，水湿泛滥，使寒湿、水湿更伤脾肾，日久脾肾虚极，由气及阴，由阴及阳，由气及血，导致气、血、阴、阳俱虚，病邪方面由寒湿、水湿蕴久转化为湿热、水毒、痰浊、瘀血，形成慢性肾脏病后期的复杂证机。由此可见，疾病不同，证机演变各异，只有病证结合，才能全面地认识疾病。李艳教授在临证中不局限于按传统的理论遣方选药，她主张与时俱进地采取“以中医辨证论治为主导，以现代药理学研究作参考”的新思路进行处方，这种衷中参西的做法极为可取，已被无数案例证实行之有效。例如治疗 Ig A 型肾病，有些患者屡用中西药治疗却不愈，仅有血尿、蛋白尿的症状，少有其他明显症状，遂改从脾肾论治，并从舌脉上下功夫，结合实验室检查，辨病选药。如血尿多，则投清热凉血止血或散瘀止血、收敛止血药；蛋白尿则选用黄芪、党参、熟地黄、桑葚子等具有减少尿蛋白作用的药物，或选用半枝莲、穿山甲、青风藤等具有免疫抑制作用的药物。如果患者有证可辨，则在循证基础上采取与辨病相结合的方法用药，如此治疗则更全面、更具体。然而，目前针对本病病变指标的中药筛选，虽能提高中医治疗本病的疗效，但也带来了一些负面效应。大量临床观察表明，针对某一指标大量堆砌所谓针对性的药物，不仅大多无效，而且常会加重病情。有效解决这一错误观念的“良方”是将辨病与辨证论治有机结合，优势互补，方能达到相辅相成的效果。

淋证与癃闭均属泌尿系疾病，两者在病因病机、临床表现、治疗等方面均有相似之处。例如在病因病机方面，淋证多为湿热侵犯下焦或肝气郁滞，导致膀胱气化失宣，影响小便的排出(《黄帝内经》曰：“膀胱者，州都之官，津液藏焉，气化则能出矣”)；而气淋虚证多见于老迈体弱之人，与中气不足的假性癃闭(膀胱有尿而因气虚排解不畅甚至不出)及部分真性癃闭一样，病机均与脾肾气虚有关(《黄帝内经》曰：“中气不足，溲便为之变”之意也)，可由湿热或肝气郁滞引起。在临床表现方面，癃闭初起病不重者，小便虽少，但亦有排解欠畅似淋证的症状。

三、临 床 特 色

（一）治疗重虚实，以通为要

淋证首见于《黄帝内经》，尚有“淋”“淋溲”“淋满”等名称。《金匮要略》有“淋之为病，小便如粟状，小腹弦急，痛引脐中”之描述。淋证相当于现代医学泌尿系感染等相关性疾病，主要临床表现一般涉及泌尿系统本身，如排尿异常、尿的改变、结石、疼痛等，亦可表现在其他方面，如出现高血压、水肿、贫血等。临床以尿急、尿频、尿痛、小腹坠痛及排尿不爽等表现为主。单纯使用抗生素治疗虽能收到一定的疗效，但易复发，加用中药治疗不仅能提高疗效，而且能完全消除症状，不易复发。有资料显示，中医药治疗膀胱炎、肾盂肾炎、泌尿系结石、乳糜尿、前列腺增生有良好的效果。

李艳教授认为，治淋证首重虚实。《金匮要略·五脏风寒积聚病》早已明言淋证的病因是“热在下焦”，对淋证而言，表里、寒热两纲之辨已无太大意义，辨证中首重虚实二纲，虚实二纲乃八纲中的纲中之纲，只有在明辨疾病的虚实之后，再进一步去辨其他六纲，才更有利于遣方用药，使疗效得以提高。经过数十年的临床，李艳教授指出淋证皆有热象，但不论哪种热，大多兼夹湿邪为患，湿与热相合，如油入面，纠缠难解，导致淋证常难以速愈。此时当以利湿为要，使湿去则热孤，可明显缩短病程。但对利湿药的选用，应根据具体症情并结合患者体质而定：若热象偏重且体质较好者，可首选八正散，方中瞿麦、萹蓄、滑石、车前子皆寒凉之品，有清热利湿、通淋利窍之功；栀子、大黄苦寒，可清泻三焦湿热，泄热降火；灯心草味甘淡，性微寒，可协助上七药利水通淋；甘草味甘，可中和大黄、木通、栀子、瞿麦、萹蓄的苦寒之性，既可防止肾之阳受损，亦能使脾胃之阳不伤（因木通剂量稍大或误用关木通，可致泛恶，甚至呕吐），且甘草梢本身亦有较好的利尿作用。方中若加用蒲公英、紫花地丁、白花蛇舌草，效果更佳。现代药理学研究表明，蒲公英、栀子、大黄对大肠杆菌有抑制作用。对热象不甚或体质较差者，应舍弃木通、大黄，而易以猪苓、茯苓或薏苡仁、金钱草等，防止苦寒太过，戕伤脾胃阳气，反致欲速不达，甚至变证蜂起。对淋证伴虚热者，当在八正散方中加入滋阴利尿之品，如白茅根、知母、麦冬之类，以充其水源，协助利尿，亦寓有“增水行舟”之意；对肾阴偏虚、表现出明显虚热者，可改用知柏地黄丸去山茱萸，适当佐以淡渗利尿之品，如薏苡仁、土茯苓、白茅根等；小便淋沥、灼热较甚者，始可加入利尿通淋之品，或配合八正散（去大黄、木通）共治之，防止因利尿太过，反致肾阴更虚。

李艳教授认为，治实淋以通为要。经过长期临证发现，绝大多数淋证皆呈虚实夹杂之候，对小便淋沥涩痛，甚至伴少腹、腰骶痛胀明显者，当急则治其标，虽应遵“通则不痛”之理立法，但亦须详辨其虚实之偏颇而遣方用药。她对《医学真传·心腹痛》中的“夫通则不痛，理也，但通之之法，各有不同。调气以和血，调血以和气，通也……虚者助之使通，寒者温之使通，无非通之之法也。若必以下泄为通，则妄矣”之言，大为赞赏，指出对淋证之实证一方面应加重利尿通淋之品；另一方面应佐以宣化膀胱浊气之药如乌药、石菖蒲等。《黄帝内经》曰：“膀胱者，州都之官，津液藏焉，气化则能出矣”，对尿中兼有血块者，加入化瘀利尿之品，如生蒲黄、西琥珀、益母草等；对石淋在排石过程中或血淋突然出现瘀块堵塞而致疼痛剧烈，进而出现一些“正虚”之象，如面色㿠白、大汗、气急、肢冷，亦毋过投扶正之补药。她强调只要小便得以畅解，“正虚”之象可立即得到缓和。若患者系体虚老迈之人，为防万一，气虚甚者可伍黄芪，阴虚甚者可佐麦冬，总之补的同时切勿影响利尿。对因气血过虚而无力排出堵塞于尿道口的结石和血块之患者，必须遵守《医学正传》之言，采取“虚者助之使通，寒者温之使通”之法，重用参芪，大补元气，甚至加入附子、肉桂，温宣膀胱浊气，以助结石或瘀块的排出。

（二）求同存异论治癃闭、淋证

对假性癃闭的治疗常可首选清热利尿类药物治疗，或以疏调气机、通利小便之法治之，此法与气淋之实证的治法基本相同。通过临床的细致观察，李艳教授指出，癃闭常可由淋证失治、误治发展而成，其症状一般较淋证为重，尤其是真性癃闭(因各种情况导致的肾衰竭，膀胱内常极少有小便)，服药效果远较淋证为差，即使采用腹膜透析、血液透析甚至肾移植，疗效也并不明显，有时亦难免有性命之忧。在症状方面，李艳教授对新安医派名家程钟龄在《医学心悟·小便不通》中的“癃闭与淋证不同，淋则便数而茎痛，癃闭则小便点滴而难通”之言十分佩服，即淋证以排尿不畅、尿时涩痛及小便次数明显增多为主，但每日尿量不因尿次增多而有变化或稍有增加；而癃闭多数情况下疼痛并不明显，假性癃闭多以少腹胀满为甚，可伴微痛；真性癃闭常有少腹胀满，却很少疼痛；假性癃闭的小便次数与平日相近，但尿量显著减少；真性癃闭的尿次比未病时明显减少，尿量亦更少；淋证极少伴水肿症状，而真性癃闭常可伴重度水肿及高血压、贫血等症状。在实验室检查方面，淋证患者的肾功能基本没有明显的异常，而真性癃闭患者常可出现尿蛋白增加，血肌酐、尿素氮进行性上升及低蛋白血症、二氧化碳结合力下降，甚至B超显示肾体积缩小。在病机与治法方面，虽二病多为虚实夹杂之证，但淋证除劳淋与气淋虚证外，其他诸淋均明显以实证症状为主，故治疗当采取“急则治其标”之法，以祛邪为急；仅劳淋与气淋多在扶正为主的情况下，适当配以利尿通淋之品；而假性癃闭多因结石或瘀血突然堵塞尿道，影响膀胱气化功能而致小便不出，此时治法虽和石淋或血淋的实证相似，但所选方药应较石淋实证或血淋实证的方药更峻猛，以利于尽快排出梗阻于泌尿道的结石或血块，否则难取佳效；而真性癃闭之病程常拖延日久，此时机体正气大虚，难以承受利尿通淋、攻石破瘀的峻猛之剂，只能在大剂量扶正温阳方药固护正气的前提下，略佐淡渗利尿之品，即“留人治病”之谓也。假性癃闭若处治得当，常可使病情缓解或转成相应的淋证（石淋或血淋），后学不可畏癃闭之难治而放弃治疗。此时如能结合西医共同施治，疗效有时会得到明显的提高。至于真性癃闭，因病情需要最好在西医诊治为主的情况下，配合中医药治疗。

（三）脾肾双补，标本兼治

中医认为，脾气散精，灌注一身。脾虚不能运化水谷精微，上输于肺而布运全身，水谷精微更与湿浊混杂，从小便而泄；肾主藏精，肾气不固，气化蒸腾作用因而减弱，导致精气下泄，出于小便而为蛋白尿。取此二端，可见脾肾不足是产生慢性肾炎蛋白尿的关键。为此，李艳教授在传承国医大师李济仁学术思想的基础上，结合临床实践，拟定了“蛋白转阴方”，方中共十二味药：黄芪、潞党参、石韦、白茅根、炒白术、川断、金樱子、诃子肉、覆盆子、乌梅炭、川萆薢、旱莲草。方中重用黄芪、潞党参、炒白术健脾益气为主药，治其本；辅以川断、金樱子、诃子肉、覆盆子、乌梅炭以补肾壮腰，收敛固涩，防止蛋白的大量流失；川萆薢、石韦利湿清热，分清泌浊；白茅根、旱莲草凉血止血以治其标。综合全方，共奏健脾补肾、收敛固涩之功。临床应用时，应结合具体病情，化裁治之。李艳教授应用此方为主辨证加减，治疗百余例慢性肾炎尿蛋白增多者，屡获良效。

慢性肾病蛋白尿的临床辨治极具难度。李艳教授不仅对此进行了探幽索隐之理论研究，还通过数十载大样本临证案例的验证，提出可从以下方面进行治疗：一是从气阴两虚着手，方用清心莲子饮加味[黄芪、党参、地骨皮、麦冬、茯苓、柴胡、黄芩、车前子、石莲子、甘草、白花蛇舌草、益母草]，以达益气养阴、兼清湿热之目的；二是从肾气不固着手，方用参芪地黄汤加味(熟地黄、山茱萸、山药、茯苓、牡丹皮、泽泻、肉桂、制附子、黄芪、党参、菟丝子、金樱子)，以收补肾摄精之功效；三是从脾胃虚弱着手，活用升阳益胃汤(黄芪、党参、白术、黄连、半夏、陈皮、茯苓、泽泻、防风、羌活、独活、白芍、生姜、大枣、甘草)，以求补益脾胃、升阳除湿之结果；四是久治不愈者，多为湿毒内蕴，方用自拟利湿解毒饮(土茯苓、萆薢、白花蛇舌草、萹蓄、竹叶、山药、薏苡仁、滑石、通草、白茅根、益母草、金樱子)，以获清热利湿解毒之希望，对长期持续蛋白尿、经他法治疗乏效者，用此方治后蛋白尿往往可以较快消失。

四、验案精选

(一)慢性肾炎

孟某，女，53岁，2019年11月27日初诊。

主诉:小便浑浊伴双下肢水肿 1 年余。

现病史:1 年前患者无明显诱因下出现小便浑浊,伴全身乏力,后就诊我院肾内科,诊断为慢性肾炎。2019 年 9 月 19 日尿检示尿蛋白(++),潜血(+),血生化示肌酐 37.6 μmol/L。一直口服黄葵胶囊治疗,无明显改善。刻下:患者畏寒肢冷,仍有小便浑浊、泡沫样,伴双下肢水肿,乏力,时有头晕,自汗,血压偏低,食纳可,眠差多梦,夜尿频,大便基本正常,舌淡红伴齿痕,苔薄白,脉细弦。

西医诊断:慢性肾炎。

中医诊断:水肿。

中医辨证:肾气亏虚证。

治法:补肾固气,利湿祛浊。

处方:黄芪 60 g,白茅根 25 g,车前草 15 g,石韦 15 g,党参 25 g,诃子 15 g,车前子(包煎)15 g,车前草 15 g,炒白术 15 g,萆薢 15 g,覆盆子 20 g,菟丝子 20 g,制附片(先煎)9 g,水蛭 6 g,旱莲草 30 g,茯神 20 g。7 剂,水煎服,每日 1 剂。

2019 年 12 月 11 日二诊。患者慢性肾炎病史如前,诉服上药后小便泡沫样、下肢水肿及乏力均较前改善,2019 年 12 月 11 日尿检示尿蛋白(+一)。刻下:患者小便泡沫较前减少,仍有头晕,食纳可,眠差多梦,大便基本正常,舌淡红伴齿痕,苔薄白,脉细弦。守上方黄芪增至 80 g、白茅根增至 30 g。7 剂,水煎服,每日 1 剂。

2019 年 12 月 25 日三诊。患者慢性肾炎病史如前,诉服上药后症状改善,2019 年 12 月 25 日尿检示尿蛋白(一),潜血(+一)。刻下:患者小便泡沫较前明显减少,下肢水肿基本消失,时有腰酸乏力,食纳可,眠差多梦,大便基本正常,舌淡红,苔薄白,脉细缓。守上方加夜交藤 30 g。7 剂,水煎服,每日 1 剂。

【按语】

慢性肾炎综合征是指以蛋白尿、血尿、高血压、水肿为基本临床表现,可有不同程度的肾功能减退,起病方式各有不同,病情迁延,病变进展缓慢,最终发展为慢性肾衰竭的一类疾病。由于该病的病理类型及病期不同,主要临床表现可呈多样化,其诊断不完全依赖于病史的长短。本病属中医"水肿""尿浊"等范畴。中医认为,本病的发生发展与患者烦劳过度、先天不足或久病失治误治、体虚感邪,以及饮食不节、情志劳欲失常等诱因有关。这些诱因可使肺、脾、肾三脏功能失调,引起脏腑气血阴阳不足,导致人体内水液代谢紊乱,水湿停聚,精微外泄而成本病。本病发展到后期,肺、脾、肾三脏皆呈虚的病理表现,使精微物质更加外泄,肾虚加重,正气愈虚而邪气愈盛,就会发生"癃闭""关格"等证,也就是尿毒症的表现。此时,治疗难度增加,如治疗不当,随时都会危及患者的生命。因此,本病的治疗比较棘手,尽管已经尝试了很多治疗方式,但仍无法阻止本病的发展。不过,使用药物降低高血压或限制钠盐的摄入对疾病有帮助,限制蛋白质摄入量对减少肾脏恶化的程度有一定的益处。针对此病,中医药治疗有独特的优势,李艳教授在这方面积累了丰富的临床经验。

本案患者小便浑浊伴水肿1年余,属中医"水肿"范畴。水肿之证,病位关乎肺、脾、肾三脏,肺为水之上源,脾为水之中源,肾为水之下源。本例患者症见双下肢水肿,系其肺脾气虚、运输无权,致水湿内停,加之长期劳累,累及肾脏,气化不利,导致肺、脾、肾三脏俱虚,水湿潴留,流注下肢。头晕、乏力、自汗,皆为气虚之象,夜尿多、水肿以下肢为主,系肾气亏虚的表现,舌淡红伴齿痕、苔薄白、脉细弦,提示患者以虚证为主。治宜补肾固气,利湿祛浊。药用大剂量黄芪以补全身之气,使脾肾运化水液之能得复、水肿得消，为君药；根据现代药理学研究，黄芪可以调节 nephrin 的表达及分布，使肾小球硬化过程受阻，从而减少蛋白尿、减轻水肿；党参、炒白术可以增加健脾益气、布散水精之功；诃子、菟丝子温肾固涩，收敛精气，对蛋白尿有较好的治疗作用；合水蛭则主恶血、利水道。二诊时，患者诉乏力及下肢水肿改善，小便常规等指标也较前有所好转，针对患者仍有头晕，加大黄芪用量以增强补气之力。李艳教授经常强调"治疗肾病，切忌见到潜血或血尿就用炭类药物止血，防止凝涩血道而致血泣，避免闭门留寇，而应选用活血止血药，方能取胜"。

【跟诊手记】

现代著名中医药学家关幼波先生认为："血证诱因多，止血非上策。"诱发尿潜血、尿血的原因是多种多样的，凡影响气血运行的一切因素均可以引起血证。而瘀血滞留，阻滞脉络，又会引起新的出血。缪仲淳在治血三要诀中把"宜行血不宜止血"列为第一条。张丁和也说"贵流不贵滞"，均是以行血(活血)的方法达到止血的目的。所以在治疗时，应当审证求因，针对血尿的原因，使瘀血消散、气血调和，血尿才能真正得到治愈。李艳教授认为，在治疗本病时，预防及调护亦很重要，告诫患者应加强锻炼，增强体质，避免外邪侵袭，正所谓"正气存内，邪不可干"。其次，要注意调摄饮食，饮食要清淡、易消化，忌食辛辣肥甘之品。最后，要注意休息，避免过劳，调摄情志，树立战胜疾病的信心。

（二）水肿

王某，女，42 岁，2019 年 3 月 20 日初诊。

主诉：双下肢及颜面反复水肿 2 年余。

现病史：患者诉2017年11月因“双下肢水肿半个月”于我院住院诊疗，后确诊为慢性肾炎，出院后口服中药及中成药(具体用药不详)，症状有所好转。刻下：近1周双下肢水肿明显，按之凹陷不起。双手及颜面轻微水肿，2019年1月22日尿检示尿蛋白(＋＋＋)，潜血(＋)，肝肾功能无异常。末次月经：2018年12月17—19日，量少，无血块，食纳可，睡眠可，二便调，舌胖，苔黄，脉滑。

西医诊断：慢性肾炎。

中医诊断：水肿。

中医辨证：风热犯肺证。

治法：疏风宣肺，清利湿热，健脾补肾，佐以消肿。

处方：黄芪80 g，炒白术15 g，益母草15 g，党参25 g，泽泻15 g，覆盆子20 g，诃子20 g，白茅根25 g，车前子(包煎)15 g，茯苓皮15 g，制附片(先煎)9 g，石韦15 g，猪苓15 g，萆薢15 g，车前草15 g，桑葚子20 g。14剂，水煎服，每日1剂。

2019年4月3日二诊。患者诉服上药后下肢水肿较前改善，2019年3月26日尿检示尿蛋白(＋＋＋)，潜血(＋－)。刻下：患者小便有泡沫，双下肢轻微水肿，口干，腰酸，偶有心慌。末次月经：2019年3月30—31日，色暗量少，伴少量血块，食纳可，眠差多梦，大便稀溏，1～2次/日。守上方加菟丝子20 g、旱莲草30 g。7剂，水煎服，每日1剂。

2019年4月12日三诊。患者诉服上药后下肢水肿、腰酸明显改善，刻下：患者小便仍有泡沫，口干，偶有心慌。末次月经：2019年3月30—31日，色暗量少，伴少许血块，食纳可，偶有肠鸣音亢进、矢气频，眠差多梦，大便稀溏，1～2次/日。效不更方，续服7剂。

2019年5月14日四诊。患者诉下肢水肿较前明显减轻，颜面未见明显水肿。2019年5月13日尿检示尿蛋白(＋)，潜血(－)。血生化检查示尿酸402 μmmol/L，总胆固醇7.75 mmol/L，甘油三酯4.24 mmol/L。刻下：泡沫样小便，下肢轻微水肿，口干。末次月经：2019年3月30—31日，量少色暗，伴少量血块，食纳可，睡眠可，大便尚可。守上方黄芪增为 90 g。14 剂，水煎服，每日 1 剂。辅以水母鸭炖冬虫夏草佐餐。

【按语】

本方大剂量使用黄芪，重在扶正固表。现代医学认为，中医的“元气”与机体免疫功能有关，因此，黄芪等对免疫系统影响的研究开展较早。动物实验中，黄芪能够明显促进中性粒细胞的趋化运动，减少 T 抑制细胞，增加 IL-2 等免疫调节因子生成，从而提高机体免疫力。临证配合食疗是李艳教授治疗慢性肾炎的特色经验之一。如本案中水母鸭炖冬虫夏草佐餐，就是一则值得推荐的食疗方。水母鸭味甘、咸，性凉，能补益肺肾，体内有热、体质虚弱、食欲不振、大便干燥和水肿、营养不良者，可将其作为调补之品，民间亦将其用于肝硬化腹腔积液、慢性肾炎水肿之食疗。冬虫夏草是我国传统的名贵中药，味甘、性温，具有益肾壮阳、补肺平喘等作用。研究证实，冬虫夏草能激活机体单核巨噬细胞的吞噬功能，维持机体 CD4/CD8 细胞的平衡，调节细胞免疫和体液免疫，从而减少尿蛋白。还有研究发现，它能通过增加基质金属蛋白酶-2 的表达，抑制 TMIP-1、TMIP-2 的表达，促进细胞外基质的降解，减少细胞外基质的积聚，这可能也是其降低蛋白尿的机制之一。李艳教授认为，慢性肾炎在治疗上以升阳益气、温补脾肾为主，以固摄利水为辅。常用药有党参、黄芪、白术、茯苓等，辅以菟丝子、覆盆子、五味子等益肾固精。李艳教授认为，“慢性肾炎顽固性蛋白尿乃临证痼疾，临床当辨证论治，最忌拘泥治肾一法而忽弃诸法。同时，邪实者不可峻补；正虚者不可一味攻伐，伤及正气。于脏腑究之，脾肾为本，且多虚证；肺肝为标，以风毒、瘀浊邪实为主；其他如三焦之疏泄、膀胱之气，亦与水液代谢、肾炎之治疗密切相关，论治之时皆应综合考虑。并嘱患者慎起居，调情志，节劳欲，避风寒，严格限制食盐的摄入量”。如是，则顽疾可望治愈矣。

【跟诊手记】

目前，临床很多医者一提到从肺论治肾炎蛋白尿，往往根据以下理论辨治：肺为水之上源，主宣发、肃降，使气血津液布散全身，通调水道，下输膀胱。在治疗上以宣降肺气为法，使上焦宣发、水道通调、小便通利，进而解除水肿，这对临证遣方用药有重要的指导意义。然而慢性肾炎有明显水肿者、微肿者，还有根本不肿者，单纯以肺为水之上源立论不能完全概括其病理实质。李艳教授认为，风邪侵袭肺表，因为正气虚弱不能逐邪于外，风邪内蕴久滞而成毒，风毒之邪侵袭人体，每可致肾风、风水之证。如《素问·奇病论》中所述：“有病庞然如有水状，切其脉大紧，身无痛者，形不瘦，不能食，食少……病生在肾，名为肾风。”此论虽未确指肾病综合征及肾小球肾炎类疾病，但说明了病生在肾，由风邪外袭所致的病机。针对蛋白尿产生的原因，李艳教授认为脾气散精，灌注一身，脾虚则不能运化水谷精微，上输于肺而布运全身，水谷精微便与湿浊混杂，从小便而泄；肾主藏精，肾气不固，则气化蒸腾作用因而减弱，致精气下泄，出于小便而为蛋白尿。

（三）慢性肾炎肝硬化

王某，男，65岁，2017年12月5日初诊。

主诉：腰及四肢肿胀2个月。

现病史：患者既往有“慢性肾炎”“早期肝硬化”病史。2个月前出现四肢及腰部水肿。曾在外地三甲医院治疗水肿减轻，现又复发。症见四肢及腰部水肿，按之凹陷不起，眼睑微浮，食纳可，寐安，小便量少，大便尚调，舌红，苔薄白，脉沉细。尿常规示蛋白(＋＋＋)，红细胞(＋)。

西医诊断：慢性肾炎。

中医诊断：水肿。

中医辨证：脾肾阳虚证。

治法：健脾补肾，利尿消肿，佐以软坚。

处方：黄芪 60 g，潞党参 20 g，白术 12 g，茯苓 20 g，金樱子 15 g，诃子肉 15 g，车前草 15 g，车前子(包煎)15 g，川萆薢 15 g，石韦 20 g，鹿角霜 5 g，益母草 20 g，穿山甲(先煎)8 g。7 剂，水煎服，另服黄葵胶囊每次 4 粒，每日 3 次。

2017 年 12 月 12 日二诊。服药 7 剂，腰腹部水肿减轻，但双下肢水肿仍明显，余无明显不适。复查尿常规示蛋白(＋＋)。于上方加淡附片(先煎)9 g、肉桂 9 g、淡全蝎 6 g、紫丹参 25 g，以增利尿消肿之功。

2018 年 1 月 2 日三诊。其间辨治 2 个月，诸症明显好转，腰及四肢水肿全消，尿常规正常。再服上药 30 余剂竟收全功。另嘱患者由于蛋白质大量丢失，机体免疫力低下，易受外邪侵袭，故平时应注意避免受凉、遇湿、过劳，饮食上宜适量摄取赤小豆、山药、花生等富含植物蛋白质的食物，以巩固疗效。半年后随访，病未复发。

【按语】

慢性肾炎，在中医典籍中并无相应记载。根据其临证表现，可将其归于“精气下泄”的范畴。现代医学认为，蛋白质是构成人体和维持生命活动的基本物质，与中医所说的“精气”“清气”“精微”的概念相似。中医认为，“精气”等宜藏不宜泄，肾为“封藏之本”，受五脏六腑之精而藏之；脾主统摄升清。若肾不藏精，或脾不摄精，或脾不升清，可致精气下泄而出现蛋白尿。纵观慢性肾炎的基本病机，亦以脾肾虚损贯穿始终，故脾不摄精、清气下陷和肾不藏精、精气下泄是慢性肾炎蛋白尿发病的根本原因。《景岳全书》明确提出了水肿与肺、脾、肾三脏密切相关,认为“其本在肾”“其标在肺”“其制在脾”,强调了补益脾肾的重要性。慢性肾炎蛋白尿合并早期肝硬化,属脾肾阳虚、气化失常、肝郁血瘀、虚实并见之证。以虚为本,治宜标本兼顾,治本当健脾补肾以助气化;治标宜疏肝软坚以行瘀滞。故方中用黄芪、路党参、白术以健脾益气,共为君药;鹿角霜、制附片、肉桂、金樱子、诃子肉温肾助阳,固元涩精。此系固摄疗法,可以达到强肾健脾、温肾化气、恢复精微物质的脾升肾藏之职能,以达到消除蛋白尿的目的。石韦专消尿蛋白,根据现代药理学研究,石韦通过增加尿中草酸钙结晶的排泄来减少其在肾内的堆积,达到预防肾结石、保护肾脏的作用。患者因水肿明显又有“早期肝硬化”的病史,故方中加用益母草、穿山甲、丹参、淡全蝎等化瘀通络兼利尿,软坚散结而益肝肾;川萆薢、茯苓、车前子、车前草等利尿消肿、分清泌浊,合而用之,收效迅速。

【跟诊手记】

李艳教授认为,慢性肾炎合并早期肝硬化,属瘀水同病。对此类患者,化瘀治疗必不可少,同时亦不可忽略利水。临证常以益母草与丹参、穿山甲同用,瘀水同治,其中益母草具有活血利水之双重作用,故对于水血同病或血瘀水阻所致之肿胀,疗效甚好。李艳教授指出“瘀血导致水肿、尿蛋白加重,迁延难愈的认识,最早源于《黄帝内经》,但阐述得较透彻和完善的当数清代医家唐容川在《血证论》中的‘瘀血化水,亦发水肿,是血病而兼水也’,这阐明了津血同源,水血常相互为患的病机”。现代医学亦证实,顽固性肾炎蛋白尿多伴有高凝血症及血黏度增高,从而引起血液流变学的异常，进而加重肾脏的病理损伤。现代中药药理学研究表明，活血化瘀药具有改善肾血流量、保护肾脏、抗炎抗菌、调节机体免疫力、抗凝、抗血栓、改善微循环、抗排斥反应等作用。因此，活血化瘀药对消除慢性肾炎蛋白尿有很好的疗效。大量实验证明，活血化瘀之品，如蜈蚣、全蝎、水蛭、地龙、穿山甲、丹参、益母草等对改善肾脏的病理变化、控制蛋白尿卓有成效，尤其是病程日久，持续难消之顽固性蛋白尿。另黄葵胶囊的主要成分为黄蜀葵花的提取物。黄蜀葵花又名侧金盏、野芙蓉，始载于《嘉祐本草》，归肾、膀胱经。《中药辞海》谓其微甘、凉，可清热利湿解毒。现代药理学研究发现，黄蜀葵花的主要化学成分为黄酮类物质，具有抗凝、抗血小板聚集、抗炎、利尿、降血脂、清除氧自由基、提高超氧化物歧化酶活性、降低肾小球免疫炎症反应、减少尿蛋白的作用。因其有清热利湿、消炎和络的功效，故常用于治疗湿热型慢性肾炎。

（四）蛋白尿

吴某，男，39岁，2016年5月6日初诊。

主诉：小便浑浊1年余。

现病史：患者“尿浊”1年余，2015年经当地医院检查发现，血中有丝虫，确诊为“乳糜尿”，用乙胺嗪治疗4个月有余，尿液由浑浊转清，血中丝虫消失。2016年因劳累疾病复发，再用原药治疗无效。刻下：面白神疲，久为小溲浑浊不清而苦不堪言，小溲色浑，有血块堵于尿道，排尿不畅，伴疼痛，腰酸痛楚，纳不知味，舌淡，苔薄白腻，脉细而无力。

西医诊断：乳糜尿。

中医诊断：尿浊。

中医辨证：湿热夹瘀证。

治法:清热利湿,兼以化瘀。

处方:先予翻白草 30 g、车前子(包煎)20 g 两味药煎汁,再吞服琥珀末 6 g,以清下止血治其标。药服 3 天,溲血已止。再予处方:苦参 20 g,熟地黄 15 g,山萸肉 15 g,怀山药 20 g,川萆薢 20 g,车前子(包煎)20 g,石菖蒲 10 g,乌药 10 g,益智仁 10 g,炮山甲(先煎)10 g,煅龙骨(先煎)20 g,煅牡蛎(先煎)20 g,以健脾益气,补肾固涩,调治其本。7 剂,每日 1 剂,早晚分服。

2016 年 5 月 14 日二诊。服上方后,患者小便仍浑浊,但较前好转,排尿不畅,腰酸痛楚,纳谷仍欠馨香,舌淡,苔薄白腻,脉细而无力。守上方增鸡内金健脾和胃、固肾缩泉。续服 7 剂。

2016 年 5 月 23 日三诊。服上方后,腰酸痛减,尿混见清,排尿得畅,舌淡红,苔薄白,脉细。效不更方,守上方续服 14 剂。

【按语】

苦参消浊汤是国医大师李济仁教授治疗乳糜尿的基本方药。他认为,乳糜尿的病机特点是以脾肾不足为本、湿热下注为标。《景岳全书》云:"若无内热而溺白者,多由饮食湿滞",盖脾之运化输布水谷精微,升清降浊,为生化之源;若脾不健运,升降失调,统摄无权,则湿与精液下注而成本证。曹惕寅前辈曾曰:"乳糜尿原肾虚,腰为肾之府,多半可见腰酸脚软之证。肾虚则肝亢,肝亢则脾弱,肝藏血,脾统血,一旦脏气下陷,不司统摄,乃致脂液不循轨道,随溺而出,如米泔水,且乳糜尿之侵袭,每于不知不觉间暗损人体。"本案患者尿浊复发后原治疗无效,表现为湿热夹瘀之象,故予清热利湿、化瘀之法。翻白草,味甘、微苦、微涩,性平、寒,归胃、大肠经,具有止血凉血、清热解毒之功效。其化学成分可水解鞣质及综合鞣质,作用于破裂的淋巴管黏膜后,可使蛋白质凝固,形成薄膜,致乳糜液能经淋巴道流至血液中。其收敛之性可使血液凝固，达到止淋止血作用。车前子利尿渗湿通淋，《神农本草经》云："主气癃，止痛，利水道小便，除湿痹。"《名医别录》云："男子伤中，女子淋沥，不欲食，养肺，强阴，益精，令人有子，明目，治赤痛。"石菖蒲味苦燥湿，芳香化湿。实验表明，石菖蒲煎剂对金黄色葡萄球菌、肺炎双球菌有抑制作用，α—细辛醚对金黄色葡萄球菌、肺炎双球菌、大肠杆菌有不同程度的抑制作用。治疗3天溲血即止，再以李老经验方苦参消浊汤加煅龙骨、煅牡蛎治之。苦参消浊汤由苦参、怀山药、川萆薢、车前子、石菖蒲、乌药、益智仁、炮山甲、翻白草等组成，有健脾益气、补肾固涩的功效。《本草衍义补遗》云："苦参，能峻补阴气"；李时珍云："苦参、黄柏之苦寒，皆能补肾……故又能治风杀虫。"调治月余，治病于本，多年未有复发。李艳教授嘱患者早期禁食含蛋白质、脂肪多、辛辣刺激性食物。多食清淡蔬菜，待小便恢复正常后可恢复食用低脂食物，如荠菜汤、马兰头、芹菜、鲜藕等。

【跟诊手记】

乳糜尿是一种顽固难治的慢性病，现代医学谓其主要由感染丝虫引起。此外，腹内结核、肿瘤、胸腹部创伤或手术、先天性淋巴管畸形等引起的淋巴管阻塞均可产生乳糜尿。其主要临床特征为小便混浊如乳脂，或似米泔、豆浆，或夹有黏稠之血丝、血块，甚至堵塞尿道，溺时涩痛，时愈时作，较难根治。本病属中医"膏淋"与"尿浊"范畴。对本病病因病机，《黄帝内经》曰："中气不足，溲便为之变"，《诸病源候论》曰："诸淋者，由肾虚而膀胱热故也……膏淋者，淋而有肥状如膏，故谓之膏淋，亦曰肉淋，此肾虚不能制于肥液，故与小便俱出也"，《景岳全书》云："有淋久不止及痛涩皆去，而膏淋不已淋如白浊者，此惟中气下陷及命门不固之症也”。《中医内科学》教材认为，本病多因湿热下注，蕴结于膀胱，以致气化不行，不能制约脂液而下流，故小便浑浊如米泔，甚则如黏腻之物，而尿道热涩疼痛。本病的发生与脾肾不足、湿热为患密切相关。气虚及脾，中阳不运，清阳不升，浊邪不降，留于肾与膀胱之间，则见尿浊。中气不足，脾失健运，则纳谷不馨。清阳不升则见头晕面白、少气懒言。湿热伤络则见血尿，气滞瘀凝则尿中见有赤白凝块。湿热流注关节则腰酸痛楚。根据中医理论，乳糜尿的病因不外两个方面：一是脾肾不足，一是湿热下注。前者是本，后者属标，李艳教授继承国医大师李济仁教授衣钵，运用的苦参消浊汤正是基于此病机而设立，并酌情加减用药。

（五）蛋白尿

任某，男，45岁，2017年5月15日初诊。

主诉：小便浑浊3年余。

现病史：患者小便浑浊3年。刻下：尿道血块瘀阻，小溲浑浊，面淡少华，形消肉减，神疲少言，腰背酸软，遇劳加重，纳谷寡味，舌淡红，苔薄白，脉细。尿常规示红细胞(＋＋＋)，白细胞(＋)，蛋白(＋＋)。

西医诊断：乳糜尿。

中医诊断：尿浊。

中医辨证：脾气虚弱证。

治法：健脾益气，止血固涩。

处方：黄芪25 g，白术15 g，苦参20 g，熟地黄15 g，山茱萸15 g，怀山药20 g，川萆薢20 g，车前子(包煎)20 g，石菖蒲10 g，乌药10 g，益智仁10 g，炮山甲(先煎)10 g，翻白草15 g，琥珀(先煎)6 g。14剂，水煎服，每日1剂。

2017年5月29日二诊。服上方后，患者小便浑浊较前改善，尿道仍有血块瘀阻，小便浑浊，面色无华，形消肉减，神疲乏力，少气懒言，遇劳加重，纳谷不馨，舌淡红，苔薄白，脉细弦。尿常规示红细胞(＋＋)，白细胞(＋)，蛋白(＋)。上方黄芪增至30 g，续服7剂。

2017年6月8日三诊。服上方后，患者明显感觉诸症较前改善。刻下：排尿稍畅，色渐清，不见血块，时有血丝，小便偶尔浑浊，纳谷不香，精神较前佳，睡眠、大便尚可。尿常规示红细胞(＋)，蛋白(－)。于前方加鸡内金10 g以开胃醒脾。并嘱善事珍摄，防反复变端。调治2个月，症状消失，尿液正常。

【按语】

本案患者尿浊反复发作3年，面色少华、神疲懒言、腰背酸软、尿中凝血、舌淡脉细，皆为脾气虚弱、固摄无权之象，故予健脾益气、止血固涩之法。李艳教授以国医大师李济仁教授自拟的经验方苦参消浊汤加黄芪、白术、翻白草、琥珀治之，主药苦参既能益肾养精，又能清热祛湿、杀虫，标本双顾，可谓治乳糜尿之要药。历代本草均载苦参杀虫之功，《本草衍义补遗》云："苦参能发补阴气"，李时珍云："苦参、黄柏之苦寒，皆能补肾……故又能治风杀虫"。又取六味地黄丸中三味补药作基础：熟地黄滋腻补肾、养阴益血；山茱萸补肝肾、益精气、壮元气、涩精止遗，使精气不得下流，为关键药；根据现代药理学研究，熟地黄可显著提高机体的免疫功能。《医学衷中参西录》云："山萸肉，味酸性温。大能收敛元气，振作精神，固涩滑脱。因得木气最浓，收涩之中兼具条畅之性，故又通利九窍，流通血脉……果肉有涩味者，其说或可信。"重用怀山药双补脾肾，使脾健肾强，以固其本。在临床报道中，山药可能延缓甚至逆转肾损伤的过程，怀山药多糖可促进正常小鼠腹腔巨噬细胞吞噬功能和正常小鼠的淋巴细胞转化。川萆薢利湿清浊，可分清化饮、温肾化气、去浊分清。临床报道称，用萆薢治疗乳糜尿36例中，治愈12例，好转18例，未愈6例，总有效率达83.3%。石菖蒲通窍而分利小便；益智仁味辛、性温，归脾、肾经，可温肾助阳、固精缩尿。乌药温肾缩尿、理气散寒、止痛；更佐车前子清热利尿通淋，车前子味甘、性微寒，归肝、肾、肺、小肠经，为治疗尿浊之要药；炮山甲活血通经，搜风去湿，解热败毒。诸药合用，标本兼治，疗效彰显。李艳教授嘱患者配合乳糜食疗汤日日熬粥饮，餐餐食炒菜。食疗汤对乳糜尿有一定的辅助治疗作用，药物与食疗汤配合，能使疗效得到明显提高，进而缩短病程。因严格的饮食管理是保证治疗效果和减少复发的关键，李艳教授嘱患者绝对禁止饮酒，少食或不食肥甘厚味辛辣饮食。在既往研究中发现，情志对反复发作者及青壮年男性患者的影响较大。因此，嘱患者保持心情舒畅，切忌消极悲观、忧郁自卑、焦虑恐惧，树立战胜疾病的信心，鼓励患者经常和朋友一起到户外活动，使其处于放松的状态，以转移或分散其对疾病的注意力。

【跟诊手记】

尿浊以小便混浊、白如泔浆，排尿时并无尿道疼痛为主证。本病多因湿热下注或脾肾虚亏、精微脂液下流所致。其初起宜清热利湿；病久宜培补脾肾，虚实夹杂者应两者兼顾。膏淋虽小便混浊如米泔，但排尿时有滴沥刺痛，与尿浊不同。尿浊有赤白之分，有精溺之辨。凡赤者多由于火，白者寒热俱有之，由精而浊者，其动在心、肾；由溺而浊者，其病在膀胱、肝、脾。《景岳全书·淋浊》云："白浊证，有浊在溺者，其色白如泔浆。凡肥甘酒醴，辛热炙爆之物，用之过当，皆能致浊。此湿热之由内生者也。又有炎热湿蒸，主客时令之气，侵及脏腑者，亦能致浊，此湿热之由外入者也。然自外而入者，少。自内而生者，多。总之，必有热证热脉，方是火证。清去其火，则浊无不愈矣。有浊在精者，必由相火妄动，淫欲逆精，以致精离其位，不能闭藏，则源流相继，淫溢而下，移热膀胱，则溺孔涩痛，清浊并至，此皆白浊之因热证也。及其久也，则有脾气下陷，土不制湿，而水道不清者，有相火已杀，心肾不交，精滑不固，而遗浊不止者，此皆白浊之无热证也。有热者，当辨心肾而清之；无热者，当求脾肾而固之、举之。治浊之法无出此矣。”

（六）妊娠期水肿

陶某，女，26岁，2016年6月17日初诊。

主诉：周身水肿1个多月。

现病史：患者自诉妊娠37周时，周身高度水肿，遂至当地医院住院，尿常规示蛋白(＋＋＋＋)，红细胞(＋＋)，白细胞少许，颗粒管型(＋＋)。血生化检查示血浆总蛋白降低，血脂示胆固醇7.23 mmol/L，三酰甘油2.4 mmol/L，血压160/90 mmHg。经利尿药、激素、卡托普利、双嘧达莫等对症治疗后，水肿减轻。足月自然分娩后血压正常，但尿常规检查示蛋白(＋＋＋＋)，红细胞(＋＋)，颗粒管型(＋)。刻下：全身水肿，尤以双下肢为甚，按之凹陷不起，小便不利，腿膝酸软，畏寒，乏力自汗，纳呆腹胀，便溏，舌淡红，苔薄白，脉弦滑。

西医诊断：慢性肾炎。

中医诊断：水肿。

中医辨证：气阴亏虚证。

治法：益气养阴，健脾补肾。

处方：黄芪50 g，党参20 g，石韦20 g，白茅根20 g，炒白术15 g，川断15 g，金樱子15 g，诃子肉15 g，覆盆子15 g，乌梅炭15 g，川萆薢15 g，旱莲草15 g，猪苓20 g，茯苓20 g，绞股蓝20 g，煅龙骨(先煎)20 g，煅牡蛎(先煎)

20 g,车前子(包煎)15 g,车前草 15 g。20 剂,水煎服,每日 1 剂,早晚分服。

2016 年 6 月 30 日二诊。服上方后,水肿明显减轻,复查尿常规示蛋白(+++),红细胞(+),颗粒管型(-)。刻下:双下肢仍轻微水肿,按之凹陷不起,腰膝酸软较前减轻,纳呆腹胀,便胀,舌淡红,苔薄白,脉弦滑。上方中黄芪增至 60 g,加益智仁 10 g、石菖蒲 10 g。续服 14 剂。

2016 年 7 月 15 日三诊。服上方后,尿检转阴,诸症明显好转。刻下:未见明显水肿,下午偶尔双下肢水肿,无明显腰膝酸软,精神佳,食纳可,睡眠可,二便调,舌淡红,苔白,脉弦。继续治疗 30 余剂后,诸症全消。复查尿常规正常、血脂正常,完全治愈。随访 1 年未复发。

【按语】

慢性肾炎作为内科常见病,发病率呈逐年上升的趋势,且发病趋于年轻化。蛋白尿是急慢性肾炎、肾病综合征常见的临床症状,中医虽没有针对蛋白尿进行专门论述,但由于此病可致人体蛋白质大量丢失,进而使血浆蛋白降低,导致出现全身水肿、气短乏力、腰痛等症状,故亦属中医“水肿”“虚劳”“腰痛”范畴。蛋白尿是慢性肾炎最常见的临床表现,也是慢性肾炎严重与否的判断标志之一。如何改善肾功能和消除蛋白尿直接关系着本病的发展和预后。因为尿蛋白漏出过多,不仅可造成肾小球系膜细胞和上皮细胞损害,也会加重肾小管间质局部缺血、缺氧及肾小球硬化的发生与发展。大量的研究发现,尿蛋白本身具有肾毒性,是进展性肾衰竭一种持久、独立的恶化因素,是慢性肾脏病预后不良的重要标志之一,所以减少和消除蛋白尿是保护肾脏功能的重要措施之一。临床上,为控制蛋白尿,患者要经常使用激素及免疫抑制剂等治疗,这样就不可避免地带来一定的不良反应,甚至会引起严重的并发症。李艳教授认为,脾气散精,灌注一身。脾虚则不能运化水谷精微，上输于肺而布运全身，水谷精微更与湿浊混杂，从小便而泄；肾主藏精，肾气不固，气化蒸腾作用因而减弱，致精气下泄，出于小便而为蛋白尿。取此二端，可见脾肾不足是产生慢性肾炎蛋白尿的关键。本案患者全身水肿，尤以双下肢为甚，按之凹陷不起，小便不利，腿膝酸软，畏寒等可辨为脾肾阳虚证，乏力、自汗又为气阴两虚证的表现。因此，在治疗时应益气养阴，健脾补肾。方中重用黄芪、党参、炒白术健脾益气以治其本。根据现代药理学研究，党参总皂苷能降低高脂血症大鼠血清总胆固醇、甘油三酯、低密度脂蛋白胆固醇含量，提高一氧化氮和高密度脂蛋白胆固醇含量，具有调节血脂的作用；辅以川断、金樱子、诃子肉、覆盆子、乌梅炭补肾壮腰，收敛固精，以防蛋白质的大量流失；川萆薢、石韦利湿清热，分清泌浊；白茅根、旱莲草凉血止血。综合全方，共奏健脾补肾、收敛固涩之功。临床应用时，再结合具体病情，化裁治之。

【跟诊手记】

由于慢性肾炎与其他疾病相比，病程较长，且患者发病时感到十分痛苦，不仅影响了正常的工作和生活，也给家庭带来了经济负担，部分患者的心理和精神压力很大，常可导致抑郁。因此，除给予患者及时的针对性治疗外，还应重视对患者的日常护理。李艳教授在诊治疾病过程中积极与患者沟通，嘱患者以积极乐观的态度，树立长期抗击病魔的信心，鼓励患者发泄负性情绪，指导患者家属为患者提供低蛋白饮食，多食蔬菜，限制盐和辛辣刺激性食物的摄入，戒除以往不良饮食习惯、烟酒习惯。同时，日常可适当选择有氧运动如散步、慢跑等促进疾病康复，增强免疫力。

(七)肾病综合征

蒋某,男,12岁,2017年6月15日初诊。

主诉:腹肿1个多月。

现病史:患者1个多月前因感冒发热后,出现全身乏力,严重水肿,尤以腹部及下肢为甚,阴囊肿如葫芦,行如鸭步,皮肤光亮,伴纳呆腹胀,小便短赤,大便溏薄。外院尿常规示蛋白(++++),红细胞(++),颗粒、管型(++);血脂示胆固醇8.02 mmol/L,甘油三酯2.40 mmol/L,血沉45 mm/h,诊断为肾病综合征,外院曾予泼尼松、环磷酰胺及利尿药治疗,效果不明显。刻下:水肿,腹部及双下肢尤甚,周身乏力、困倦,皮肤光亮,纳呆腹胀,眠差多梦,舌淡红,苔薄白,脉细弦。

西医诊断:肾病综合征。

中医诊断:水肿。

中医辨证:脾肾两虚证。

治法:健脾益肾,清利湿热。

处方:黄芪25 g,党参15 g,白术15 g,土茯苓10 g,川萆薢15 g,石韦12 g,车前子(包煎)15 g,葶苈子10 g,白花蛇舌草12 g,黄柏9 g,知母9 g,细生地15 g,桂枝6 g,制附子(先煎)6 g。7剂,水煎服,每日1剂,早晚分服。另六味地黄口服液,每次1支,每日3次。嘱注意休息,无盐饮食。

2017年6月25日二诊。服上药服后,水肿大减,阴囊肿处全消。唯晨起面部轻度水肿,口干欲饮,汗多,怕热。尿常规示蛋白(++),血沉正常。方已奏效,无须更张,守上方加青蒿15 g、白薇15 g,以求滋阴退热。

2017年7月20日三诊。前方辨证治近1个月,诸症悉除,尿检正常,血脂亦正常。继服巩固治疗1个月,随访至今,未见病发。

【按语】

本案方中药用黄芪、党参、白术健脾益气，共为君药，气行则水行；车前子、葶苈子利水通淋；土茯苓、川萆薢、石韦利水渗湿；少用桂枝，制附子温肾助阳；六味地黄丸滋补肾阴，乃阴中取阳之意。肾病综合征病本在肾，故用药时必须以益肾为主，抓住根本，方可打破恶性循环，扭转病机。肾病综合征，尤其是难治性肾病综合征的发病机制复杂，目前糖皮质激素仍是首选治疗药物。在肾病综合征治疗的开始阶段，必须用大剂量激素，但激素的不良反应较多。如何减少激素不良反应而增加疗效是肾病综合征治疗成功的关键。在激素治疗的初始阶段，多有引起肾上腺皮质功能亢进症的症状如面色潮红、五心烦热、舌红无苔、脉细数，这符合中医阴虚火旺的证候。滋阴清热药白花蛇舌草、黄柏、知母、细生地的应用，可明显改善使用糖皮质激素所出现的阴虚内热症状。本方补肾气而不滞邪，制湿浊而不伤正，实为治疗肾病综合征水肿之良剂。另外，已有研究证明温补肾阳类中药具有保护肾上腺皮质免受外源性激素抑制而萎缩的作用。因此，当激素减量时，每出现不同程度的激素撤减综合征如头晕、耳鸣、尿清长、舌淡胖、脉象细微时，可酌用肉苁蓉、菟丝子、补骨脂等补肾温阳之品。患者二诊后症状有所缓解，应用激素及温阳药后阴虚症状明显，考虑此为虚热之象，故予青蒿、白薇对症处理。

【跟诊手记】

肾病综合征属中医“水肿”范畴，水肿在《黄帝内经》中也被称为“水”，《灵枢·水胀》中对其症状做了详细的描述，如“水始起也，目窠上微肿，如新卧起之状，其颈脉动，时咳，阴股间寒，足胫瘇，腹乃大，其水已成矣。以手按其腹，随手而起，如裹水之状，此其候也”。元代朱丹溪在《丹溪心法·水肿》中将水肿分为阴水和阳水两大类，指出“若遍身肿，烦渴，小便赤涩，大便闭结，此属阳水；遍身肿，不烦渴，大便溏，小便少，不涩赤，此属阴水”。中医认为，本病的发生与外邪侵袭、内伤脾肾有关，但外因必须通过内因而起作用，因此脾肾虚损为本病发病的基础。现代医学认为，肾病综合征是多种肾小球疾病所引起的一组临床综合征，并非独立的疾病。其临床特征为大量蛋白尿(≥3.5 g/24 h)、低蛋白血症(＜30 g/L)、水肿及高脂血症。大量蛋白尿和低蛋白血症为其诊断的必备条件，严重的蛋白尿(≥3.5 g/24 h)是肾病综合征的标志。长期丢失大量蛋白，最后终会造成低蛋白血症。同时，水肿的出现及其严重程度与低蛋白血症呈正相关。当血白蛋白浓度下降时，血浆胶体渗透压严重下降时，才会发生水肿，水肿常渐起，多见于踝部，严重者可有胸腔积液和腹腔积液。慢性肾炎蛋白尿的关键病机为脾肾不足，临床常忽视本质，只针对水肿施以利水之剂，最终导致阴伤水停。李艳教授常言：“中医药治疗注重辨证施治，不宜一味强调利水，以免阴伤水停，利水则伤阴，滋阴则助湿，会给组方用药带来困难。”

李艳教授认为，导致肾病综合征的发病因素较多，且该疾病病程较长，容易反复发作，所以临床治疗面临着一定的困难。很多患者容易出现多种并发症，使其整体生活质量受到影响。我们一定要积极评估患者的心理，并提供针对性的心理疏导，对患者多关心，关注其情绪变化，采取有效的措施帮助患者树立信心，叮嘱患者限制盐的摄入，禁食高胆固醇和高脂肪食物，多补充维生素，尽可能避免劳累而加重肾脏的负担。

(八)慢性肾衰竭

刘某,男,34岁,2018年4月5日初诊。

主诉:反复水肿3年余。

现病史:患者3年多前出现全身水肿,初起症见恶寒发热,腰痛尿少,一身悉肿。经外院诊为肾炎,用激素等治疗后诸症缓解。近1年来症状反复,病情加重。刻下:水肿、双下肢尤甚,按之凹陷,头晕乏力,腰酸膝软,夜寐梦扰,口苦心烦,时时欲呕,不欲饮食,小便量少,大便偏干,舌红,苔黄腻,脉沉缓无力。查体:形体消瘦,面色晦暗,目窠水肿,下肢凹陷性水肿;尿常规检查示蛋白(+++),颗粒管型(++);肾功能示尿素氮45 mg,肌酐8.4 mg,血压165/105 mmHg。

西医诊断:慢性肾衰竭。

中医诊断:水肿。

中医辨证:脾肾两虚证。

治法:健脾益肾,清热化浊。

处方:黄芪30 g,白术15 g,石韦15 g,土茯苓20 g,泽泻20 g,姜半夏9 g,广陈皮15 g,竹茹10 g,白花蛇舌草20 g,山栀子10 g,菟丝子15 g,枸杞子15 g,大黄(后下)10 g,益母草20 g。14剂,水煎服,每日1剂,早晚分服。

2018年4月23日二诊。服上方后水肿较前减轻。刻下:双下肢轻微水肿,按之凹陷不起,乏力,腰膝酸软,眠差梦多,心烦口苦,纳差,二便尚可,舌红,苔黄腻,脉沉缓无力。效不更方,续服14剂。

2018年5月8日三诊。本方加减迭进,治疗3个月,水肿消失,精神日觉健旺,呕吐止,饮食佳,形体逐渐恢复,小便增多,大便微溏,舌略红,苔薄白,脉沉缓。尿常规检查示尿检蛋白(±),血压正常;肾功能基本正常。上方加女贞子15 g、旱莲草15 g、紫丹参15 g,以增强养阴生津活血之功。30余剂,水煎服,每日1剂。

【按语】

水肿初起多从眼睑开始，继则延及头面、四肢、腹背，甚者肿遍全身，也有的水肿先从下肢足胫开始，然后及于全身。轻者仅眼睑或足胫水肿，重者全身皆肿，肿处皮肤绷急光亮，按之凹陷即起，或皮肤松弛，按之凹陷不易恢复，甚则按之如泥。《丹溪心法》云："水肿者，通身皮肤光肿如泡者是也，以健脾渗水利小便，进饮食、元气实者可下。"本案患者病史较长，病情虚实夹杂。水肿，因脾虚不能制水而致水渍妄行，当以芪术补脾，使脾气得实，则自健运，自能升降。运动其枢机，则水自行。方中黄芪、白术健脾益气，配菟丝子、枸杞子补肾以治其本，土茯苓、山栀子以解毒降浊治其标。患者大便偏干，方中应用大黄通腑泄热。李艳教授认为："由于慢性肾衰竭引起多系统的损害常表现为严重的综合征，用药难免顾此失彼。从中医的角度看，要标本兼顾，寒热并用，升降互用，攻补兼施。切忌忽寒忽热，或单纯呆补、攻下。治疗过程中应抓住健脾益肾、清热化浊这一原则。"

【跟诊手记】

中医认为，慢性肾衰竭的病因有外感、内伤和他病转化三类。现代医学认为，慢性肾衰竭是因各种原因导致的肾单位的严重受损，导致体内代谢产物潴留，进而水电解质及酸碱平衡失调、内分泌功能紊乱的一种临床综合征。根据不同的临床表现，分属中医"关格""癃闭""虚劳""水肿""腰痛"等范畴。各种原因导致脾、肾受损、二便失司、三焦气化严重障碍、分清泌浊功能减退，使秽浊不得外泄、积聚体内、蕴积于血，是本病发病的主因。《素问·阴阳别论》中提出"三阴结谓之水"，《素问·水热穴论》曰："肾者，胃之关也，关门不利，故聚水而从其类也。上下溢于皮肤，故为跗肿。跗肿者，聚水而生病也。”《诸病源候论》曰：“水病者，由肾脾俱虚故也。肾虚不能宣通水气，脾虚又不能制水，故水气盈溢，渗液皮肤，流遍四肢，所以通身肿也。”李艳教授认为，慢性肾衰竭的病程较长，病机错综复杂，既有气血阴阳的不足，又有湿浊瘀血内蕴，属本虚标实、虚实夹杂之证。本病病位在脾、肾，但常波及肝、心、肺、膀胱、三焦、胃等脏腑。慢性肾衰竭的临床表现皆属本虚标实、虚实夹杂之证。正虚有气、血、阴、阳之不同，邪实有外邪、湿浊、热毒、瘀血、动风、蕴痰之异。因此，治疗必须抓住标本缓急，标本并重，攻补兼施，方可获效。经多年临床观察，一般慢性肾衰竭在病变进展或感受外邪而使病变加剧时，以实邪为主；在稳定期，则表现为以正虚为主。在慢性肾衰竭的整个治疗过程中，应注意调理脾胃。脾为后天之本、气血生化之源，不论从饮食上还是用药上，都宜顾护胃气，否则食药难进，预后必然不佳。

（九）继发性不育症

郑某，男，34岁，2017年4月23日初诊。

主诉：不育10年。

现病史：患者结婚10年一直未育，体检睾丸、附睾均无异常发现。精液检查示色灰白，质略稀，量约2毫升，5次查找无精子。经中西医多次治疗，罔效。患者配偶健康。刻下：经常头晕腰酸，手足欠温，会阴坠痛，神困肢软，脉濡细无力，舌淡胖，苔薄白。

西医诊断：继发性不育，少弱精症。

中医诊断：不育。

中医辨证：肾阳亏虚证。

治法：温补肾阳，育精养血。

处方:淫羊藿 30 g,仙茅 15 g,威灵仙 9 g,枸杞子 25 g,覆盆子 15 g,酒炒菟丝子 20 g,石楠叶 15 g,制首乌 15 g,肉苁蓉 15 g,山茱萸 15 g,潼蒺藜 15 g,15 剂。

2017 年 5 月 7 日二诊。服药后头晕腰酸好转,精神略振。守上方加锁阳 12 g、狗脊 15 g,15 剂。

2017 年 5 月 22 日三诊。四肢渐暖,阴部坠痛大减,拟原方继服 15 剂。

2017 年 6 月 5 日四诊。复查精液常规示量约 3 毫升,色灰白,质稠,精子数 7 000 万个,活动率 74%以上。守上方加巴戟天 15 g,继服 15 剂。

2017 年 6 月 20 日五诊。病愈神振,依上方删锁阳,增五味子 12 g、车前子(包煎)9 g,15 剂,炼蜜为丸,日服 2 次,每次 15 g。时隔 2 个月,患者与爱人一同登门报怀孕之喜。翌年产一男孩。

【按语】

“精”在中医学中有着丰富的含义,《素问・金匮真言论》云:“夫精者,身之本也。”广义上来说,精是构成人体和维持生命活动的重要物质,是人体生命的本原。《素问・六节藏象论》中明确提出了精藏于肾,“肾者,主蛰,封藏之本,精之处也”,肾藏生殖之精。《素问・上古天真论》云:“丈夫八岁,肾气实,发长齿更;二八,肾气盛,天癸至,精气溢泻,阴阳和,故能有子。”男性无精子患者,临床并不鲜见,本案患者属肾亏之证,尤以肾阳亏虚为多。患者气耗精伤,导致肾气亏虚,命门火衰,精室失于温煦,精气失于温养而见精气虚冷之症。《诸病源候论》说:“丈夫无子者,其精清如水,冷如冰铁,皆为无子之候”,临床表现为患者面色偏白,精神萎靡,神疲乏力,四肢不温,腰膝冷痛,性欲淡漠,或有阳痿,早泄,伴阴部湿冷,小便清长,舌淡胖,苔白润,脉沉细无力。治宜温肾补精,散寒通络。据此,李艳教授运用三仙种子汤益肾生精,治疗多例，均获显效。三仙中淫羊藿、仙茅为补肾阳，助命火，益精气之要药，配威灵仙宣经通络，三者相合，促使精子生长。石楠叶、制首乌、肉苁蓉、山茱萸、潼蒺藜为治疗内伤阴衰、肾亏髓耗之上品。更有古今种子良药枸杞子、覆盆子、酒炒菟丝子相伍，其生精大有望耳。本案因无精子致男性不育症，中西医长期治疗无效。今辨其证属肾阳虚损，命门火衰，无力生精；论其治，宜温肾填精，运用三仙种子汤图获效。二诊加锁阳、狗脊以兴阳通络，故很快使四肢转温、会阴部坠痛减轻。后拟丸方去锁阳，盖虑其久服滑肠之弊。加五味子、车前子以助滋水益精之功，而符五子衍宗丸之旨。可见，治疗无精型男性不育症，温补肾阳是为根本之法。

【跟诊手记】

《宜麟策·男病》中关于男子不育的病因病机有“疾病之关于胎孕者，男子则在精，女子则在血，无非不足而然”的论述，即不育症病因为“精不足”。《黄帝内经》将肾定义为藏精、主生殖的重要脏腑。男子以精为本，肾精充足，则人体的生长发育和生殖功能正常。《达生篇》中有：“其精薄而无力，如秕种不能生芽，故难生。即生，多多皆未成人而夭。即幸而不夭，亦必单弱柔懦，无大叔立。”

中医认为，男性不育症多以肾虚为主，在治疗上以补肾为根本。这种认识对男性不育症的治疗曾起过很大作用，至今仍是不可否认的重要方法。但验之临床，这种以肾虚为主的学说有一定的局限性。因此，只有从不同的角度分析，才能全面地认识其病因病机。首先，从脏腑生理病理变化看，非独肾之功能不足可致男性不育，肝、脾功能的失调亦可致不育。而育龄是指男性从“肾气盛，天癸至，精气溢泻”到“筋骨隆盛，肌肉壮满”的时期，此期机体精力旺盛,体力充沛,邪气难袭。若病,以邪实为多,或由邪实致虚,正虚者少见。故肝气郁结、气血不运、脾失健运、水湿内停、痰湿蕴结、湿热阻滞亦是不育的常见病机。从病证上看,不育症有虚、实、寒、热之分,近年发现实证、热证渐增。因情志内伤、外感病邪、过食肥甘、恣贪酒色等致病,多为实邪,最易导致气血瘀滞、湿热下注。而先天禀赋不足、精气虚弱致病,逐渐减少。现代生活方式的改变、生存环境的影响、营养状况的改善、饮食结构的变化、疾病谱的推移,使正虚的发病率明显下降,而产生湿热、血瘀、痰湿的概率增多。从临床症状看,男性不育者表现出腰膝酸软、足痿无力、头晕目眩、发脱齿摇、精神萎靡、健忘恍惚、食少纳呆等虚性症状已不多见,多数患者临床多见阴囊潮湿、坠胀疼痛、阴囊静脉迂曲成团、腰酸、尿黄、尿浊、性情急躁等湿热血瘀类实证表现。

第五章 心脑系疾病

第一节　心血管疾病

心血管疾病以冠心病、高血压病最常见。本节内容将分开介绍冠心病和高血压病。

冠心病

一、概　　述

冠心病即冠状动脉粥样硬化性心脏病，是心脏冠状动脉因粥样硬化、粥样斑块等病变使管腔狭窄、闭塞导致血液循环障碍，引起心肌缺血、缺氧的一种心脏病。多发生于 40 岁以后，男性多于女性。本病属于中医“胸痹”“心痛”范畴，最早记载始见于《黄帝内经》。本病是因心之气血不足，阴寒、痰浊、瘀血等邪气留踞胸中，郁阻脉络而致胸闷，重则胸膺、背、肩胛间痛，两臂内痛，短气为特征的一种常见的心胸病证。轻者仅膻中或胸部憋闷、疼痛，可伴心悸，称为厥心痛；重者心痛彻背，背痛彻心，疼痛剧烈而持续不能缓解，四肢厥逆，面色苍白，冷汗淋漓，脉微欲绝，旦发夕死，夕发旦死，称为真心痛。

二、学 术 观 点

（一）治胸痹，先别病因

《金匮要略·胸痹心痛短气病脉证治》曰："夫脉当取太过不及，阳微阴弦，即胸痹而痛，所以然者，责其极虚也。今阳虚知在上焦，所以胸痹、心痛者，以其阴弦故也。"两手脉关前为阳，关后为阴。阳微指寸脉搏动无力，左寸属心，右寸属肺，两寸脉鼓动不足，说明胸阳虚衰；尺脉属阴，阴弦说明下焦阴寒太盛，水饮内停，说明胸痹心痛是因上焦阳虚，阴邪上乘，正邪相搏，胸阳痹阻而成。唐宋以前众多医家一致认为，气滞、痰浊、瘀血是胸痹心痛的病因病机，明代徐用诚在前人理论的基础上，做了补充。他在《玉机微义·心痛》中说："有病久气血虚损，及素劳作羸弱之人患心痛者，皆虚痛也。"这一认识为后世医家辨证治疗胸痹心痛奠定了基础。胸痹心痛病位在心及心之脉络，涉及肝、脾、肾，属本虚标实、虚实夹杂之证。本虚常为心、脾、肾不足，标实常为寒凝、痰浊、瘀血、气滞等阻滞脉络。本病患者常为素体虚损，往往复加饮食不节、情志失调、外邪侵袭等因素而诱发本病。

（二）分病性论治，分主方通痹

冠心病的主要临床特点：胸痛常位于胸骨体上段或中段的后方，可放射至左肩、左前臂内侧达无名指与小指，常伴心悸、气短、自汗等，历时短暂，持续几秒至几分钟缓解。严重者疼痛剧烈，并持续不解，汗出肢冷，面色苍白，唇甲青紫，心跳加快，或有心律失常等危象，可发生猝死。症见心悸心慌，形寒肢冷，腰酸乏力，舌淡白，脉沉细，属心肾阳虚；胸痛隐隐，心悸自汗，声息低微，苔薄，脉弱，属心气不足；胸中痞塞闷痛，心悸气少，痰多，喘咳频作，不得平卧，苔厚腻脉滑，属痰浊阻络；胸痛如针刺，痛有定处，拒按，入夜痛甚，舌紫暗，脉沉涩，属瘀血阻滞；胸痛走窜，胸胁满闷，因情绪波动而变化，纳呆，善太息，苔薄脉弦涩，属气机郁滞。中医认为："痛则不通，通则不痛"，治"痛"的关键在于"通"。"通"的内涵十分广泛，不仅单指活血、行气、化瘀，也指补虚、助阳、温里等方法。

气虚、阳虚证：因心失肾阳温煦所致，可发生心绞痛。症见：心悸心慌，心中惕惕而动，肢体乏力，畏寒肢冷，唇甲淡白，舌淡，苔薄白，脉细弱或虚大无力。治法：益气温阳，源痹通络。方用归芎参芪麦味汤，加大黄芪用量，潞党参改为红参。阳虚明显者加肉桂、附子。若阳虚严重，复加寒邪侵袭，导致气机痹阻，可引发心肌梗死、急性左心室功能不全。症见：心前区或胸骨后猝然疼痛剧烈，伴冷汗，面色苍白，胸闷气短，神志烦躁，四肢逆冷，甚至昏厥，脉结代，舌紫暗，苔微黄。先急服苏合香丸以温通开窍，再以归芎参芪麦味汤加失笑散、四逆汤化裁。厥证之治稍有延迟，则厥甚、汗出而心阳暴脱，即心源性休克。症见：心前区持续剧烈疼痛，伴喘闷气短，心悸冷汗，面色苍白，四肢厥冷，唇指青紫，恐惧不安，脉沉细或结代或脉微欲绝，舌紫暗而干，苔少或无。治当速以固脱救逆，以四逆汤、独参汤应其急，病缓阳回则用基本方合四逆散调治固本。

血虚、阴虚证：年高中气衰，或病程延久，气血双亏，心失肾阴润养则现阴虚之症，另肝阴失养、肝阳上亢亦可致病。症见：眩晕、心悸而烦，惊惕不安，失眠怔忡，心中灼热似饥，肢麻，口干面赤，舌绛、苔少或无，脉细数或结代。阴虚阳亢者，血压往往偏高。治以滋阴养肝，补肾安神。用归芎参芪麦味汤并早晚分服柏子养心丸。高血压者酌加何首乌、白芍、干地龙调治。

血瘀证：气滞日久不愈或阳虚血行不利，均致瘀血阻络为病。症见：胸痛如针刺，痛有定处，拒按，入夜痛甚，心悸气短呈阵发性，口唇发绀，舌紫暗或边有瘀斑，脉沉涩。常伴心绞痛，甚则心肌梗死。治法：活血化瘀，通络止痛。方用归芎参芪麦味汤加失笑散及红花、甘松。如若脉结代，则加苦参、甘松。

痰浊壅盛证：心脾亏虚、痰浊阻络则见胸中痞闷疼痛，心悸气少，咳唾痰涎，呼吸急促，不得平卧，舌淡，苔厚腻，脉缓滑。治法：宣痹通阳，化痰逐饮。方用归芎参芪麦味汤合瓜蒌薤白半夏汤加枳实。

气机郁滞证：胸阳不振或情志、寒邪所伤等均可引起气机郁滞。胸痛走窜不定，胸胁满闷，气短，症状因情绪波动而减轻或加重，食少纳呆，善太息，苔薄白脉弦。治法：开胸理气，通络止痛。方用归芎参芪麦味汤加金铃子散、广郁金、枳实。

三、临 床 特 色

（一）创设归芎参芪麦味汤

对多种类型的冠心病，李艳教授以国医大师李济仁归芎参芪麦味汤临证加减施治，疗效显著。方剂组成：当归、潞党参、紫丹参各 15 g，川芎、五味子各 10 g，黄芪 20 g，麦冬 12 g。方中当归功擅补血活血，与“血中气药”川芎配伍，更增活血化瘀、养血活血之功，故为君药；潞党参益气生津养血，黄芪补气升阳，益卫固表，辅佐君药共同扶正；专入血分的紫丹参活血通络，祛瘀止痛；麦冬养阴润肺，益肾清心，生津除烦；五味子生津敛汗，敛肺滋肾，宁心安神。

（二）重视肝脾同治

肝脾为气机之枢，“中枢旋转，水木因之而主升，火金因之而右降”。若升降有序，气机通畅，人即安康。若肝脾为病，升降失司，气机不畅，则阻碍肺气的宣发与肃降，进而影响到心，即可诱发或加重胸痹。李艳教授临证十分重视肝脾气机的调畅，主张调理肝脾当重升降，心主血脉，肝主疏泄、调畅气机，心藏神，肝藏魂，心肝两脏密切相关，相互为用，共同维持心血运行，情绪调节。正如《薛氏医案》云:“肝气通则心气和,肝气滞则心气乏。”清代陈士铎说:“肝旺则心旺。”胸痹的病位虽然在心,病机的关键在于心脉瘀阻,但“气为血之帅”,气统帅着血的运行,气行则血行,气滞则血瘀,所以气机的通畅与否对胸痹的形成起着关键的作用。若情志抑郁,肝胆郁滞,气机不得升降自如,则血行不畅,血脉瘀阻,累及心脉则发为胸痹。选方用药常以理气活血、健脾燥湿并用,喜用香附、柴胡等气分血药,以及郁金、川芎、莪术、丹参、鸡血藤等血中气药,同时善用青皮、枳壳、厚朴、延胡索、川楝子、佛手、苏梗、槟榔、莱菔子等理气药,善用菊花、钩藤、地龙、白芍清肝降火。临证中,应重视升降相配,使上下得以贯通,如川芎、香附调畅中焦升降等,旨在气通血畅,则诸郁自消。同时治肝又“不止于肝”,主张“五脏相关,多元调治”,依据“五行生克乘侮”的理论,以整体观念为指导,临证以培土荣木、扶土抑木、滋水涵木直接或间接治肝,殊途同归。

四、验案精选

(一)心气虚证胸痹

徐某,女,55岁,2020年1月9日初诊。

主诉:胸闷、心慌1年余。

现病史:2019年患者无明显有诱因下出现心慌、胸闷,后就诊于本院,查超声心动图示风湿性心脏病;二尖瓣轻-中度狭窄伴轻-中度反流;左心房扩大,左心室舒张功能减退。刻下:心胸隐隐胀痛不舒,牵扯到后肩部,活动后加重,时有怕冷,乏力明显,饮食、睡眠可,舌淡红,苔薄白,脉弱。

西医诊断:风湿性心脏病。

中医诊断:胸痹。

中医辨证:心气亏虚证。

治法:益气温阳,活血化瘀。

处方:当归 15 g,苦参 12 g,黄芪 35 g,川芎 15 g,甘松 12 g,党参 25 g,丹参 25 g,制附子(先煎)9 g,桂枝 9 g,水蛭 9 g,薤白 10 g,制延胡索 30 g,秦艽 15 g,地龙 15 g,白芍 30 g。15 剂,水煎服,每日 1 剂,早晚饭后 30 分钟服。

2020 年 4 月 24 日二诊。患者服药后,心胸部隐痛持续改善,时烘热汗出,口干多饮,夜间明显,眠差易醒,饮食可,舌体胖大,苔白,脉细。于上方基础上去黄芪、制附子、桂枝、薤白、秦艽、地龙、白芍,加炒白芍 30 g、仙茅 15 g、淫羊藿 15 g、玄参 15 g、淡竹叶 10 g、浮小麦 30 g、甘草 10 g、郁金 20 g。15 剂,水煎服,每日 1 剂,早晚饭后 30 分钟服用。

2020 年 6 月 24 日三诊。患者继服月余后,诸症皆除,疗效满意。

【按语】

张仲景在《金匮要略》中将心痛与胸痹同篇论述,其所论心痛亦属于"阳微阴弦"病机所致的心胸疼痛。该篇附"九痛丸"治疗"九种心痛",引出歧义不少。此后,"心痛"指心胸痛还是胃痛,或者二者兼之,众说纷纭,各执己见。隋代巢元方在《诸病源候论》中将胸痹的内涵做了拓展。他指出,除指心、肺疾病外,胸痹还包括了一些疾病。所以,现今临床诊断为肋间神经痛、肋软骨炎、带状疱疹等如表现为胸部闷窒疼痛者,也可从中医胸痹论治。

《黄帝内经》中引起心痛的病因比较复杂。外来时令异常可以致病,饮食不节、七情内伤、血瘀、痰浊、血虚也可引发心痛。他经、他脏传变也可致病。疼痛的机制有不通作痛和牵引作痛两种。气候异常是胸痹心痛的病因之一,如《素问·气交变大论》曰:"岁火不及,寒乃大行……民病胸中痛,胁支满……心痛暴瘖。"气候变化作为一个诱发冠心病的因素,已逐渐为现代医学界所重视。六淫邪气皆可导致心痛，但主要为寒邪和热邪作祟。《仁斋直指方论》不仅指出了心痛的病因，而且对其治疗原则及有效方药也有精辟的总结："真心果痛，不知能愈否乎？然则治剂之法将何如？曰：热者凉之，寒者温之，感受风邪者散之，顺气调血，逐水豁痰，此其要略耳。"本例患者以心胸胀痛不适为主要表现，平素情绪不畅，导致肝郁气滞。气虚则神疲，气短易汗出，心失所养，神不安宁故见心烦、失眠。所以方中黄芪、党参扶正补虚，当归、苦参、川芎、甘松、丹参、水蛭、秦艽、地龙活血化瘀，制附子、桂枝、薤白通阳散结，制延胡索、白芍止痛。全方配伍严谨，环环相扣。治疗本例患者时，在补益心气的同时勿忘固本培元。故方以益气温阳以助生化之源，活血祛瘀而通血脉。二诊时，患者疼痛缓解，但汗出仍旧明显，故去黄芪酌加敛汗养阴之浮小麦，患者口干明显，加淡竹叶以清热除烦，加郁金、玄参则加强理气之功。诸药合用，疗效满意。

【跟诊手记】

本患者是一位中老年女性，体形偏瘦，面色暗黄，在陈述病情时多次强调不适，反复询问后，发现患者既往有精神分裂病史，自述曾因疗效欠佳与家人争吵数次。李艳教授认为，胸痹心痛多见于心气不足或心阳不振，血脉失于温煦，鼓动无力而痹阻不通者。患者平素因郁怒伤肝而致肝失疏泄，肝郁气滞，甚则气郁化火，灼津成痰，气质痰浊，闭阻心脉，而成胸痹。

（二）痰浊闭阻胸痹

张某，男，72岁，2019年10月25日初诊。

主诉：胸闷2月余。

现病史：患者今年8月出现胸闷不适，外院诊断为冠状动脉粥样硬化性心脏病；高血压3级（很高危）；高脂血症。住院后予抗血小板聚集、调脂、降压、抑制心室重塑、预防猝死、营养心肌、活血化瘀、抑酸等治疗，症状有所好转。刻下：时有胸闷，偶有劳累后头晕。平素乏力，嗜睡，饮食、睡眠可，大小便基本正常，舌淡红有裂纹，苔白厚，脉实滑。

西医诊断：冠心病、高血压病。

中医诊断：胸痹。

中医辨证：痰浊闭阻证。

治法：通阳泄浊，豁痰宣痹。

处方：当归15 g，甘松9 g，苦参9 g，川芎15 g，丹参20 g，泽泻15 g，水蛭8 g，葛根30 g，天麻10 g，瓜蒌15 g，薤白10 g，地龙15 g，麦冬15 g，制半夏12 g，炒白术20 g。15剂，水煎服，每日1剂，早晚饭后30分钟服。

2019年12月13日二诊。患者胸闷、头晕等症均较前明显改善。刻下：患者血压控制良好，平素乏力，嗜睡，饮食、睡眠可，大小便基本正常，舌淡红有齿痕，苔白厚，脉细涩。守方续服20剂，水煎服，每日1剂，早晚餐后半小时服。

【按语】

本案患者是一位老年男性，肥胖体沉，面色暗红，在陈述病情时多次强调肢体乏力不适，反复询问疾病预后。自诉其曾多次就诊外院但疗效欠佳，因此心情急躁。患者情志不舒，气机郁滞，针对痰浊闭阻型胸痹心痛的治疗，首先应分清标本虚实，标实应辨清痰浊、血瘀、气滞、阴寒的不同，本虚应予阴阳气血之区分，同时以先治标后治本或标本同治为治疗原则，治标以化痰行气活血为主，治本以益气养阴为主。本案患者以四肢乏力为主要表现，其平时乏力，嗜睡，导致机体气机运行不畅。气机不利则运化失调，经脉闭阻则引起痰浊阻滞。痰浊困脾，脾失健运，水湿浸渍四肢、肌肉，故患者肥胖体沉；又痰浊困脾，不能振奋阳气，则患者倦怠、乏力，脾受痰阻，痰浊上泛，则口苦、脉滑为痰浊内阻之象。预防本病必须高度重视精神调摄，避免大喜、大怒、忧思无度，保持心情愉快。故予瓜蒌薤白半夏汤加减，化痰通阳，化浊开窍。方中以瓜蒌为君药，祛痰开胸散结，宣阳通痹；薤白、制半夏、当归、川芎、丹参、水蛭、地龙、甘松、苦参、葛根、麦冬共为臣药，其中薤白通阳行气止痛，制半夏降逆祛痰逐饮，当归、川芎、丹参活血化瘀，水蛭、地龙化瘀通络，甘松理气止痛，苦参去心腹积聚，炒白术健脾渗湿，除痰湿生化之源，葛根生津止渴，麦冬养阴生津，葛根、麦冬共用滋补心阴，泽泻性凉，可清热、泻浊邪，使邪不扰心，心神清宁，为佐药。

【跟诊手记】

痰为人体的病理产物，质地稠浊而黏，流动性小，最易内停于肺，影响肺气的宣降，以咳嗽痰多、痰黏、胸闷为主症。若停于中焦，则阻碍脾胃气机，致胃失和降。饮是一种较水浊、较痰稀的液态病理产物，常停聚于某些腔隙及胃肠。诸家论痰，大致认为心痛主要因痰邪停滞、痹阻心阳所致。涤痰为祛痰法之一，多指荡涤顽痰不化者，如痰饮停聚胁下。痰邪致病多端，临床多种疾病与痰邪相关。瓜蒌薤白半夏汤由全瓜蒌、薤白、半夏组成；煎药时，加黄酒或米醋 30 mL 可提高疗效。瓜蒌可散心胸之水，薤白可温畅心胸阳气而化阴浊，半夏化其痰湿，适用于心胸满、闷、痛等心胸病有邪之证。心阳虚，兼心慌、胆小者加桂枝；（此桂枝不用尖，而用体；桂心补心阳较桂枝尖更佳。）上焦兼水湿重者加茯神（茯苓去上焦水湿，茯神更善走心）；湿浊者加木香；血脉痹阻而心胸痛者加苏梗、红花、五灵脂、蒲黄、焦山楂、赤芍;(久瘀作痛,血必有瘀,山楂可活血化痰、消食化滞,近年来用于对心脑血管病之瘀证,效果不错;)痰热者去薤白,加竹茹、黄连(薤白性热,若为痰热则当去之);若见寸脉沉紧或沉而紧滑,乃有寒邪也,当重用温阳通心之桂枝、薤白,酌情减量性寒凉的瓜蒌类药(寒甚不效者、阳虚脉迟者,可用乌头赤石脂丸随症加减)。

(三)气阴两虚胸痹

黄某,女,67 岁,2019 年 5 月 23 日初诊。

主诉:反复胸闷、胸痛、呼吸困难 7 年余。

现病史:患者 2012 年无明显诱因下出现胸闷、胸痛、呼吸困难,曾于胸外科就诊,2019 年 3 月 5 日心电图示 ST-T 改变、Q-Tc 延长;心脏彩超示升主动脉轻度硬化,左心室增大,左室壁节段性运动不良,左心室充盈异常,左心室收缩功能正常;2019 年 3 月 12 日冠状动脉 CT 血管成像示冠状动脉粥样硬化,右冠近中段、前降支近中段、左旋支可见钙化、混合斑块,余血管多发轻中度狭窄。2019 年 3 月 19 日患者于胸外科行冠状动脉支架植入术。刻下:患者仍胸闷气短,伴轻微胸痛,双下肢乏力,伴水肿,口干面赤,食纳少,睡眠一般,小便频,大便干结难解,3～5 日/次,舌淡红,苔少,脉细涩。

西医诊断:冠心病。

中医诊断:胸痹。

中医辨证:气阴两虚证。

治法:益气养阴,活血通络。

处方:炒白术 15 g,党参 30 g,丹参 20 g,甘松 9 g,薤白 10 g,制五味子 15 g,地龙 15 g,水蛭 8 g,制附片(先煎)9 g,麦冬 15 g,当归 15 g,桂枝 9 g,炙黄芪 50 g,川芎 15 g,炙甘草 10 g。15 剂,水煎服,每日 1 剂,早晚餐后半小时服。

2019年6月5日二诊。患者上周行心脏支架术。刻下：病情较平稳，双下肢水肿消失，仍有轻微胸闷、胸痛、呼吸困难，双下肢乏力，食纳少，睡眠一般，小便可，大便干结难解，3～5日/次，舌淡红，苔薄，脉细涩。继服15剂。

2019年7月9日三诊，患者诉服药后诸症平适。刻下：患者双下肢水肿，仍有轻微胸闷、胸痛、呼吸困难，双下肢乏力，咳嗽，无痰，食纳少，睡眠一般，小便偏少，大便干结难解，2～3日/次，舌淡红，苔薄白，脉细涩。于上方基础上加猪苓15 g、泽泻15 g、车前草15 g。5剂，水煎服，每日1剂，早晚餐后半小时服。

【按语】

本案患者是一位老年女性，易疲劳，在询问病情时少气懒言，考虑患者心痛日久，气阴耗伤，中气不足，气虚无以运血，阴虚则络脉不利，使血行不畅，心脉痹阻，发为胸痛，气虚则神疲气短，舌淡红、少苔、脉细涩皆为气阴两虚之象。李艳教授认为，诸症不离气血。气血流畅，百病不生；气血乖违，则气滞、血瘀，痰生，火起，风动，诸症丛生。如阴虚阴凝，瘀血阻络，心脉不通，心失所养，可见心悸、胸痛等，甚或胸中猝然大痛，发为真心痛；或气虚不足，血不上达，则神明失养，神无所寄，心失所养，髓海空虚，而见心悸、怔忡、健忘、痴呆。故本病治在调理气血，故方中重用党参、炒白术、炙黄芪大补元气，以助生化之源，麦冬养阴润肺，益胃生津，有抗心律失常和扩张血管的作用；丹参活血调经，凉血消痈，安神，能扩张冠状动脉，增加冠脉流量，改善心肌缺血和心脏功能；川芎活血行气、祛风止痛；水蛭有活血化瘀、消肿止痛、预防血栓的作用，水蛭素可增强人体自身的抗凝血功能，提高血液中血小板的活性，防止血小板凝聚，制附片强心，可改善血液循环；制五味子养心安神；炙甘草益气补中，清热解毒，祛痰止咳，缓急止痛，调和药性；甘松理气解痛；薤白、桂枝通阳活络，行气导滞，服药后胸痛基本消失。二诊继服半个月，三诊诸症平适，仍有轻微胸闷、胸痛且双下肢水肿，故加猪苓、泽泻、车前草利水渗湿，改善下肢水肿。

【跟诊手记】

冠心病的治疗，历代医家各有论述，或宣痹通阳，或芳香温通，或补益心气，或滋阴清热，或活血化瘀等。血液在脉管中运行，主要是靠心气的推动，一旦心气不足或心气瘀滞，致气虚血涩，血脉运行不畅，阻塞心窍，不通则痛而发病。因此，本病的特征为脏腑虚损，功能失调。根据“气为百病之长，血为百病之胎”的理论，本病是本虚标实之证，与气血失常密切相关。心体阴而用阳，心之气阳衰弱则心的正常功能衰退，往往出现虚寒证。心主血脉，心气不足，推动乏力必然导致气虚血瘀，因此，气与血两者相辅相成，互相依存，互相影响，决定了冠心病的病机关键。

（四）心血瘀阻胸痹

杨某，女，67岁，2019年11月22日初诊。

主诉：胸闷、胸痛2年余。

现病史：患者2017年无明显诱因下出现胸闷、胸痛，曾于外院就诊，行冠脉CTA检查，诊断为冠心病，但未进行规范治疗。刻下：患者仍胸闷、胸痛，痛有定处，如刺如绞，时有头晕，心神不宁，心慌，常因情志波动或劳累后疼痛加重，手脚麻木不适，腹胀，肠鸣音亢进，矢气频，食纳可，睡眠差，小便基本正常，大便时干时稀，1～2日/次，舌下静脉曲张，口唇发绀，舌紫暗，苔薄黄，脉沉涩。

西医诊断：冠心病。

中医诊断：胸痹。

中医辨证:心血瘀阻证。

治法:活血化瘀,通脉止痛。

处方:黄芪 35 g,当归 15 g,甘松 9 g,苦参 9 g,川芎 15 g,葛根 5 g,威灵仙 20 g,鸡血藤 15 g,活血藤 15 g,伸筋草 15 g,金钱草 25 g,厚朴 15 g,蜈蚣 1 条,陈皮 15 g,蒲公英 15 g。10 剂,水煎服。

2019 年 12 月 3 日二诊。患者胸闷、胸痛、头晕、睡眠质量均较前明显改善。刻下:患者仍有轻微胸闷、胸痛,咽干、咽痒,食纳可,睡眠可,尿急尿痛,小便偏黄,大便干结,每日 1 次,舌紫暗,苔薄黄,脉沉涩,舌下脉络青紫迂回。故于原方基础上加地龙 15 g。20 剂,水煎服

2019 年 12 月 24 日三诊。患者胸闷、胸痛、尿急、尿痛症状较前明显改善。刻下:患者自觉腰部疼痛,食纳可,睡眠可,小便偏黄,大便干结,时不成形,(2～3)日/次,舌紫暗,苔薄黄,脉弦细,故于原方基础上加大黄 9 g。10 剂,水煎服。

【按语】

心之络脉的病变,可分为心络瘀阻和心络拙急两个方面,一方面因心气亏乏,运血无力,血流缓慢而致气血运行不畅,或因外邪、瘀血、痰浊而致络脉瘀闭,不通则痛,这是胸痹的基本病机;另一方面,心络拙急也是胸痹心痛的重要病机。因而补益心气、活血通络、缓急止痛是胸痹心痛的有效治法。瘀血阻于心脉,络脉不通,不通则痛,故见心胸疼痛剧烈,痛有定处;心脉瘀阻,则胸阳不展,故胸闷;心脉瘀阻,心神不宁,则心慌;恼怒则肝气郁结,气滞则加重血瘀,劳则气耗,气耗则运血无力亦加重血瘀,故常因情志波动或劳累而疼痛加重,舌紫暗、舌下脉络青紫迂回、脉细涩皆为瘀血内停之象。方中黄芪补中益气;当归补血活血,止痛;甘松理气止痛,开郁行脾;苦参清热润燥;川芎活血行气,祛风止痛;葛

根解肌退热，生津解渴；威灵仙、伸筋草通经络；鸡血藤、活血藤活血化瘀，行气止痛；厚朴燥湿消痰、行气除满；蜈蚣通络止痛；陈皮理气化痰；蒲公英、金钱草清热，二诊加地龙通经活络，三诊加大黄攻积滞凉血。

【跟诊手记】

胸痹是因年老体虚、饮食不当、情志失调、寒邪内侵、劳倦内伤等因素而导致痰浊瘀血、气滞寒凝痹阻心脉，以胸部闷痛、甚则胸痛彻背、喘息不得卧为主症的一类疾病，轻者仅感胸闷，重者则胸痛，严重者则心痛彻背，背痛彻心。本病病位以心为主，发病与肝、脾、肾三脏相关，病理性质为本虚标实、虚实夹杂，发作期以实证为主，主要为气滞寒凝、痰浊瘀血阻滞心脉所致；缓解期以虚证为主，主要是气血阴阳亏虚，导致血脉失于滋养、温煦，鼓动无力而致痹阻不通。本病为心络之病变，络脉是沟通内外的桥梁，又是气血汇聚之处，故亦为外邪入侵的通路和传病途径。

（五）痰火扰心心悸

邓某，女，60岁，2021年1月19日初诊。

主诉：心慌3月余。

现病史：2020年8月患者无明显诱因下出现胃脘不适、心慌、汗出，行24小时动态心电图示偶发房性期前收缩、室性期前收缩（单行性），部分呈二联律、三联律。当时予以心可舒、辅酶Q_{10}、稳心颗粒治疗，情况尚可。刻下：时有胃脘不适，矢气减少，上楼梯时心慌，口干口苦，眠差梦多，醒后不易入睡，饮食、二便可，舌暗苔薄，脉细缓。

西医诊断：心律失常。

中医诊断：心悸。

中医辨证:痰火扰心证。

治法:清热化痰,宁心安神。

处方:夜交藤 30 g,合欢皮 15 g,酸枣仁 30 g,肉桂 9 g,合欢花 15 g,黄连 9 g,当归 10 g,茯神 20 g,制香附 15 g,金钱草 15 g,郁金 15 g,桂枝 9 g,丹参 15 g,甘松 9 g,乌药 15 g,百合 25 g,石斛 15 g,鸡内金 15 g。20 剂,水煎服,每日 1 剂,早晚饭后半小时服。

2021 年 2 月 25 日二诊,服上方诸症均有好转。刻下:时有胃脘不适,矢气频,上楼梯时心慌,口干口苦,眠差梦多,醒后不易入睡,饮食、二便可,舌暗,苔薄黄,脉细缓。于上方基础上去乌药,加炙甘草 10 g、制半夏 9 g。20 剂,水煎服,每日 1 剂,早晚饭后半小时服。

2021 年 4 月 14 日三诊。患者继服 2 个月,诸症明显好转,疗效满意。

【按语】

本案为典型的心悸病例,属痰火扰心证,主要病机由痰火扰心、邪扰心神、心神不宁引起。在治疗上根据患者所处的不同病程,采取清热化痰、宁心安神的方法。目前此患者痰浊阻滞胸阳,故见胸闷、口苦口干,此为痰火灼伤津液之象。本例患者是一位老年女性,体型中等,在陈述病情时配合问诊。李艳教授认为,现代人因生活方式的改变,平时食肥甘厚腻之味居多,脾胃运化功能较差,故在治疗过程中应注意调理脾胃,使药物进入人体内后更好地被吸收、转化。患者常因睡眠不佳而忧思,故以失眠方验方为基础,方中甘松、郁金、乌药行气止痛,百合、石斛、鸡内金滋养胃阴,解决患者胃脘部不适之感。同时嘱患者日常保持精神乐观、情绪稳定,坚持治疗,饮食宜选择营养丰富而易消化、吸收的食物,忌过食肥甘之味。

【跟诊手记】

心悸多为本虚标实之证，本虚者为气血亏虚所致，标实者为痰瘀水饮外邪所致。《黄帝内经》诊治心悸病以补虚泻实为主要治疗原则。因心悸的发生常伴惊恐不适，而惊恐又常为引发心悸的直接原因，故两者难以截然分开。《黄帝内经》中还有“惊骇”“惕然而惊”“心惕惕然”“心如悬”“心惕惕如人将捕之”等有关“惊恐”的记载。先秦两汉时期，对心悸症状的记载偏于文学描述，部分症状对于今天我们分析病机、指导治疗起着重要的意义。张仲景在《金匮要略》中首次将此病定义为“惊悸”病名，并指出两者之别，即“动则为惊，弱则为悸”。这一时期的认识成为后世医家治疗心悸的理论基础。临床中患者的症状轻重不一，诸多患者心悸症状严重，而现代医学的生理病理检查却未见异常。中医通过辨证论治，依据患者自身体质因素，因人而异，对症用药，治疗有效，得到患者极大的认可。心为“五脏六腑之大主”“心动则五脏六腑皆摇”。张介宾指出：“忧动于心则肺应，思动于心则脾应，怒动于心则肝应，恐动于心则肾应，此所以五志惟心所使也。”五脏六腑皆令人悸动，然而六邪之中的风邪致悸尤其不可忽视。心悸因于痰饮、瘀血等邪实所致者，治当化痰涤饮、活血化瘀，并配合重镇安神之品，以求邪去正安，心神得宁。故治疗上当根据虚实的主次、缓急的不同兼顾治之。

高 血 压 病

一、概　　述

高血压病也称原发性高血压，多发于中年以上人群。本病属心脑血管疾病，临床常因体检等原因发现。本病发病率极高，故单列加以介绍。本病早期常无明显症状，随着病情的发展，可出现头痛、头晕、鼻出血、颈部发硬、记忆力减退、心悸、失眠等，尤以头痛常见，一般发生在前额或枕后部，呈搏动性疼痛。后期可有心脏、大脑和肾脏器官的损害，发生心力衰竭，表现为心悸、气短、胸闷、下肢及面部水肿；也可有心房纤颤及心律失常；脑出血（中风）患者可突然发生偏瘫、失语、昏迷及肾衰竭等。若突然发生剧烈头痛、呕吐、视物模糊、烦躁不安或舌头失灵、语言不清、半身感觉麻木或一侧肢体活动出现障碍，甚至心悸气短、胸闷不能平卧，此时很可能为高血压危象。

高血压病的病因目前尚不清楚，一般认为和中枢神经大脑皮质功能紊乱有关，长期吸烟、情绪波动及遗传因素对发病也有一定的影响。实验室检查主要有血清总胆固醇及甘油三酯升高；心电图出现左心室肥厚，单纯左心室肥厚X线可见左心室隆凸。高血压病以药物治疗为主。日常生活中，注意劳逸结合，肥胖患者注意减轻体重。

中医认为，本病属“眩晕”“肝阳”“肝风”“中风”范畴。往往由于外因或内因影响肝肾，由阳亢或阴虚开始，逐渐发展为阴虚阳亢及阴阳两虚。心火上炎或冲任失调也可导致肝肾阴阳失调，进而发生高血压病。

二、学术观点

李艳教授认为，五脏属阴，六腑属阳，阴阳之中又分阴阳。就肝与肾而言，肝为阳，肾为阴。《素问·金匮真言论》云：“腹为阴，阴中之阴，肾也；腹为阴，阴中之阳，肝也。”《灵枢·顺气一日分为四时》云：“肝为牡脏……肾为牝脏。”牝牡本指鸟兽的雌雄，古人用以比喻肾与肝，因肝以阳为主，肾以阴为主。故叶天士又称“肝为风木之脏，因有相火内寄，体阴用阳，其性刚，主动主升，全赖肾水以涵之”。故临床有“滋肾水以涵肝木”之说，并被后人广泛应用。

在生理方面，肝藏血，肾藏精，精生血，血养精。肾精充足，肝血旺盛，肝脏的功能才能正常；肝血充盛，使血化为精，肾精充满，肾脏功能亦能正常。若肾精亏损，血乏精化，导致肝血不足，肝血不足，乏血化精，也能引起起肾精亏损。可见二者互相依赖、密切影响，所以常有“精血同源”“肝肾同源”“乙癸同源”之说。

十二经脉分属于十二脏腑，在经络上肝与肾也互为连属而相通。《灵枢·经脉》云：“肾足少阴之脉……其直者，从肾上贯肝膈。”而奇经八脉与肝肾的关系亦为密切。冲脉、任脉、督脉皆起于“胞中”；督脉的循行与足太阳脉、足少阴脉相通而络属于肾；带脉则从督脉、足太阳脉分出；阳跷脉、阳维脉也与足太阳经相通；任脉、冲脉、阴跷、阴维脉则与足少阴经相通，八脉都与肾相联系。同时，督脉又与任脉相通，与肝经相会于头部。故叶天士在《临证指南医案》中说：“奇经八脉，隶于肝肾为多。”后来吴鞠通也说：“盖八脉丽于肝肾，如树木之有本也”，强调了肝肾在人体的重要作用。

在病理方面，常表现为肝肾之间的阴阳失调或肝血、肾精的亏损。如肾阴不足，不能涵养肝木，则引起肝阴不足而致肝阳上亢，症状如眩晕目赤、急躁易怒等;肝阳妄动又可下动肾阴而致肾阴不足,症状如头晕耳鸣、腰膝酸软、阳痿遗精。临床上肝阴虚和肾阴虚、肝阳上亢和肾火妄动往往同时出现,故肝肾两脏阴阳常盛则同盛、衰则同衰。肝血虚和肾精虚亦是如此,并且互为因果。

三、临床特色

在高血压治疗方面,李艳教授主张分清标本缓急。标急之时,以镇肝熄风汤治之;标缓之后,以六味地黄丸加减缓缓治之。阴虚阳亢是高血压病的总病机,风、火、痰、瘀是在发病过程产生的,同时又在疾病的进程中起重要作用的致病因子。因此,临床在遣方用药时,应体现出标本兼顾、滋阴潜阳的治疗原则。立足于通过调整脏腑阴阳盛衰来达到虚实兼顾、标本兼治的目标,方能切断其病理环节,使患者在降压的同时预防或逆转靶器官损伤。

四、验案精选

(一)肝风内动眩晕

胡某,女,53岁,2019年5月21日初诊。

主诉:血压偏高1年余。

现病史:1年前患者无明显诱因下出现血压升高,最高达170/100 mmHg,一直口服降压药,但血压控制欠佳。刻下:患者情绪焦虑、易怒,身体阵发性烘热,时有头晕,左侧手麻,肩颈酸胀、僵硬,食纳可,睡眠可,小便基本正常,大便成形,2～3次/日,舌淡红,苔薄白,脉弦细。

西医诊断：高血压病。

中医诊断：眩晕。

中医辨证：肝风内动证。

治法：补虚泻实，熄风潜阳。

处方：姜黄20 g，葛根25 g，磁石25 g，地龙15 g，野菊花15 g，桑叶15 g，决明子15 g，威灵仙15 g，生山楂20 g，生地20 g，钩藤10 g，泽泻15 g，制僵蚕10 g，天麻10 g，玄参15 g。10剂，水煎服，每日1剂，早晚餐后半小时服。

2019年6月4日二诊。患者诉情绪、手麻等症状改善，血压控制平稳。刻下：仍有头晕，肩颈酸胀、僵硬，耳鸣，食纳可，睡眠可，小便基本正常，大便不成形，2～3次/日，舌淡红，苔薄白，脉弦细。于原基础方加煅珍珠母25 g。7剂，水煎服，每日1剂，早晚餐后半小时服。之后随访患者血压平稳。

【按语】

本案患者是一位中老年女性，长期情绪焦虑、易怒，多因气郁化火、阴虚阳亢、肝阳化风、风阳上扰故而时常头晕。气郁化火、阴虚阳亢则时感身体阵发性烘热。肝郁气滞，经络闭阻，不通则痛所以手麻、肩颈僵硬。脉弦细为肝风内动夹有阴虚之象。方中天麻、钩藤平抑肝阳，熄风潜阳，为君药；桑叶平抑肝阳，清肝明目；葛根清热生津；磁石镇惊安神，平肝潜阳；地龙熄风止痉，通络止痛；野菊花清热解毒，泻火平肝；决明子平肝潜阳，清肝明目；生地清热凉血，养阴生津；制僵蚕熄风镇痉，通络止痛；泽泻化浊，泻肝肾之浊气；玄参清热凉血，泻火滋阴，共为臣药；威灵仙祛风湿通经络；姜黄通经止痛；生山楂行气散瘀，兼有化浊之效，共为佐药。方中以平肝潜阳和熄风止痉为主，以祛风通络为辅，故患者一诊后诸症缓解，二诊加煅珍珠母以增强平肝潜阳、安神定惊之效。同时嘱患者避食辛辣之物，静心养神，以收全功。

【跟诊手记】

高血压已成为威胁人类生命健康的常见慢性病。高血压导致血管的功能和结构发生改变。伴随着血压的不断升高,患者的心脏、肾脏、大脑等器官会逐渐被波及而发生损害。严重的情况下,高血压可以致残,甚至危及生命。

中医对类似此病症状的记载大多散见于眩晕、头痛等中,如《素问·玉机真藏论》曰:“太过则令人善忘,忽忽眩冒而巅疾”,明确指出本病为春脉太过所致。《灵枢·口问》又说:“上气不足,脑为之不满,耳为之苦鸣,头为之苦倾,目为之眩,”《素问·至真要大论》强调说:“诸风掉眩,皆属于肝”,即内风理论。《素问玄机原病式》认为,本病多因风火而致,有“风火皆属阳,多为兼化,阳主乎动,两动相搏,则为之旋转”的论述。眩晕和头痛可单独出现,亦可同时互见。

(二)肝肾亏虚眩晕

隊某,男性,42岁,2006年9月14日初诊。

主诉:耳鸣、头胀痛5年。

现病史:患者5年来经常自感耳鸣如蝉,头额及后脑胀痛,不能左右顾盼,坐立不宁,精神萎靡,腰膝酸软,多梦遗精,稍劳则感头面发热,血压随即升高。刻下:测血压186/110 mmHg,既往长期口服降压药,但血压控制并不理想,舌绛,苔腻,脉细数。

西医诊断:高血压病。

中医诊断:眩晕。

中医辨证:肝肾亏虚证。

治法:培补肝肾,滋阴潜阳。

处方：山茱萸 15 g，炒杜仲 15 g，桑寄生 15 g，怀牛膝 15 g，泽泻 15 g，淫羊藿 15 g，巴戟天 15 g，牡丹皮 9 g，玄参 9 g，栀子 9 g，青葙子 9 g。5 剂，水煎服，每日 1 剂，早晚餐后半小时服用。

2006 年 9 月 19 日二诊。头脑胀痛略减，余症同前。按原方再服 10 剂。

2006 年 9 月 29 日三诊。近日测血压 166/100 mmHg，唯头部转侧仍感不舒。原方去玄参、泽泻，加干地龙、臭梧桐、豨莶草各 15 g。再进 30 剂。

2006 年 10 月 28 日四诊。血压趋于正常，头能左右顾盼，耳鸣大有好转，精神亦振，夜寐见安，腰膝如常，唯夜间有遗精现象。再按上方增加制首乌 10 g、刺蒺藜 10 g，炼蜜为丸，以尽全功。

【按语】

针对代表患者疾病进展的突出症状，李艳教授辨证选药，既充分利用中药的寒热温凉、归经等特性，亦广泛查阅文献，积极吸收、利用现代中药药理学的研究成果。李艳教授特别强调药物作用的平衡性，如用药以清肝泻火且不重镇而遏气，以滋阴清热且不黏腻而滞气，以化痰熄风且不燥热而耗阴，以活血化瘀且不破瘀而伤正，以益气养血且不峻补而助火。

该患者为中年男性，患高血压病多年，耳鸣、头晕症状明显，舌淡红，苔薄，脉弱，同时腰膝酸软、多梦遗精，四诊合参当从补肝肾入手，方中山茱萸、炒杜仲、桑寄生、怀牛膝、淫羊藿、巴戟天、玄参补益肝肾，泽泻、牡丹皮、栀子、青葙子轻泻肝肾之浊气。诸药合用，使药物补而不滞、以补为主、以泻为辅。三诊时，加干地龙、臭梧桐、豨莶草。现代药理学研究证实，以上三味中药均具有良好的降压作用，经过治疗，患者血压趋于正常。四诊时，加制首乌、刺蒺藜以增强补肾调摄之效，制成丸剂，缓缓图之，以收全效。

【跟诊手记】

现代药理学研究证实，在有降压效果的80余味中药中，一半以上入肝经或肾经或肝、肾二经。本案中，李艳教授根据患者病机选药，多用入肝肾二经的中药，如干地龙、制首乌、怀牛膝、刺蒺藜、牡丹皮、山茱萸、炒杜仲、桑寄生、泽泻、淫羊藿、巴戟天、玄参、栀子、青葙子、豨莶草、臭梧桐等。再根据辨证若属肝阳上亢者，重用平肝潜阳药；属肝肾阴虚者，则重用滋养肝肾药，故能多获良效。

（三）肝肾亏虚虚劳

徐某，男，38岁，2019年6月11日初诊。

主诉：发现高血压1年余。

现病史：1年前患者体检时发现血压偏高，规律服用降压药后血压控制仍较差，最高血压达158/115 mmHg。刻下：心悸气短，腰膝酸软，面色少华，时有头痛，易疲劳、乏力，平日怕冷明显，时健忘失眠，食纳可，睡眠较差，大小便基本正常，舌淡苔白，脉细弱。

西医诊断：高血压病。

中医诊断：虚劳。

中医辨证：肝肾亏虚证。

治法：培补肝肾。

处方：生地25 g，淫羊藿15 g，巴戟天15 g，山茱萸12 g，杜仲15 g，桑寄生12 g，怀牛膝15 g，山药25 g，泽泻12 g，牡丹皮9 g，玄参15 g，栀子9 g。10剂，水煎服，每日1剂，早晚餐后半小时服。

2019年6月21日二诊。近日血压最高达145/95 mmHg，偶有头晕，常困倦乏力，食纳可，睡眠可，大小便基本正常，舌红，苔白，脉沉滑，在原方基础上，加制僵蚕10 g、陈皮15 g。10剂，水煎服，每日1剂，早晚餐后半小时服。

2019年7月2日三诊。患者症状好转，血压控制可。刻下：患者时有口臭，下体阴囊潮湿，伴瘙痒不适，困倦乏力，食纳可，睡眠可，小便基本正常，大便偏软、质黏，舌红，苔白厚，脉沉滑。在原方基础上，加土茯苓30 g、炒苍术15 g、薏苡仁20 g、炒薏苡仁20 g。10剂，水煎服，每日1剂，早晚餐后半小时服。

【按语】

本案患者腰膝酸软，说明肝肾亏虚于下，心悸气短、健忘失眠系因肾元亏虚，导致心气亏虚，运血无力，心失所养，气虚形体失养致易疲劳乏力，血虚不能上荣于面，故面色少华，疲劳乏力，平日怕冷明显，舌淡，脉细弱皆为肝肾亏虚之象。方中以生地为君药，补肾填精、培补肝肾之精气；泽泻、牡丹皮、栀子为佐药，泻肝肾之伏火，山茱萸、玄参滋补肾阴，山药、怀牛膝、杜仲、桑寄生补肝肾强筋骨，淫羊藿配合巴戟天补肾阳，全方阴中求阳、阳中求阴、填精益髓、阴阳双补，共达培补肝肾之效。二诊根据患者临床表现，加制僵蚕潜阳熄风、镇心安神，加陈皮健脾气、补中焦，增强中药辅助降压的力度。三诊时处于梅雨季节，阴雨连绵，患者肝肾亏虚，元气不足，易感湿邪，困顿中焦，致气机不利，予土茯苓、炒苍术、薏苡仁、炒薏苡仁燥湿健脾，以恢复脾之健运，有助于患者控制血压。

【跟诊手记】

高血压病大多以眩晕为主要症状，部分患者还可出现虚劳症状。本病多因内伤虚损、劳伤过度，或年老肾亏，出现肾阴不足，肝失所养，肝阳偏亢，内风易动，导致虚劳。古代医家多认为，眩晕、头痛属肝所主，虚者因髓海不足或气血亏虚所致，实者为风、火、痰、瘀扰乱清空而致。如《金匮翼》云：“肝厥头痛者，肝火厥逆,上攻头脑也。其痛必在巅顶,以肝之脉与督脉会于巅故也。虽太阳之脉,亦上额交巅,然太阳头痛,必恶风寒,而厥头痛必多眩晕,或厥逆抽掣也。"现代学者多认为,本病内因主要为先天禀赋阳盛阴虚、年老脏腑功能衰退,外因主要为情志失调、饮食不节、劳倦及环境因素。病机主要为肝肾阴阳平衡失调;病理因素主要为风、火、痰、瘀、虚;病位以肝和肾为主,病根在五脏,涉及脾与心等。脏腑病证之间可相互传变,导致本病呈现交叉错杂的特点。

第二节 脑血管疾病

一、概 述

脑血管疾病是一类危害人类健康的危急重症,其特点为三高(发病率高、死亡率高、致残率高),其中脑梗死是常见的脑血管疾病。

中医将脑梗死归入"中风"范畴,但因其症状多样,亦可见于眩晕、头痛、痹证等,《黄帝内经》中有"偏枯""偏风""痱"之称。本病内因在于平素气血亏虚、痰湿内盛与脏腑功能失调,外因多为忧思恼怒、五志过极、恣食肥甘、外邪侵袭等。病机为气血运行受阻致脑脉闭塞而发病。本病病位在脑,与心、肝、脾、肾关系密切,病情以本虚标实、肝肾不足、气血亏虚为本,以痰浊、邪热、瘀血为标。急性期常以标实为主,恢复期多以虚实夹杂或以虚为主。对脑梗死等缺血性脑病的治疗,目标就是减少脑细胞的损伤、促进缺损脑功能的恢复。

二、学术观点

（一）气血逆乱，上犯于脑

《黄帝内经》云："年四十而阴气自半，起居衰矣。"年老体弱，或久病气血亏损，脑脉失养。气虚则运血无力，血流不畅而致脑脉瘀滞不通；阴血亏虚则阴不制阳，内风动越，携痰浊、瘀血上扰清窍，突发本病。正如《景岳全书·非风》说："卒倒多由昏愦。本皆内伤积损颓败而然。"劳倦内伤，烦劳过度，伤耗阴精，阴虚而火旺，或阴不制阳易使阳气鸱张，引动风阳，内风旋动，则气火俱浮，或兼挟痰浊、瘀血上壅清窍脉络。过食肥甘醇酒，导致脾胃受伤，脾失运化，痰浊内生，郁久化热，痰热互结，壅滞经脉，上蒙清窍；或素体肝旺，气机郁结，克伐脾土，痰浊内生；或肝郁化火，烁津成痰，痰郁互结，携风阳之邪，窜扰经脉，发为本病。此即《丹溪心法·中风》所谓"湿土生痰，痰生热，热生风也"。饮食不节，脾失健运，气血生化无源，气血精微衰少，脑脉失养，再加之情志过极、劳倦过度等诱因，使气血逆乱，脑之神明不用而发为中风。情志过极，七情所伤，肝失条达，气机郁滞，血行不畅，瘀结脑脉；暴怒伤肝，则肝阳暴涨，或心火暴盛，风火相煽，血随气逆，上冲犯脑。凡此种种，均易引起气血逆乱，上扰脑窍而发为中风。其中，尤以暴怒引发本病最多见。

纵观本病，因患者脏腑功能失调，气血素虚或痰浊、瘀血内生，加之劳倦内伤、忧思恼怒、饮酒饱食、用力过度、气候骤变等诱因而致瘀血阻滞、痰热内蕴，或阳化风动、血随气逆，导致脑脉痹阻或血溢脉外，引起昏仆不遂，发为中风。本病病位在脑，与心、肾、肝、脾密切相关。本病病机有虚（阴虚、气虚）、火（肝火、心火）、风（肝风）、痰（风痰、湿痰）、气（气逆）、血（血瘀）六端，此六端多在一定条件下相互影响、相互作用。本病多为本虚标实、上盛下虚之证。

在本为肝肾阴虚，气血衰少；在标为风火相煽，痰湿壅盛，瘀血阻滞，气血逆乱。

（二）久病必瘀

中风日久，耗伤气血，致气血运化不利，血行迟滞，瘀血内生，则上阻脑窍。《金匮要略·水气病脉证并治》指出："血不利则为水。"明代王肯堂认为"瘀则生水"。瘀血既是病理产物，又可为继发病因。清代王清任在《医林改错》中提出"元气既虚，必不能达于血管，血管无气，必停留而瘀"，创立了著名的治疗中风后遗症的补气化瘀专方——补阳还五汤。中风后瘀血的产生阻碍了新血的生成，故在治疗此类疾病的同时，必佐活血化瘀之品，注意中病及止，不可伤及正气。

三、临床特色

经过长期的临床实践，李艳教授总结出五点治疗中风的方法：益气活血治疗脑梗死法，补阳还五汤治疗中风偏枯法，培补真元以固本法、开豁痰以标法，祛风化痰、养血通络法，调和营卫、补气生血法。

四、验案精选

（一）气虚血滞中风

周某，男，81岁，2018年5月24日初诊。

主诉：上肢麻木3年余。

现病史：3年前患者在无明显诱因下出现上肢麻木，不能持物，行脑动脉、颈动脉血管成像检查示颈椎动脉硬化，左侧颈总动脉上段50%狭窄，左侧锁骨下动脉起始段弥漫性斑块70%狭窄，左侧椎动脉先天性细小。遂行脑血管支架植入术。刻下：患者下肢乏力，上肢麻木，视物模糊，头晕，口干口苦，食纳可，睡眠差，大小便基本正常，舌暗红苔黄，脉弦涩。

西医诊断：脑梗死后遗症。

中医诊断：中风。

中医辨证：气虚血滞证。

治法：益气活血，化瘀通络。

处方：黄芪60 g，全蝎8 g，地龙15 g，白芍15 g，赤芍15 g，水蛭8 g，丹参15 g，川芎12 g，萆薢15 g，土茯苓30 g，三七8 g，当归12 g。15剂，水煎口服，每日1剂，早晚餐后半小时服。

2018年6月14日二诊。病史同前，舌暗红，苔黄，脉弦细。于原方基础上加粉葛根25 g、生牡蛎(先煎)60 g。续服30剂。

2018年7月12日三诊。病史同前，于原方基础上加煅珍珠母25 g、莪术15 g、制五味子30 g、天麻10 g。15剂，水煎服，每日1剂，早晚餐后半小时服。

【按语】

李艳教授认为，正气亏虚可生痰，气虚运行无力可致血行不畅；气逆则影响血行，若血随气逆，上闭清窍则使肝风动越。所以气虚、气逆与痰浊、瘀血密切相关，故气机失调是本病发生的主要病机之一。方中重用黄芪益气固表，大补脾胃元气，使气旺血行，祛瘀不伤正；全蝎、地龙熄风止痉清热；白芍镇静抗惊厥；赤芍清热凉血、散瘀止痛；水蛭活血散瘀；丹参、川芎活血祛瘀行气；萆薢祛风除痹通络；土茯苓强筋骨、利关节；三七活血化瘀、止血；当归活血化瘀，有祛瘀而不伤好血之妙。二诊加粉葛根解热除烦、生津止渴，生牡蛎镇静安神、潜阳补阴、收敛固涩。三诊加煅珍珠母安神，莪术破血行气，制五味子益气生津、收敛固涩、补肾宁心，天麻平抑肝阳、祛风通络。李艳教授指出，益气活血、化瘀通络法能明显改善中风及其后遗症症状，防止病情复发，提高患者的生存质量，故我们应进一步挖掘中医学宝库，以造福民众。

【跟诊手记】

中风是由正气亏虚及饮食、情志、劳倦内伤等引起气血逆乱，产生风、火、痰、瘀，导致脑脉痹阻或血溢脑脉外为基本病机，以突然昏仆、半身不遂、口舌歪斜、言语謇涩或不语、偏身麻木为主要临床表现的一类病证。根据脑髓神机受损程度的不同，有中经络、中脏腑之分，各有相应的临床表现。本病多见于中老年人。四季皆可发病，以冬春两季最多见。

《黄帝内经》虽没有明确提出中风的病名，但所记述的"大厥""薄厥""仆击""偏枯""风痱"等与中风昏迷期和后遗症期的一些临床表现相似。书中对本病病因病机也有一定的认识，如《灵枢·刺节真邪》云："虚邪偏客于身半，其入深，内居营卫，营卫稍衰，则真气去，邪气独留，发为偏枯。"此外，还认识到本病的发生与个人的体质、饮食、精神因素等有关，如《素问·通评虚实论》明确指出："仆击、偏枯……肥贵人则膏粱之疾也。"此外，书中还明确指出中风的病变部位在头部，是因气血逆行不降而致。如《素问·调经论》说："血之与气，并走于上，则为大厥，厥则暴死。"

对中风的病因病机及其治法，历代医家论述颇多。从病因学的发展来看，大体分为两个阶段。唐宋以前，多以"内虚邪中"立论，治疗上一般使用疏风祛邪、补益正气的方药。如《金匮要略》正式将本病命名为中风，且认为中风病之病因为络脉空虚，风邪入里,其创立的分证方法对中风的诊断、治疗、判断病情轻重和预后很有帮助。唐宋以后,特别是金元时期,许多医家以“内风”立论,可谓中风病因学说上的一大变化。其中刘河间力主“肾水不足,心火暴甚”;李东垣认为“形盛气衰,本气自病”;朱丹溪主张“湿痰化热生风”;元代王履从病因学角度将中风分为“真中”“类中”。明代张景岳提出“非风”之说,提出“内伤积损”是导致本病的根本原因;明代李中梓将中风明确分为闭证、脱证,至今仍应用于临床。清代医家叶天士、沈金鳌、尤在泾、王清任等丰富了中风的治法和方药,形成了比较完整的治则。晚清及近代医家张伯龙、张山雷、张锡纯进一步认识到阴阳失调导致气血逆乱、直冲犯脑,进而导致本病。至此中医对中风病因病机的认识及其治疗方法日臻完善。

(二)气血亏虚中风

何某,女,56岁,2019年4月10日初诊。

主诉:右侧肢体不灵敏2个月。

现病史:2个月前患者夜半睡眠时先感右侧肢体不灵活,继而右侧肢体偏枯不用,头颅磁共振示脑梗死。当时具体治疗不详。刻下:知觉运动功能极差,患肢酸痛,肌肉萎缩,言语不清,流涎,面色㿠白,舌淡紫,苔白而腻,脉沉迟。

西医诊断:脑梗死。

中医诊断:中风。

中医辨证:气血亏虚证。

治法:益气养血,祛瘀通络。

处方:黄芪60 g,当归尾10 g,赤芍15 g,川芎10 g,地龙10 g,桃仁6 g,红花6 g,乳香9 g,没药9 g,细生地20 g,石菖蒲15 g,制远志10 g。15剂,每日

1剂，水煎服。初服5剂未见效，续用10剂，瘫痪侧知觉及运动功能稍好转，疼痛减轻。

2019年4月20日二诊。守上方黄芪改为35 g，加桑枝10 g、桂枝9 g以祛风逐邪。又20余剂，右手已能握筷，右足亦可拄杖慢步，舌强口歪诸症复常。

2019年5月10日三诊。继用原方，每隔日1剂，连治月余，基本治愈。

【按语】

《医学衷中参西录》云："气血虚者，其经络多瘀滞……以化其经络之瘀滞，则偏枯痿废者自易愈也"，指出瘀血阻滞经络多因气虚所致。中风患者可见半身不遂、肢体痿废，或单肢不用、口眼歪斜、舌强语謇，并有眩晕心悸、胸闷气短，或唇甲青紫、舌紫而胖或有瘀斑、脉沉细涩等症状。治以补阳还五汤，以益气生血、活血通络。补阳还五汤由黄芪、当归尾、赤芍、地龙、川芎、红花、桃仁组成，方中黄芪补益元气，意在气旺则血行，瘀去则络通，为君药；当归尾活血通络而不伤血，为臣药；赤芍、川芎、桃仁、红花协同当归尾以活血祛瘀；地龙通经活络，力专善走，周行全身，以行药力，为佐药。重用补气药与少量活血药，使气旺血行以治本，祛瘀通络以治标，标本兼顾；且补气而不壅滞，活血又不伤正。合而用之，则气旺瘀消络通，诸症向愈。

【跟诊手记】

李艳教授承其父志，在临床上运用补阳还五汤多年。国医大师李济仁教授善用、喜用大剂量黄芪。李艳教授亦如此，剂量一般为25～90 g，治疗多种虚性疾病效果显著。李艳教授认为，补阳还五汤为临床上治疗多种中风、偏枯属气虚血瘀证之良方。如患者兼语言不利，加石菖蒲、制远志以化痰开窍；兼口眼歪斜明显，加牵正散以祛风除痰、镇痉通络；兼肢体疼痛，加紫丹参、乳香、没药以活血行气止痛；兼上肢偏废，加桑枝、桂枝、羌活等以祛风逐邪；兼下肢瘫软无力，加川牛膝、金狗脊等以补肾壮骨；若患者瘫痪日久，还应酌加全蝎、蜈蚣、水蛭、虻虫等以搜风剔邪，破瘀活血。

（三）肾元亏虚中风

姚某，女，62岁，2018年5月17日初诊。

主诉：左侧手指麻木4个多月。

现病史：4个多月前患者无明显诱因下出现左侧手指麻木。头颅CT示双侧放射冠区少许腔隙性脑梗死。平素畏寒，晨起口干口苦。刻下：左侧手指麻木，头部偶有胀痛（以右侧明显），腰膝酸软，畏寒明显，食纳可，睡眠可，大小便基本正常，舌淡红，苔白腻，脉弦细。

西医诊断：腔隙性脑梗死。

中医诊断：中风。

中医辨证：肾元虚衰证。

治法：固本祛痰，调和阴阳。

处方：熟地黄25 g，山茱萸15 g，制僵蚕10 g，肉苁蓉20 g，巴戟天10 g，滁菊花10 g，水蛭8 g，石菖蒲15 g，双钩藤（后下）10 g，制远志15 g，麦冬10 g，五味子10 g，泽泻15 g，紫丹参15 g。15剂，水煎服，每日1剂，早晚餐后半小时服。

2018年12月20日二诊。患者服药后诸症改善，舌淡红，苔薄白，脉弦细。于原方基础上加木香12 g、石斛15 g、玳瑁12 g。15剂，水煎服，每日1剂，早晚餐后半小时服。

【按语】

李艳教授认为，部分中风患者随着年龄的增长，肾中元气逐渐亏虚，中焦气化不利，虚风内动，夹痰四处游动，闭扰清窍致窍络瘀塞，久病耗阴伤阳而致阴阳俱损。故治疗时，应从固本祛痰、调和阴阳入手。治疗上以补肝肾之阴为主，辅以助阳固本，豁痰治标，标本兼顾，使水升火降，则内风自息。

方中重用熟地黄，熟地黄可滋阴补肾、填精益髓。《本草从新》记载其可滋肾水、封填骨髓、利血脉、补益真阴，故为君药。山茱萸、制僵蚕、肉苁蓉、巴戟天、滁菊花、水蛭、石菖蒲、双钩藤、制远志、麦冬、五味子、紫丹参共为臣药。山茱萸补养肝肾，《医学入门》记载"用之补养肝肾，以益其源，则五脏安利，闭者通而利者止"；麦冬养阴生津；五味子生津滋肾，可补元气之不足；制远志行气散郁，并善豁痰；滁菊花除烦热，安肠胃，利五脉，调四肢；双钩藤清热平肝；石菖蒲开窍豁痰，醒神益智；肉苁蓉补肾益精，尤其善补肾阳；巴戟天补肾阳，强筋骨；制僵蚕化痰散结；水蛭破血通经逐瘀；紫丹参活血祛瘀通经；泽泻为佐药，泻肝肾之浊气。方中温阳药和滋阴药并用，正如《景岳全书·新方八略引》所说："善补阳者，必于阴中求阳，则阳得阴助而生化无穷；善补阴者，必于阳中求阴，则阴得阳长而泉源不竭。"全方共奏温阳滋阴、补肾固摄之作用。

【跟诊手记】

有学者认为，在中风急性期，风、火、痰、瘀等邪实是导致中风主要原因，此时肾气亏虚为次要原因。随着疾病的发展，患者肾气亏虚日益凸显，痰瘀之邪也逐渐为主要病因。还有许多学者认为，在整个病理过程中，肾虚与痰瘀贯穿始终，尤以后遗症期更突出。肾虚是其病理基础，且这种虚是长时间逐渐形成的，所以它不可能在中风急性期和恢复期迅速得到解决；又中老年人多虚、多痰瘀，此类人群发生中风后因肢体少动更使痰瘀易生而难消，因此在后遗症期表现出痰瘀与肾虚共同为患的特点，从而形成恶性循环。肾虚痰瘀既是中风后遗症的基本病机，也是中风后遗症迁延难愈的主要病因。肾虚可分为肾阴(精)虚和肾阳(气)虚，痰瘀又可分为以痰为主、以瘀为主及痰瘀并重。有学者总结：中风后遗症肾虚痰瘀病机的基本特点是以肾阴(精)虚为主，兼有轻度的肾阳(气)虚和不同程度的痰瘀存在。

(四)肝火挟痰中风

李某，男，52岁，2016年5月20日初诊。

主诉：反复头晕10余年，肢体活动障碍10余天。

现病史：10余年来患者反复头晕目眩，烦躁易怒。10余天前因情志不遂，突发右侧眼目抽动，口眼歪斜，舌强语謇，继则右半肢体不遂，瘫软不用。曾一度神志昏迷，2天后转醒。患者面红易躁，形体肥胖，喜食膏脂厚味，舌红，苔黄腻，脉弦滑。既往高血压病史多年，血压170/100 mmHg。

西医诊断：脑梗死，高血压病。

中医诊断：中风。

中医辨证：肝风挟痰证。

治法：凉肝熄风，涤痰开窍。

处方：钩藤(后下)15 g，明天麻10 g，地龙15 g，滁菊花10 g，川牛膝10 g，杜仲15 g，桑寄生15 g，黄芩10 g，甘草10 g，益母草30 g，白附子10 g，白僵蚕10 g，生石决明(先煎)30 g，龙胆草9 g。5剂，每日1剂，水煎服，并嘱其低脂低盐饮食。

2016年5月27日二诊。症状稍有改善，续方7剂。

2016年6月3日三诊。颜面抽动、口眼歪斜、舌强语謇均大有好转，右肢不遂渐能活动，血压降至145/90 mmHg。治疗上继以熄风豁痰为主，加活血通络之药，以冀肢体功能早日恢复。守上方去白僵蚕、白附子、滁菊花、龙胆草，加鸡血藤20 g、活血藤20 g、赤芍15 g、川芎10 g、胆南星10 g。续治15剂。现患者右手已能握拳携物，弃杖漫步，唯觉右侧肢体酸胀麻木。

2016年6月19日四诊。继以上方略作增减，再服月余而愈。

【按语】

李艳教授认为，本病为本虚标实之证，急性期多以标实为主，根据临床表现注意辨别病性属火、风、痰、血的不同。平素性情急躁易怒，面红目赤，口干口苦，发病后甚或项背身热，躁扰不宁，大便秘结，小便黄赤，舌红苔黄多属火热为患；若素有头痛、眩晕等症，突然出现半身不遂，甚或神昏、抽搐、肢体痉强拘急，属内风动越。治以凉肝熄风、涤痰开窍之剂。同时若兼身体不仁、筋肉酸痛，状如痹证，可加秦艽、羌活、防风以祛风通络；兼面色少华、爪甲苍白、舌淡露底，加干地黄、当归、女贞子、旱莲草以养血和营；如见偏枯不遂，则加胆南星、地龙、当归尾、川芎等以活血涤痰通络；如肢体抽搐明显，可加天麻、钩藤、全蝎；口眼歪斜、舌强语謇者，加牵正散；颈项拘紧、麻木者，加葛根、瓜蒌以祛痰解痉。

【跟诊手记】

五志过极，心火暴盛，也可使肝阳暴涨，或聚湿生痰，风痰阻络而致类中、偏枯。此类患者平素常头晕目眩，或头痛面赤，风阳上亢，气道血菀于上，易突发口眼歪斜、舌强语謇、半身不遂，或肢体拘急、骨节酸痛，甚则神志昏迷等，常见舌红、苔黄腻、脉弦滑。治以凉肝熄风、涤痰开窍之剂。

（五）气虚血瘀中风

朱某，男，57岁，2019年3月20日初诊。

主诉：左下肢乏力，言语不清4个多月。

现病史：2018年12月19日夜，患者出现头晕、左侧颜面麻木，不慎跌倒，晕厥后急诊入外院治疗。头颅磁共振示两侧基底节区多发腔隙样软化灶，右侧大脑梗死，诊断为“脑梗死、高血压3级”。治疗后出院口服阿司匹林肠溶片、阿托伐他丁钙片等。刻下：左下肢无力，左上肢间断不自主颤抖，口齿欠利，食纳可，睡眠可，二便正常，舌红，苔薄白，脉细。

西医诊断：脑梗死。

中医诊断：中风。

中医辨证：气虚血瘀证。

治法：益气活血通络。

处方：黄芪30 g，地龙15 g，红花15 g，当归尾15 g，川芎15 g，赤芍15 g，桃仁9 g，胆南星10 g，生山楂25 g，千年健20 g，制僵蚕10 g。20剂，水煎服，每日1剂，早晚餐后半小时服。

2019年4月10日二诊。患者自述症状明显改善。刻下：患者左下肢无力，左上肢间断不自主颤抖，口齿欠利，食纳可，睡眠可，二便正常。于上方基础上加钩藤10 g。20剂，每日1剂，水煎服，早晚饭后半小时服。

【按语】

本案患者是一位老年男性，形体消瘦，问诊过程中左上肢不自主颤抖，考虑为患者久病体虚，气血亏损，元气耗伤，血运无力，脉络瘀滞不通，筋脉肌肉失于濡养，故见半身不遂；气虚血滞，则口齿欠利、脉涩、舌暗淡，为气虚血瘀之象。本方以补阳还五汤为基础，加胆南星、生山楂、千年健、制僵蚕而成。胆南星清热化痰，

《药品化义》云其"主治一切中风";生山楂能消食,可补助脾胃;千年健可舒筋活络、强壮筋骨;制僵蚕祛风止痉、化痰散结,《玉楸药解》记载其可"活络通经,驱风开痹",可活血化瘀、通络化痰。全方气血并补,标本兼顾。二诊加钩藤,以增加止痉的功效。李艳教授认为,补阳还五汤全方配伍合理,对改善患者神经功能、降低血压、消除血栓和改善患者局部血液循环、缩小病灶具有较好的作用。对中风之气虚血瘀证患者在改善临床体征和症状方面疗效确切,对恢复患者的生活自理能力和语言表达能力有显著的作用。

【跟诊手记】

补阳还五汤,出自清代王清任的《医林改错》,是治疗中风的常用方剂,主要药物组成为黄芪、当归尾、赤芍、地龙、川芎、桃仁、红花,方中重用补气药和少量活血药,使气旺血行以治本、祛瘀通络以治标,共奏补气活血通络之功。其中,黄芪主要成分为黄芪多糖和黄芪皂苷,药性温和,临床多选用膜荚黄芪或者蒙古黄芪的干燥根,可固表止汗、补气升阳、消肿生肌,用于治疗和预防动脉粥样硬化、降血脂和降血糖,且对血管内皮细胞有一定的保护作用,有降血压的作用。当归尾在《神农本草经》上有记载。它属于伞科植物的根尾,可活血和补血,应用广泛,有"十方九归"之称。赤芍可凉血清热消痈。地龙归肺、肝、肾经,性寒、味咸,具有通经活脉、清热止痉、平息喘息和利尿的作用。川芎为草本科植物的根茎,味辛、微苦,性温,具有活血止痛等作用。

现代药理学研究表明,补阳还五汤具有扩张血管、改善微循环、改变血液流变学、降低血脂、抗动脉硬化、改善血液黏滞度、抗血栓形成及预防血栓再发、促进出血和渗出物的吸收、促进组织的修复和再生、抑制胶原纤维合成、促进增生性病变的转化和吸收、抗血小板聚集、降低纤维蛋白原、促进脑内神经干细胞的生长等作用。该方诸药配伍,对降低血压、改善局部血液循环等均具有一定的作用。

第六章 痹证与痿证

第一节 痹　　证

一、概　　述

痹证是一类因邪气痹阻肢体、经络、脏腑而引起的疾病。闭于皮则发为皮痹，闭于肌则发为肌痹，闭于脉则发为脉痹，闭于筋则发为筋痹，闭于骨则发为骨痹。现代医学中以关节疼痛、僵硬为主要症状的类风湿关节炎、强直性脊柱炎、骨关节炎等疾病均可归于中医痹证的范畴。

痿证是指形体某部分枯萎瘦削、萎弱不用为主要临床表现的病证，主要症状有肢体瘫软、麻木不仁，四肢拘急、瘦削，皮毛枯槁。现代医学中多发性神经炎、运动神经元疾病、脊髓病变、重症肌无力等表现为肢体痿软无力、不能随意运动者均可归于中医痿证的范畴。

《黄帝内经》分篇论述痹痿两病，但行文中又有并称者，如《素问·气交变大论》"腹痛暴挛痿痹"、《灵枢·阴阳二十五人》"善痿厥足痹"。鉴于此，我们特将此二病并入一篇合论。风、寒、湿、热均是本病常见的致病因子，痿证以湿热淫邪致痿较多见，病因虽有所区别，但临证往往难以分开。

二、学术观点

（一）固本培元，注重气血

新安医家术推汪机、法崇孙一奎，深谙"固本培元"之法。汪机鉴于当时一些医家偏执于朱丹溪的“阳常有余，阴常不足”之说而过用苦寒之药耗伤元气，为纠正时弊，创立“营卫一气”“参芪双补”学说。其在《石山医案·病用参芪论》中提到“丹溪治火，未尝废人参而不用”，倡导培补中焦元气，擅用人参、黄芪之药，奠定“固本培元”学说基础。孙一奎，为汪机再传弟子，也在继承汪机培补中焦元气学术思想的基础上，创立“动气命门”学说。他认为，本病的发生多因命门火衰、元气不足等所致，临床上主张既要温补中焦，又要温补下元，擅长使用人参、黄芪、附子、肉桂之药。程文囿，清代徽州歙县人，新安医家。其治疗痹证，注重补养气血，固护正气，治病求本。程氏认为：“在病初血气未衰，犹可辅驱并行，今则疲惫如斯，尚有何风可逐，何络可通?”脾胃为后天之本，气血生化之源，脾胃健，气血生化才能有源。他还认为：“四肢皆禀气于胃，脾不能为胃行其津液，脉道不利，筋骨肌肉皆无气以生，故不用焉”“人以胃气为本，久病服药，必究脾胃。”这些都充分表明，治疗痹证既要顾其标，又要注意病久胃气虚衰、气血亏虚，应治其本。“注重气血、治病求本”的学术思想为程氏治痹特色之一。

李艳教授作为新安医派“张一帖内科”传承人，深谙《黄帝内经》，对汪机、孙一奎、程文囿等新安“固本培元”派医家特别推崇。她认为，脾胃为后天之本、气血生化之源。脾胃健运，中气充足，升降相因，脏腑气血运行调畅，则疾病难生；反之，脾胃失健，中气不足，升降失司，脏腑气机运行受阻，则百病由生。肾为先天之本，乃元阴元阳寄居之所，肾中阴阳为一身阴阳之根本。肾气充盛，命门火旺，正气固护，生命原动力充足，外邪难侵；反之，肾元亏虚，命门火衰，正气不固，病邪侵袭人体而致病。脾肾充盛，则气血充裕。气行则血行，经脉通调，筋骨肌肉坚强，痿痹自除。李艳教授熟读经典，秉承先哲之学术观点。她认为治病当求本，正气虚弱，气血闭阻或不足痹痿二病的共同病机，故而固本培元、调补气血是治疗痹证、痿证的首要原则。治疗上，李艳教授喜用人参、黄芪、白术、当归治疗痹证、痿证等疑难杂病，疗效显著。

（二）寒热分论，三期辨证

李艳教授继承国医大师李济仁先生的治痹寒热辨证学术思想。李济仁先生根据中医经典《黄帝内经》中的“阴胜则阳病，阳胜则阴病”及痹证的临床特点，提出将痹证进行寒热分论。寒热者，阴阳之化也。病邪分阳邪和阴邪，正气分阳气和阴液，热者即阳邪客体、阴液亏损而呈现出阳亢或阴虚之证；寒者即阴邪客体、阳气受遏而呈现出阴盛或阳虚之证。寒热二证，既可单独存在，也可相互并存，错综交杂。因此，在对疾病的诊治过程中，需将外在寒热症状与四诊相结合以判断寒热的证候。一般认为，关节周围畏寒，肢冷喜暖，关节、筋骨及肌肉多冷痛，痛处不移，感风寒而疼痛加重，感温暖而痛缓，关节活动受限拘急，为寒证，多见于疾病缓解期；若患处周围红肿疼痛，呈剧烈灼痛，不可触摸，得凉则舒，烦热汗出，口干欲饮，关节拘急或活动欠利，为热证，多见于疾病的活动期；抑或此二者彼此相兼、错综复杂，当属寒热错杂证，多见于病情复杂、病势迁延的疾病恢复期。故李济仁先生将痹证中的寒痹、热痹、寒热错杂证与疾病分期相结合，创新性地提出了“寒热三期新疗法”。

该疗法广泛应用于类风湿关节炎的治疗中，针对类风湿关节炎早期、活动期的患者采用寒性疗法（清热解毒、活血通络），针对类风湿关节炎早期、缓解期的患者采用热性疗法（补益肝肾、温阳益气），针对类风湿关节炎中后期病情复杂、病势迁延的患者采用寒热并治疗法（脏腑、气血、寒热并治）。李济仁先生认为，痹证难以在短时间内完全被治愈，故治疗时应以某方为主，大法基本不变，辅药随症加减，以体现变中不变、不变中有变之规律，守法守方相当重要，切不可主方、大法变动不休。根据寒热分期确定主要治疗主方，结合患者局部特征及时加以化裁。热痹，治疗以清络饮自拟为主方，其组成药物为苦参、青风藤、黄柏等。偏热者多用清络饮加地骨皮、牡丹皮、丹参，偏风者多用桂枝芍药知母汤加羌活、独活、豨莶草、威灵仙、当归、川芎，偏湿者多用苍术白虎汤为主方加黄柏、防己、木瓜、白术、茯苓等。寒痹，以桂枝附子汤为主方，偏寒者加巴戟天、补骨脂、淫羊藿、片姜黄等；偏风者，以桂枝附子汤合蠲痹汤为主方加减，其中必用川芎、当归、丹参；偏湿者，以桂枝附子汤合防己黄芪汤为主方，加细辛、苍术、白术、山药等。

寒热辨证思想不仅在治疗痹证方面疗效显著，更在前沿研究方面收获颇丰，如在其他学科疾病的延伸研究领域取得重要的进展，为进一步研究寒热辨证理论提供了坚实的基础。李艳教授传承和发扬李济仁先生的寒热辨证思想，通过收集 871 例李济仁先生的临床处方，以网络药理学为框架进行深度研究，总结李济仁先生用药寒热思想及临床疗效，受到业内广泛的关注。李济仁先生四子李梢通过对寒热证候与神经-内分泌-免疫等方面的研究，构建网络模型，证实了寒热二证与激素状态、细胞因子状态存在正相关的联系。

（三）痹痿同病，肝肾同源

痿痹同病之名首见于《素问·气交变大论》："腹痛暴挛痿痹，足不任身。"《诸病源候论·虚劳诸病》云："夫风寒湿三气合为痹。病在于阴，其人苦筋骨痿枯，身体疼痛，此为痿痹之病，皆愁思所致，忧虑所为。"《医方考·痿痹门》曰："痿、痹，二病也。今详《内经》，亦有称痹为痿者。故合而为一。肾气热，则腰脊不举，骨枯而髓减，发为骨痿，宜此方主之。肾主督脉，肾坏则督脉虚，故令腰脊不举，六味地黄汤加黄柏知母主之。"可见，痹证多痛，痿证无痛，二者可以同病，名曰"痹痿"。《证治准绳·痿痹门》记载："留着之邪，与流行荣卫真气相击搏，则作痛痹。若不干其流行出入之道则不痛，但痿痹耳"；《辨证录·痿证门》记载："痿病兼湿重者，必筋缓而软；痿病兼热多者，必筋急而痛，是痿证未尝无痛也。苟不祛湿以清火，而反助湿以动热，则痿证不能痊，转增添其痛矣"；《临证指南医案·痹》记载："病者长夏霉天奔走，内踝重坠发斑，下焦痛起，继而筋掣，及于腰窝、左臂……此由湿痹之症失治，延为痿废沉疴矣。"古今医籍中痹痿合论撰文颇多见，由痹痿不同为病的二分说到痿痹转化，再到痹痿同病，都是对这一疾病病因病机认识的深入和发展。

李艳教授通读经典，着眼临床，发现临床中痹痿同病很常见，在《黄帝内经》和新安医家汪机诊治经验和吴崐“痹痿合论”的启发下，从病位、病因病机、辨证论治三个方面分析了痹痿合论的理论依据，进而明确提出“痹痿统一”“痹痿合治”的主张，制订了完整可行的“痹痿同治”方案。在病因上，风寒湿热是痹证常见的致病因子，湿热淫邪是痿证常见的病因，病因虽有所区别，但临证时往往难以泾渭分明。“痹证均有疼痛”“痿证肢体关节一般不痛”，李艳教授认为其实并不全然。从《石山医案》的记载看，明代新安医家汪机曾记载有治愈“痛痿”的病例。临床既要强调痹痿两证的鉴别，又要强调痹痿两证可分但不可强分，两者常同病或转化，痹证日久常转化为痿证，痿证挟实邪又常见痹之证候，临床表现常相互错杂。痹痿虽病名相殊，但病位相同，均为肢体筋脉的病证，都表现有皮、肌、筋、脉、骨的症状，且证候相类，诸如皮痹与皮痿、筋痹与筋痿。病因病机上，体质内虚是痹痿两病的共同内因。风寒湿热邪气客袭，由不达致不荣是痹痿两病的类同病机，痹久成痿是痹痿证变的发展规律。在治则治法上，存在以通法去其邪、补法扶其正及辅以外治等共性。舒筋通络、培补肝肾法是治疗痹痿两病的共同治法，故痹痿同病可合而论治。李艳教授认为，凡痹痿同病，患者多有阴虚体质的内在倾向，临床多采用培补肝肾的治疗方法。顽痹转痿当有肌肉瘦削、痿弱不用、阴精不足的临床表现。无论是痹痿同病或由痹转痿者，素体阴虚乃其发病内因。肝藏血，主筋；肾藏精，主骨。肝肾同源，精血俱属于阴，筋骨之病痿痹多见，故培补肝肾之阴当为痹痿同病的主要治疗方法。

三、临床特色

（一）用药剂量大而力专，起沉疴

李艳教授继承了“张一帖内科”用药经验，用药剂量大而力专，常一帖（一剂)而起沉疴。“张一帖”之名始见于明嘉靖年间，由于张守仁医术精湛，常一帖(剂)而愈，故被称为“张一帖”，经历400余年15代人传承发展成为新安医学的典型代表。李艳教授临证时，常重用人参、黄芪，人参大补元气，补脾益肺，生津安神。《本草纲目》引李东垣语：“人参能补肺中之气，肺气旺则四脏之气皆旺，肺主诸气故也。仲景以人参为补血者，盖血不自生，须得生阳气之药乃生，阳生则阴长，血乃旺矣”“人参得黄芪、甘草，乃甘温除大热，泻阴火，补元气，又为疮家圣药”。现代药理学研究证实，人参的不同剂量除了对心脏的兴奋作用不同，还具有调节血压、抗缺氧、抗炎等多重作用。不同剂量的黄芪对心脏的收缩作用及抗肿瘤等作用也不同，以上都证实了张氏医学临证大剂量使用人参、黄芪的可靠性。同时，李艳教授还注意到节气对疾病的影响，冬季往往会加大黄芪等温热类药物的用量，其中黄芪可用至50 g。

（二）通络八法

1. 益气通络法

李艳教授以固本培元思想为指导，在痿证、痹证的治疗中常用黄芪、人参、白术、当归等益气补血、调补脾肾之药。正如张介宾所说：“风痹之证，大抵因虚者多，因寒者多。惟血气不充，故风寒得以入之，惟阴邪留滞，故经脉为之不利，此痛痹之大端也。”痹证之形成，与人体正气亏虚密切相关，即使初起，也要充分顾护正气。根据“虚则补之”的原则，对痹证日久之气虚血滞或肾阳虚弱者，更应重视扶其正气。补后天脾胃之气以充先天肾中之精气，强筋骨，利关节。补气的同时，注重行气活血，以使补而不壅。本法适用于邪客血脉、气虚血滞、脉道闭阻之证，症见肢体疼痛、麻木或抬举无力，脉搏减弱或消失，兼有心悸、气短、乏力，面色㿠白或萎黄，舌淡，苔白。

2. 行气通络法

李艳教授认为，风分内外之风，治风先当治血，血行则风可自灭，扶正以利气血畅行，则痹证乃治。李艳教授常用川芎行气止痛，川芎为血中之气药。

中医治法中有通因通用、塞因塞用、寒因寒用、热因热用之反治法。李艳教授认为，川芎祛风行血为“行因行用”之法，痹证偏风则疼痛游走不定，可谓行因；川芎作用行而不守，可谓行用。川芎“行因行用”有利于祛除风邪。陈皮理气健脾的同时，又可减轻祛风湿药对胃肠道的刺激，进而起到扶正祛邪的作用。

3. 温通经络法

李艳教授常选用附子、川乌、草乌治疗寒痹、顽痹，但此三味药峻猛，且有毒性，一般临床不轻易使用。附子辛、温、大热，有毒，走而不守，性烈力雄，有补火回阳、通经散结之功，善治一切沉寒痼冷之证，为祛散阴寒之首选药物。李艳教授一般附子用 15 g 以上，她认为附子的剂量必须视病情用足，量小则疗效不显。此外，附子还有“坚肌壮骨”“好颜色”的美誉。川乌的功效基本与附子相同。临床上以疼痛为主的痹证，李艳教授认为不论其属寒、属热均可在基本方上加用制附子、制川乌。川乌善于止痛，附子优于散寒，要注意的是，患者服药期间不能饮酒，这是因为乙醇能促进乌头碱的吸收，从而增强了附子的毒性，易致中毒；亦不可与麻黄同用，以免产生不良反应，可伍以秦艽，以增强镇痛之功。同时在煎煮汤剂时，一般需先煎 1 小时，以减少不良作用。

4. 清热祛湿通络法

本法适用于感受湿热或热毒之邪浸淫肌肉、脉络或骨节之证。症见肌肤或关节红肿热痛，痛苦攻心，得冷则舒，可伴高热、面赤气粗、口渴心烦、溲黄便结、舌红、苔黄燥或黄腻、脉洪数有力。常用药物有苦参、青风藤、黄柏、萆薢、土茯苓、犀角（临床多用水牛角）、生地黄、牡丹皮、忍冬藤、金银花、土牛膝、薏苡仁、肥知母、蒲公英、紫花地丁、干地龙等。本法还适用于寒湿或湿热之邪浸淫筋脉，症见筋脉拘急、屈伸不利，且沿某一经脉出现疼痛、酸胀、麻木、关节僵硬不舒，舌胖大边有齿痕、苔白腻或黄腻、脉沉细或濡数。常用药物有宣木瓜、薏苡仁、五加皮、伸筋草、路路通、土茯苓、桑枝、丝瓜络、秦艽、羌活、独活、海风藤、络石藤、威灵仙等。

5. 温肾健骨法

本法适用于痿痹日久、累及于肾、肾阳虚弱之证。症见骨节冷痛、行步无力，甚至骨节变形、僵直，难以屈伸，伴畏寒肢冷、腰脊疼痛，舌淡苔白，脉沉细无力或沉迟。常用药物有淡附片、上肉桂、巴戟天、川断、杜仲、金狗脊、补骨脂、鹿衔草、怀牛膝、桑寄生、千年健、露蜂房、熟地黄等。

6. 养血活血法

李艳教授常将鸡血藤、活血藤联合应用，二药均有强筋壮骨、调经活络、祛瘀止痛之功。鸡血藤养血之功优于活血藤，而活血藤更善活血，故李艳教授喜将两药并用于血虚兼瘀之痹证，二药相得益彰，以冀补血而不滋腻，活血而不伤气。此外，还常用络石藤通经络、利血脉、祛风湿，治疗风湿痹痛兼有热象之证，常并用青风藤和忍冬藤。青风藤祛风兼能祛痰通络，忍冬藤祛风湿热邪。李艳教授还常将赤芍、白芍二药合用，一散一收，一泻一补，共奏清热凉血、活血化瘀、养血和营、柔肝止痛之功。

7. 虫类搜剔法

李艳教授善用搜风祛邪之力较强的虫类药以活血化瘀、祛风逐痰，即前人所谓“非常之病，必有非常之药”。虫类药中也分寒、热、攻、补之效，因此，宜在辨证的基础上运用，攻补兼施，相得益彰。本法适用于久痹邪深、久痛入络之证。症见关节变形、疼痛僵硬、难以屈伸、步履维艰，甚则卧床不起、肌肉消瘦、身体尪羸。常用药物有干地龙、全蝎、蜈蚣、地鳖虫、白花蛇、蕲蛇、露蜂房、水蛭、穿山甲、虻虫、乌梢蛇等。

8. 引经通络法

李艳教授指出，根据患者疼痛部位选用适合的引经药，可以更好地引诸药直达病所。引经药的应用，对痹证、痿证的治疗起着重要的作用。如上肢疼痛、痿软，常用片姜黄、桂枝；下肢疼痛、痿软，常用独活、怀牛膝、宣木瓜、五加皮；腰背疼痛、无力，可加川断、杜仲、狗脊、功劳叶；周身骨节疼痛，可加威灵仙、补骨脂；肌肉疼痛，可加雷公藤等。

（三）内外兼治，中西并重

李艳教授对痹证、痿证的外治也有独到的见解。李艳教授认为，治疗痹证应“急则治标，缓则治本”，内外双施，可以提高治疗效果，减轻患者痛苦。临床上李艳教授常在内治法的基础上辅以外治法，常用的外治法有巴豆饭外敷法、止痛擦剂、中药熏洗法、解痛布等。同时，李艳教授提倡将中药与经络穴位相结合，采用中药离子导入法治疗痹证，必要时亦可运用中频治疗仪等在患处或穴位处进行局部治疗。外用药多选用性味辛温香窜之品，可直接对病灶发挥作用，亦有助于内服药作用的发择。

1. 巴豆饭外敷法

取巴豆（干品）10～15 g，捣烂成泥，加入适量热大米饭，混匀，置芭蕉叶上，敷于患处（以不烫伤皮肤为宜），用纱布绷带或其他布条固定（注意：外敷时间不超过 10 小时；若出现过敏性皮疹可服用抗过敏药，以睡前服为好；洗净配药食具及工具，以免发生中毒）。

2. 止痛擦剂

生半夏、生南星、生川乌、生草乌各 30 g，用 50％乙醇溶液 500 ml 浸泡 1 周后，以脱脂棉擦肿痛处，每日 2～3 次，可止痛消肿（不可内服）。

3. 中药熏洗法

水蓼 50 g，透骨草 20 g，川芎 25 g，炙麻黄 20 g，桂枝 15 g，羌活 30 g，独活 30 g，冰片 3 g，香白芷 9 g，葱白 40 g，生姜 10 片，将前七味加水 3 升，煮沸 15 分钟后加入后四味药，再煮 5 分钟，连药带汤一并倒入大口茶缸中，将茶缸四周用棉絮包裹，保温，将缸口对准疼痛部位熏蒸（用毛巾将缸口四周封好，勿使漏气，以患者耐受为宜），约半小时，每日 1 次，可开毛窍、发腠理、逐风湿、通经活络。

4. 解痛布

肉桂、附子、川乌、大黄、当归各 12 g，半夏、白芷各 9 g，地龙、僵蚕、白芍、乳香、没药、木香、川芎、独活、秦艽各 6 g，细辛 3 g，共研为细末，用高粱酒调如薄糊状，加生姜汁，放入脱脂棉，浸透，晒干或烘干。将晒干或烘干的药棉，外包纱布 1 层，左右两边用松紧带套在关节上或其他疼痛部位。本法对四肢关节疼痛效果最佳。另外，加强锻炼，注意环境冷暖变化，防止外邪侵袭，对痹证的预防有一定的作用。

5. 中药离子导入法

李艳教授外治法中喜用中药离子导入法，通过离子导入的电泳作用和电趋向性，使中药充分水活化，以利于药物的透皮转运，同时结合中医经络理论，通过对相应穴位的刺激达到疏通经络、行气活血、扶正祛邪及提高人体免疫力的作用。此法对寒湿痹痛及肝肾亏虚之痹痛疗效显著。

四、验案精选

（一）益气通络法治疗类风湿关节炎

宋某，女，45 岁，2020 年 3 月 20 日初诊。

主诉：多关节肿痛 4 年，加重 1 月余。

现病史：2016 年始患者无明显诱因下出现多关节肿痛，累及双手、双肩、双膝、双踝等多个关节，先后就诊于当地医院及外院，查类风湿因子（＋）、抗环瓜氨酸肽抗体（＋），红细胞沉降率（＋），确诊为类风湿关节炎。曾口服抗风湿药及中药 2 年余，效果不佳，遂自行停药，近期类风湿因子 94 IU/mL。1 个月前患者自觉多关节疼痛加重。刻下：双踝关节肿痛剧烈，双膝酸胀明显，无法伸直，左侧踝关节症状较重可见关节红肿，夜间痛甚，严重影响日常生活及工作。劳累后关节疼痛明显。晨僵时间大于 1 小时，平素易急躁，喜凉食，饮食、睡眠一般，二便可。舌暗红伴有散在瘀点，苔薄白，脉弦数。

西医诊断:类风湿关节炎(活动期)。

中医诊断:痹证(筋痹)。

中医辨证:瘀热痹阻证。

治法:益气通络,清热止痛。

处方:炙黄芪 30 g,当归 15 g,鸡血藤 15 g,活血藤 15 g,苦参 9 g,青风藤 9 g,萆薢 10 g,黄柏 9 g,乌梢蛇 15 g,蒲公英 25 g,蜈蚣 2 g,雷公藤 10 g,川牛膝 15 g,伸筋草 15 g,忍冬藤 20 g,薏苡仁 20 g,豨莶草 25 g,陈皮 15 g,土鳖虫 10 g,白花蛇舌草 25 g。20 剂,水煎服,每日 1 剂,早晚餐后 1 小时服。

2020 年 4 月 10 日二诊。双踝关节疼痛较前改善,双膝仍有酸胀,纳寐可,二便调,舌暗红伴有散在瘀点,苔薄白,脉弦数。守方继续服药 4 个多月,症状明显缓解。

2020 年 8 月 20 日三诊。逢梅雨季节,症状反复,遇冷水疼痛明显,纳差,寐可,小便可,时有便溏,舌暗红伴有散在瘀点,苔白腻,脉滑数。遂加秦艽 15 g、防己 9 g、麸炒白术 25 g,以健脾祛湿止痛。服药 2 个月后,关节肿痛明显好转,遂停药。

【按语】

筋痹之名首见于《素问·痹论》:"风寒湿三气杂至,合而为痹也……以春遇此者为筋痹。"筋痹是五体痹(皮痹、肌痹、脉痹、筋痹、骨痹)之一。五体痹是由于与五体相合的脏腑、经络气血不足,感受风、寒、湿、热等邪,导致皮、肌、脉、筋、骨等部位气血闭塞不通的一类病证。其病位以经筋所属之筋肉、关节为主,久则可涉及相关的经脉、脏腑,与肝、脾(胃)等脏腑密切相关。本病发病常因劳逸不当、外邪侵袭、跌打损伤、平素体虚、情志失调、饮食内伤等导致寒湿留滞经筋或湿热流注经筋,或瘀血阻遏、痹阻经筋;或脾运失健、气血亏虚、经筋失养;或肝血不足、经筋失养;或肝气不疏、气滞血瘀，发为本病。本案患者是典型的类风湿关节炎活动期病例，现患者关节红肿热痛明显，结合其夜间痛甚及典型的舌象，辨为瘀热痹阻证。类风湿关节炎活动期患者一般热象较重，应以清络饮为主方治疗。患者正气不足，久病入络，络脉痹阻，联合益气通络之药以扶正祛邪。本方虽用黄芪，但方中大量清热苦寒之药可佐其热性，故方中仍以清热为主。同时黄芪补中益气之性又可固护脾胃，避免大队苦寒之品伤及脾胃。治病当求本，固本培元为痹证治疗之大法。方中寒热并用，在清热止痛的同时又兼顾脾胃气血，是寒热并用、扶正祛邪之法。二诊时，患者诸症缓解，故效不更方，守方服药。三诊时，逢梅雨季节，湿气较重，患者症状反复，故酌加健脾祛风湿之药，续服后疗效满意。

【跟诊手记】

本案患者是一位中年女性，类风湿关节炎疾病以女性常见。患者多关节肿痛明显，且晨僵时间大于1小时，相关炎症指标升高，可判断患者正处于活动期。西医治疗类风湿关节炎活动期多采用非甾体抗炎药和抗类风湿药，甚至予部分患者激素治疗。诊疗问答中，患者自诉长期用药后出现体重增加及胃脘部不适，因对疗效不满意，遂自行停药。我在跟师的过程中发现，有一些患者不耐受西药治疗，故放弃规律服药，因此症状反复。李艳教授认为，类风湿关节炎活动期多属热痹，热痹最早见于《黄帝内经》。热痹多是风湿热痹，治以清热通络为主。治疗本案患者时，以清络饮为主方加减。清络饮组方为苦参、黄柏、青风藤、萆薢。清络饮是新安医学代表人物——国医大师李济仁先生的传世经方，也是李艳教授治疗类风湿关节炎的基础方。经过长期的临床经验和试验研究证实，其具有良好的抗类风湿作用。李艳教授尤重视应用苦参一药。她认为,苦参有清热燥湿、祛风解毒之良效。以苦参治疗痹证,与《圣济总录》中治疗肌痹之"苦参丸"用意相类。使用时,常配用祛风除湿、舒筋活血的青风藤,还有清热解毒、燥湿力强兼退虚热的黄柏和专于祛风、利湿除痹、疏通经络而主治顽痹的萆薢。患者病程长达4年,考虑痹证日久及肾、正气不足是该病发生的根本原因。李艳教授重用炙黄芪,归肺、脾、肝、肾经,可温肾补虚,该药用量常需要根据患者的体质及时令节气进行调整。方中同时应用鸡血藤、活血藤以活血通络,这是李艳教授治疗痹证的又一特色用药,此两味药均有强筋壮骨、调经活络、祛瘀止痛之功;其中鸡血藤养血之功优于活血藤,而活血藤更擅长活血。李艳教授喜用此两味治疗血虚而兼瘀之痹证,以冀补血而不滋腻、活血而不伤气。方中川牛膝引药下行,可补肝肾、活血通经,是治疗下肢痹证常用的引经药。蒲公英清热解毒,除湿止痛;乌梢蛇与蜈蚣相配,可祛风止痉,引诸药至病所,为治久痹、顽痹之要药;豨莶草性寒,归肝、肾二经,善于清利筋骨关节,可祛风湿、解毒,其他诸药合用,共奏益气通络、清热止痛之效。后患者在梅雨季节外感湿邪,导致疼痛加重,伴纳差、大便溏稀,苔白腻,辨为脾虚湿盛证,故加以秦艽、防己、麸炒白术健脾祛湿。秦艽、防己具有祛风胜湿、通络止痛、利水消肿的功效,麸炒白术可健脾运湿。本案患者服药6个多月,停药。类风湿关节炎是一种慢性、全身性的自身免疫性疾病,故短时间内难以完全治愈。在治疗的过程中,李艳教授往往以一方贯穿始终,以固本培元为治疗大法,根据时令节气、症状等加减用药,以体现变中不变、不变中有变的天人相应的治疗原则。

（二）温经通络法治疗类风湿关节炎

承某某，女，62岁，2020年12月17日初诊。

主诉：多关节肿痛3年余。

现病史：2017年始患者无明显诱因下出现多关节肿痛，先后累及双手、双肩、双膝等多个关节，时有腰膝酸软。曾就诊于当地医院，查类风湿因子（+）、抗环瓜氨酸肽抗体（+），红细胞沉降率（+）。长期规律口服抗类风湿药症状好转，近日天气转凉后，患者左侧手指关节酸痛明显。刻下：左侧手指关节肿痛伴僵硬不适，阴雨天尤甚，双侧膝关节疼痛，双腿伸展受限。平素情绪、饮食、睡眠可，大小便正常，舌淡红边有齿痕，苔薄白，脉沉细。

西医诊断：类风湿关节炎（缓解期）。

中医诊断：骨痹。

中医辨证：寒湿阻络证。

治法：温经散寒，除湿止痛。

处方：制草乌（先煎）8 g，制川乌（先煎）8 g，炙黄芪30 g，当归15 g，桑枝9 g，桂枝9 g，活血藤15 g，鸡血藤15 g，苦参9 g，青风藤9 g，萆薢10 g，黄柏9 g，乌梢蛇15 g，蒲公英25 g，蜈蚣2 g，雷公藤10 g，白花蛇舌草25 g，炒薏苡仁20 g。20剂，水煎服，每日1剂，早晚餐后1小时服。

2021年1月7日二诊。左侧手指关节酸痛稍好转，双侧膝关节疼痛，步行时间长则疼痛加剧。上方中去桑枝，加怀牛膝15 g、延胡索25 g。14剂，水煎服，每日1剂，早晚餐后1小时服。

2021年1月21日三诊。服药后，疼痛症状好转，守方服药2个多月后，逐渐停用中药。

【按语】

骨痹之名首见于《黄帝内经》，原文为“风寒湿三气杂至，合而为痹也……以冬遇此者为骨痹"。骨痹是五体痹中较常见的痹证,其病名、症状、病机等在多本经典中医书籍均有论述。《素问・长刺节论》曰:"病在骨,骨重不可举,骨髓酸痛,寒气至,名曰骨痹",《诸病源候论》曰:"冬遇痹者为骨痹,则骨重不可举,不随而痛",《济生方》曰:"骨痹之为病,应乎肾,其状骨重不可举,不遂而痛且胀",《痹证通论》曰:"凡风寒湿热等邪气侵入骨及关节,阻滞经脉气血,出现关节疼痛、肿胀或红肿热痛,甚至关节变形弯曲、僵直、不能站立行走者谓之骨痹证"。骨痹证位在骨,以肢体关节沉重、痛剧,甚则强直畸形、拘挛屈曲为主要表现,病因多与寒邪有关。《医宗必读》曰:"骨痹即寒痹痛痹也。痛苦切心,四肢挛急,关节浮肿。"机体感受寒邪,或内生寒邪,寒凝络脉,气血凝滞,络脉瘀阻,经络"不通""不荣",发为寒痹。本案是类风湿关节炎缓解期的病例,患者感受寒邪后以关节肿痛伴僵硬、阴雨天尤甚为主要症状,结合患者舌脉辨为骨痹之寒湿阻络证。寒邪有外寒、内寒之分,多与痰瘀密切相关。患者素体虚弱,或冒雨、久居寒湿之地,卫外不固,外寒易侵,常夹风、夹湿,闭阻经络,气血凝滞而致痹;寒痹亦由内寒而致,人体感受寒邪,阳气少,阴气多,正气亏虚,则阴寒内生,气血津液凝滞,风、湿等邪气易乘虚而入,如《诸病源候论》所云:"阳气虚者,腠理易开,而为风湿所折,使阳气不得发泄,而与风湿相搏于分肉之间,相击,故疼痛也。"寒邪易与痰瘀相互搏结而共同致痹,寒邪易伤阳气,痹证日久,脏腑功能失调,痰瘀内生,互结而滞留经络,气血运行不畅,筋肉经脉失养,正气不足,又易复感寒邪。故在治疗上重用温经散寒之药,同时还应注意通络,兼用祛湿化痰药与活血祛瘀药。本案患者感寒后发病,辨为寒湿阻络证,以桂枝附子汤治之并随症加减。李艳教授擅用制川乌、草乌辛热苦燥之品以驱寒除湿、温经止痛。加用上肢引经药桑枝，配合炒薏苡仁健脾燥湿。联用鸡血藤、活血藤调经活络、祛瘀止痛。二诊时，患者左侧手指关节酸痛稍好转，双侧膝关节疼痛，步行时间长即疼痛加剧，上肢疼痛较前好转，以下肢关节疼痛为主，故去上肢引经药桑枝，改用下肢引经药怀牛膝以引药下行，补肝肾，强筋骨并加延胡索行气止痛。三诊时，患者症状好转，予中药续服，后疗效满意。

【跟诊手记】

本案为典型的类风湿关节炎（缓解期）患者，病程长达3年，既往规律用药但症状常在冬季反复发作，存在明显的关节疼痛，感受寒湿之邪后，症状加重，故辨为骨痹之寒湿阻络证。在李艳教授治疗痹证的寒热三期疗法中，类风湿关节炎缓解期患者常无明显的关节红肿，炎症指标也多处于低值，多以寒痹论治。寒痹的病名源远流长，最早见于《黄帝内经》，在中医古籍中寒痹又称为“冷痹”“痛痹”等，主要发生在痹证的早期、缓解期，临床表现以疼痛较甚、得温缓解、痛处固定不移为主。《黄帝内经》中说“寒者温之”，故以散寒温阳为治疗大法，以桂枝附子汤为基础方。李艳教授常用大热之川乌、草乌除寒开痹，力峻效宏，这几味药但一定要先煎1小时以上，配乌梢蛇温经散寒、通络止痛。方用清络饮以祛湿通络，既可通脉又可防止热性药物药力太过。温热药与寒凉药物兼而用之，全方仍以温通经络为主，巧用活用药性，其效乃彰。痹证往往病程长，反复发作，迁延不愈，在早期治疗中要防止疾病的恶化与传变。李艳教授重视痰湿、血瘀在疾病传变中的作用，常配用健脾祛湿、活血化瘀之药。久病成顽痹者，李艳教授常用蜈蚣、全蝎、土鳖虫等虫类药搜风剔瘀，通络止痛，因虫类药有一定的毒性，故用量不可过大，中病即止。患者二诊时，天气转凉，寒甚则痛重，故加用延胡索行气止痛。延胡索为辛散温通之药，为“血中之气药”，能行血中气滞、气中血滞，专治一身上下诸痛，是古往今来治疗痹证的常用药。三诊时，诸证好转，遂逐渐减药。在跟诊过程中，我发现大部分类风湿患者都因长期服用抗类风湿药而产生一定的心理及经济负担，特别炎症因子检查基本正常的患者常有停药的诉求，李艳教授常会根据患者的具体情况调整用药，以减少患者的负担，做到身心同治。

（三）内服外治联合法治疗风湿性关节炎

陈某某，女，68岁，2021年6月17日初诊。

主诉：多关节肿痛4年余。

现病史：2018年始患者无明显诱因下出现全身多关节疼痛，累及双手、足趾部、双膝、双踝等多个关节。曾就诊于当地医院及外院，予服中药治疗效果不佳。2020年8月21日查类风湿因子、抗环瓜氨酸肽抗体（－），抗核抗体（＋），ds－DNA抗体升高。刻下：患者双手、足趾部、双膝、双踝等处疼痛难忍伴严重变形且屈伸不利，无明显红肿，晨僵时间大于1小时，时有腰酸、乏力，易疲劳，寐差，不易入睡，饮食、二便可，近2个月患者体重下降2.5 kg，舌淡红，苔少，脉沉细无力。查类风湿因子148.2 IU/mL、红细胞沉降率92 mm/h、抗链球菌溶血素O 47.1 IU/mL、超敏C反应蛋白11.08 mg/L、血尿酸449.5 μmol/L。

西医诊断：风湿性关节炎（恢复期）。

中医诊断：筋痹。

中医辨证：肝肾亏虚证。

治法：补肝益肾，舒筋通络。

处方：炙黄芪30 g，当归15 g，熟地黄25 g，山茱萸9 g，炒杜仲9 g，枸杞子9 g，海桐皮9 g，宣木瓜15 g，乳香9 g，没药9 g，川牛膝9 g，活血藤15 g，鸡血藤 15 g，苦参 9 g，青风藤 9 g，萆薢 10 g，黄柏 9 g，土茯苓 30 g，炙甘草 9 g，夜交藤 12 g。10 剂，水煎服，每日 1 剂，早晚餐后 1 小时服。

2021 年 7 月 6 日二诊。疼痛较前略好转。近期时有腹泻，畏寒明显，舌淡，苔薄白，脉沉细。上方加麸炒白术 20 g、陈皮 15 g。14 剂，水煎服，每日 1 剂，早晚餐后 1 小时服。联合中药离子导入法，方药：肉桂 12 g，制附子（先煎）12 g，制川乌（先煎）12 g，制乳香 9 g，没药 9 g，秦艽 9 g，制大黄（后下）9 g，炒白芍 15 g，制延胡索 20 g，透骨草 15 g。7 剂，水煎外用，每日 1 剂。2021 年 7 月 16 日本院辅检示血尿酸 293.7 μmol/L，红细胞沉降率 74 mm/h，类风湿因子 120.9 IU/mL，超敏 C 反应蛋白 1.92 mg/L。

2021 年 9 月 28 日三诊。疼痛症状好转，仍有行走受限，腰酸及双肩胀痛，时肠声漉漉，畏寒明显，食纳可，大小便正常，舌淡红，苔白，脉沉。初诊方炙黄芪增至 50 g，加白花蛇舌草 20 g、蜂房 9 g、制草乌（先煎）6 g、制川乌（先煎）6 g。服药 2 个多月。

2021 年 11 月 30 日四诊。疼痛症状好转，辅检示红细胞沉降率 59 mm/h，类风湿因子 31 IU/mL，超敏 C 反应蛋白 18.34 mg/L。患者继服 1 个月后，疼痛明显好转，疗效满意。

【按语】

本案是一例风湿性关节炎恢复期的病例，该患者年老体弱，正气不足，肝肾亏虚。肝主筋，司全身筋骨关节之屈伸，肾主骨，肝肾不足，筋骨失养，而见关节肿痛、屈伸不利；晨起阳气不得周运肢节，故晨起僵硬；肝肾阴虚，可见腰膝酸软；痹证日久，耗伤气血，故神疲、乏力；肢体失养，故消瘦；肝肾亏虚，脉道不冲，故脉沉细无力。李艳教授认为，痹证日久可化为痿证，肝肾亏虚证是痹证、痿证常见的证型。《幼科全针》中说：“痹者，内因肝血不足……”强调了肝血亏虚，不能濡养肢体关节，以致“足不能步，掌不能握,指不能摄”。可见肝血不足在痹证的发病过程中起了重要的作用。此外,肝藏血,主疏泄,可调畅气机。气机调畅,肝藏之血方可正常运输、布散到身体各处,使筋脉、骨节得到正常的濡润滋养;肾为“先天之本”,《黄帝内经》中提出肾“其充在骨,肾藏精……髓以养骨”,“髓者,肾精所生……髓足则骨强”,《圣济总录》曰:“夫骨者肾之余,髓者精之所充也。肾水流行,则髓满而骨强”,说明肾中之精充足,则精髓化生有源,才能“筋骨劲强,肌肉满状”。若肾中之精亏虚,髓空骨弱,骨失所养,可致关节部位骨质被破坏而致痹证。同时,肾主一身之阴阳,肾阳为人体阳气之本,若肾阳虚衰,筋骨关节失于温煦,或者虚寒内生,使人体气血运行不畅,筋脉拘挛而成痹证。《证治准绳》曰:“痹证有风、有湿、有寒、有热……皆标也;肾虚,其本也。”《景岳全书》中说:“诸痹者皆在阴分,亦总由真阴衰弱……是以治痹之法,最宜峻补真阴……”,指出痹证乃本虚标实之证,肝肾亏虚是其发病的根本,治疗当以补益肝肾为主。因此,李艳教授结合临床,明确了补益肝肾、舒筋通络之法治疗本病的重要性。李艳教授在治疗痹证、痿证之肝肾亏虚证时常选用《普济方》中的舒筋丸合《景岳全书》中的大补元煎。方中熟地黄、山茱萸、枸杞子、当归为大补精血之品,炒杜仲强腰壮骨,海桐皮、宣木瓜、川牛膝为舒筋活络之品,乳香、没药化瘀止痛。上药合用可滋补肝肾,配合炙黄芪以补气养血,联合国医大师李济仁先生治痹验方清络饮等清热通络之品以蠲痛除痹。二诊时,患者时有腹泻,畏寒明显,遂加用麸炒白术、陈皮以健脾理气,并配合外治法(中药离子导入法)以温阳通络,止痛效果显著。后患者规律治疗,炎症指标下降明显,疗效满意。

【跟诊手记】

本案患者为一例典型风湿性关节炎恢复期患者，形体消瘦明显且病程较久，当以补虚为要。患者多关节疼痛明显，伴关节变形，筋脉屈伸不利，辨为痹证，近期消瘦明显，肌肉失养，亦有痿证的表现。临床跟诊中发现一些久病、体弱的痹证患者会出现部分痿证的临床表现，而痿证患者早期常有肌肉的疼痛。李艳教授常道："痿痹二病常可合而论治。"痹证、痿证均可由内外合邪致病，导致全身肌肉失于充养，出现四肢不用、痿软乏力、拘急疼痛等症状。《医宗金鉴·杂病心法要诀》记载："痿病足兮痹证身，仍在不疼痛里分……始晓虚实别有因"，说明痿证两足痿软不痛，痹证通身肢节疼痛，痿证多虚，痹证多实，而所因有别也。先痹后痿者一般为外感六淫之邪、营卫不和而发病，久病阴血耗伤或感受热毒之邪，或外感寒湿之邪，随阴虚体质热化，导致阴血亏虚、肢节濡养不利。先痿后痹者总以湿邪侵袭居多，或久处湿地或涉水淋雨，以致经络筋脉阻滞，久羁致筋脉骨节失养而因痹成痿，如《医学入门·痹风》所云："痹者，气闭塞不通流也，或痛痒，或麻痹，或手足缓弱，与痿相类。"如湿邪渐积，郁而生热，浸淫筋络，以致关节肿痛，日久筋脉缓迟不用，成为痿痹。《素问·生气通天论》云："因于湿，首如裹，湿热不攘，大筋緛短，小筋弛长，緛短为拘，弛长为痿。"最终造成邪气留注筋络骨节，导致气血不畅疼痛、筋脉肌肉失养，故身体疼痛与筋骨痿枯并存，即痹痿同病，两者结局是相同的，兼痿证必然有虚火内灼的因素在内，故治当补益肝肾为主。李艳教授常用大补元煎进行固本培元、滋补肝肾。方中重用熟地黄，善治精气大耗之证。张景岳曾言："阴性缓，熟地非多难以奏效。"当归补血和血，助滋阴养血之力；伍以枸杞子补肾益精、养肝明目，共助主药以滋阴养血；炒杜仲补益肝肾，强筋壮骨；山茱萸补益肝肾，收敛固涩；炙甘草益气和中，调和诸药。诸药合用，共奏补养元气、滋阴补血之功。二诊时，患者内服外治相结合，选用温阳散寒之品，应用中药离子导入法治疗痹证，将中药离子活化并促进透皮吸收。结合经络选穴，对相应的经络进行刺激以达到疏通的作用，进而增强疗效。李艳教授亦常用中药熏蒸疗法治疗寒邪较盛的痹证，本案患者治疗时值夏季，较易出汗，且患者形体消瘦，恐熏蒸后汗出过度伤阴，故未采用中药熏蒸疗法。为确保疗效，外治法常在住院患者中应用，需对患者的一般状况评估，符合条件者予以治疗，且以连续治疗效果为佳。

第二节 痿　证

一、概　述

痿证是临床上一类常见的疑难病症。《黄帝内经》中认为，“痿”主要包括以下两个方面：一是指四肢弛软、无力升举的症状；二是指以肢体痿弱不用为主要临床表现的疾病。历代医家在继承《黄帝内经》关于“痿”的含义的基础上，认为痿证是专指肢体筋脉弛缓、软弱无力，严重者手不能握物、足不能任身，肘、腕、膝、踝等关节如觉脱失，渐至肌肉萎缩而不能随意运动的一类疾病。李艳教授在查阅历代医家关于痿证的论述后，提出：凡属外在形体部分“痿软不用”或“枯萎瘦削”的疾病，皆属于痿证。

二、学术观点

（一）调理五脏，重视阴阳平衡

虚痿的病机关键为五脏虚损，阴阳失衡。肺热叶焦、津伤气耗、宣降布散无力、治节失司是导致痿证的主要病机。五脏失和，五志过极，导致内火燔炽而伤肺，其中尤以心火偏亢、脾胃炽热、肝胆火炽及肾中相火燔炎等致肺热津伤者多见。房劳过度，肾水枯竭，金水不得相生，均可导致肺阴亏损、虚火内炽、肺叶焦枯。脾胃乃后天之本，素体脾虚，或饮食不节，或情志不舒，均可影响脾胃对饮食的吸收和运化，气血日衰，脏腑四肢百窍不得后天水谷精气充养而渐成痿证。脾气易热，导致脾阴不足，进而胃阴劫耗，胃火内生，只消谷而不能长养气血以濡养宗筋，宗筋不得濡养则纵而不收，四肢不用遂成痿证。肾精肝血亏虚，则相火内生，则筋脉与经络关节失却濡润，而成痿证。脾肾阳虚，则皮毛、肌肉、腠理不得温煦，精血化源无续，久之即成痿证。李艳教授认为，治疗虚痿应以补养五脏为主，五脏精气充足，则阴阳平衡，气血通畅。

（二）祛除病邪，保持气血通畅

实痿的病机关键为筋脉气血阻绝，四肢百骸失养。病理产物或为血瘀，或为痰湿，或先有气结而后变生瘀与痰。瘀之来源有四点：一为外邪阻闭气血，二为外伤损伤血脉致瘀，三为产后留瘀，四为内伤气结致瘀。痰湿之来源有三点：一是直接感受外来湿邪；二是脏腑受邪或自身功能失调滋生痰湿，流注经络；三是经络瘀滞，津液运行受阻，聚而成痰。李艳教授认为，治疗实痿应以祛邪为主，根据病邪之寒热属性及在气在血的不同，选择不同的祛邪方法，使病邪散去，气血通畅。

（三）辨证论治，标本兼治

论治痿证，首先应辨别标本虚实，明确正虚为本或邪实为标；再辨病位，明确邪袭肌表经络或入里客脏腑。若邪流于肌表经络，则多以攻邪为主。表邪日久则邪舍于内，可客五脏，影响脏腑功能。此时需祛邪兼以扶正，既要养阴气，又需助阳气，同时顾护人体之气血津液。其次，攻邪重在辨清病邪性质，若风胜则祛风；若湿盛则除湿；若寒重则温阳；若热炽则清解，随症治之，并促进气血通畅。痿证的治疗总则为补虚祛邪通络。

（四）辨病与辨证相结合

我们既要不断完善中医认识痿证的理论体系，丰富中医的治疗手段，提高临床疗效，又要了解西医对中医痿证的认识。现代医学出现肢体痿弱失用症状的疾病涉及神经内科的有50余种疾病。李艳教授认为，通过现代医学对疾病的病理生理及临床表现的认识，可以为中医辨证论治提供更多的证据，从而达到更精准的治疗目的。

三、临床特色

（一）治痿以益气补津为首

痿证之病源在于津气两虚，即津不濡养肢体、气不温煦肢体，故临床治痿多以益气补津为首要治则。阳明胃为水谷之海，是后天精微化生之源。后天化源不竭，才能濡养周身。津气来源于谷气，故痿之源于肺，而其治从于胃。《素问·痿论》记载："冲脉者，经脉之海也，主渗灌溪谷，与阳明合于主筋。阴阳总宗筋之会，合于气街，而阳明为之长，皆属于带脉，而络于督脉。故阳明虚则宗筋纵，带脉不引，故足痿不用也”，临证当滋其化源。胃为肺之津气化源，津气足则肺气有所敷布，“故精自生。神自盛，骨肉相保，巨气乃平”（《素问·汤液醪醴论》）。治疗上选用益气养津之品，而不宜用大辛大热之品。胃气充盛，水谷精微化源不息，经脉通达，则痿废自当渐渐痊愈。《素问·痿论》记载：“筋痿者，生于肝，使内也”，肝主疏泄而喜条达，若肝郁疏泄失职，多生内热，郁久则肝阳上亢，肾水不足以涵木，宗筋无阴以济，而发为痿证。故治疗不能仅限于温肾壮阳，而要“各补其荥而通其俞，调其虚实，和其顺逆，筋脉骨肉，各以其时受月，则病已矣”（《素问·痿论》），疏其血气，令其条达而致和平，以气血和畅调达、阴平阳秘为贵。

（二）重用黄芪，攻补兼施

治疗痿证，除常用养阴清肺、独取阳明、泻南补北法之外，还需重视补益肝肾法。凡痿证表现出皮、肌、筋、脉、骨（“五体”）的病症者，以及挟实又见痹证症状者，李艳教授常以通法去其邪、以补法扶其正，并辅以外治法调补气血、固本培元、温补脾肾治之。

李艳教授临床素喜重用黄芪，攻补兼施；藤虫并用，重视祛除痰瘀；以及舒筋通络，培补肝肾。痿证日久者，非一般轻剂所能奏效，故临床多投以大剂量黄芪，为君药。气为血之帅，气充则血盈，气行则血行。补气既可生血，亦可活血。故每遇痿病患者，李艳教授多以黄芪配伍川断、桑寄生、金狗脊、仙茅、淫羊藿等培补肝肾、填精补髓之品，更助补益肝肾之功。若痿证兼血虚、血滞者，亦可取活血化瘀、舒筋通络之法，加用鸡血藤与大血藤。此二药均有活血之功，鸡血藤还可补血，为痿证之血虚、血滞者首选药对。水蛭乃血肉有情之品，具有活血化瘀祛邪之功，李艳教授临证常根据患者不同的病情，培补肝肾、健脾燥湿，同时兼顾疏肝解郁、舒筋活络，以通为要。

四、验案精选

（一）补益肾精治疗进行性肌营养不良

王某，男，7岁，2017年2月13日初诊。

主诉：进行性双下肢乏力1年余。

现病史：患者1年余前无明显诱因出现双下肢乏力，未予重视，后乏力呈进行性加重，伴双侧大腿变细，蹲下难起，双侧小腿肥大。2个月前就诊当地医院查肌酸激酶938 U/L，予胰岛素、葡萄糖、三磷酸腺苷等支持治疗，未见明显好转。刻下：双下肢乏力明显，精神、饮食、睡眠尚可，二便调，舌淡红，苔薄，脉细。

西医诊断：进行性肌营养不良。

中医诊断：痿证。

中医辨证：督脉亏虚证。

治法：补肾填精，壮健筋骨，舒养筋脉。

处方：黄芪20 g，当归15 g，五爪金龙10 g，穿山甲4 g，五加皮12 g，千年健10 g，鸡血藤10 g，活血藤10 g，垂盆草20 g，五味子15 g，山茱萸15 g，巴戟天10 g，肉苁蓉15 g，败酱草15 g。14剂，水煎服，每日1剂，早晚餐后2小时服。

2017年2月28日二诊。双下肢仍感觉乏力，蹲下后站起时症状未见加重，较服药前有所好转，稍觉口干，饮食、睡眠、二便尚可，舌淡红，苔薄，脉细。于上方加生地15 g、玉竹12 g、山石榴根20 g。14剂，水煎服，每日1剂，早晚餐后2小时服。

2017年3月20日三诊。患者双下肢乏力明显好转，无口干，纳眠及二便可，疗效满意。

【按语】

其人若先天不足，或后天跌坠闪挫，均可导致督脉亏损，督脉及诸阳经失养，可见腰脊酸软、肢体弱而不用；督脉亏损导致肾精亏虚，无以生髓而骨不能负重、直立。肾、督脉、脑三者在某种意义上构成了三位一体的密切联系。张锡纯认为："肾为髓海，乃聚髓处，非生髓之处，究其本源，实乃肾中真阴真阴之气酝酿化合而成……缘督脉上升灌注于脑"，明代张景岳云："精藏于肾，肾通于脑……故精成而后脑髓生"。这里所说的"肾通于脑"是通过督脉的联系而实现的。可见，督脉亏虚，则脑髓不充。脑是精髓汇聚之处，脑髓不充则精神将夺，精神夺则生命功能低下而不能化生精气营血，进而导致形体受损，渐而痿弱不用。《素问·上古天真论》提出"形与神俱"的观点，即对这一生理病理机制进行了简要而形象的概括。填精补髓法适用于小儿先天禀赋不足、后天喂养不当所致的发育迟缓，如五软证。症见小儿出生后渐见头项软弱倾斜，东倒西歪，遍身羸弱，足软迟缓，不能站立，兼见口软唇薄，不能咀嚼，口常流涎，手软下垂，不能握举，肌肉松弛，活动无力，舌淡苔少，脉沉细尺弱，常用药有补骨脂、肉苁蓉、山茱萸、人参、当归、熟地黄、菟丝子、牛膝、枸杞子、山药、五味子等。本例患者年少逐渐发病，足软不能站立，结合其舌脉，考虑为督脉亏虚、肾精不足证。李艳教授治疗肾精不足证善用左归丸加减，重用熟地黄补血生精、滋肾养肝；菟丝子柔润而多液，不温不燥，补而不腻，既补肾固精，又能养肝明目，平补阴阳；肉苁蓉补而不峻，补肾阳；杜仲、怀牛膝补肝肾强筋骨；千年健、木瓜祛风湿，强筋骨，活经络；鸡血藤养血活血，舒养筋络。

【跟诊手记】

进行性肌营养不良是一种原发于肌肉的遗传性疾病，多因肌肉长期缺血或长期不能随意收缩而造成肌纤维萎缩、退化的一类疾病。本病可分为五型：假肥大型、面-肩-肱型、肢带型、眼肌型和远端型。主要症状特征有受累骨骼肌萎缩或肌力减退，初见于肢体近端（肩胛带、骨盆带）呈对称性进行性肌萎缩，日久导致全身肌肉萎缩、肢体萎废不用。常继发于神经系统疾病，如各种中枢性瘫痪、小儿麻痹后遗症、重症肌无力、周围神经疾患等。另外，如肌肉损伤、骨质增生压迫神经，或因骨折造成肢体长期制动、长期自卫性肌痉挛及营养不良等均可导致肌肉萎缩、肌力减退。本病属中医的“痿证”“痿痹”等范畴。

中医认为，痿证的发生与肺、脾、胃、肝、肾等脏腑关系密切。多因情志内伤、外感湿热、劳倦色欲等致内脏虚损、精气大耗、肌肉筋脉失养所致。本病可因肺热叶焦，不能布送津液以润泽五脏，遂致四肢筋脉失养；也可因湿热浸渍经脉，使营卫运行受阻，郁遏生热，久则气血运行不利，导致筋脉肌肉失却濡养而弛纵不收；也可因脾胃虚弱，致受纳、运化、输布的功能失常，或气血津液生化之源不足，无以濡养五脏、运行血气，导致筋骨失养、关节不利、肌肉瘦削；还可因肝肾虚损，导致肌肉筋脉失其营养，筋痿肉枯。诊断要点有三点：其一，本病起病隐匿，因受累骨骼肌萎缩、无力故有奔跑无力、行步蹒跚、易于摔跤、翼状肩胛或呈鸭行步态、重者不得下地行走、肢体挛缩和骨骼畸形等症状；可有肌肉假性肥大并仰卧起身的症状：靠翻身俯卧，以手撑地使小腿直立，再以两手支扶膝部及大腿，渐将身体上部抬起而使躯干伸直。其二，肌肉广泛且明显萎缩的患者常尿肌酸排泄增加、肌酐排泄减少，血清中肌酸磷酸激酶增高，为正常者的10～100倍，后期因不能活动和肌肉丧失而失去功能。其三，肌电图、肌肉活检可为诊断提供依据。

（二）清热利湿法治疗膝关节炎

郭某，男，52岁，2015年10月10日初诊。

主诉：双膝疼痛数年，双下肢无力沉重1年。

现病史：患者反复双膝关节灼热疼痛数年，得凉稍舒，拄杖而行，曾在外院行膝关节磁共振、类风湿因子等检查，诊断为膝关节炎。多次予双氯芬酸钠缓释片、甲泼尼龙治疗，症状可缓解，但患者服药后出现上腹疼痛、血糖升高。刻下：双膝关节肿痛，精神、睡眠欠佳，饮食一般，口干苦黏，小便热赤涩痛，大便尚可，舌红，苔黄腻，脉濡数。既往有糖尿病病史，规律注射胰岛素，血糖控制欠佳。

西医诊断：骨关节炎。

中医诊断：痿证。

辨证：湿热下注证。

治法：清热利湿，和营通络，补益肝肾。

处方：苍术9 g，黄柏10 g，川牛膝15 g，怀牛膝15 g，薏苡仁30 g，车前子（包煎）10 g，茵陈15 g，萆薢9 g，木瓜10 g，茯苓10 g，桂枝6 g，白芍6 g，地龙12 g，杜仲15 g，千年健10 g，狗脊10 g，龟板（先煎）20 g。7剂，每日1剂，水煎服，早晚分2次温服。

2015年10月16日二诊。双膝疼痛明显减轻，仍无力，夜尿频，每晚3～4次，舌红，苔黄腻，脉濡数。上方加女贞子15 g、菟丝子15 g、桑螵蛸15 g。7剂，服法同前。

2015年10月24日三诊。双膝疼痛消失，仍无力，腰酸痛，双下肢轻度水肿，尿急尿热，尿淋漓不尽，舌红，苔薄黄，舌根部稍腻，脉弦滑，尿糖（＋）。补充诊断:淋证,热淋。上方去女贞子,加猪苓 15 g、泽泻 20 g、全蝎 6 g。7 剂,服法同前。

2015 年 10 月 31 日四诊。双膝无力减轻,尿急尿热减轻,双下肢轻度水肿,二便调,舌淡,苔心黄腻,脉弦滑。予四妙丸、左归丸、知柏地黄丸合方。

处方:苍术 9 g,黄柏 10 g,川牛膝 15 g,怀牛膝 15 g,薏苡仁 30 g,浙贝母 15 g,竹茹 10 g,龟板(先煎)20 g,砂仁(后下)6 g,生地 30 g,白芍 10 g,知母 10 g,熟地黄 15 g,千年健 15 g,土茯苓 30 g,猪苓 15 g,茯苓 15 g,泽泻 20 g,山茱萸 10 g,枸杞子 10 g,生甘草 6 g,生姜 6 g。14 剂,水煎服,服法同前。

2015 年 11 月 14 日五诊。双下肢无力减轻,腰酸痛发凉,足心热,尿频,盗汗,血糖控制欠佳,舌暗,脉弦滑。予四妙丸、左归丸、葛根芩连汤合方。

处方:炙龟板(先煎)40 g,知母 12 g,白芍 20 g,黄柏 12 g,生地黄 20 g,熟地黄 20 g,砂仁(后下)6 g,千年健 10 g,苍术 9 g,怀牛膝 15 g,薏苡仁 30 g,山茱萸 15 g,女贞子 10 g,菟丝子 12 g,桑螵蛸 15 g,泽泻 10 g,牡丹皮 10 g,土茯苓 30 g,黄连 8 g,黄芩 10 g,葛根 20 g,赤芍 8 g,枸杞子 10 g,生姜 6 g。14 剂,服法同前。

2015 年 12 月 2 日六诊。患者已弃杖行走,血糖控制尚可,足心热,盗汗,舌红,苔黄厚腻,脉弦滑。上方去女贞子,加茯苓 15 g、地骨皮 15 g。14 剂,服法同前。

2015 年 12 月 16 日七诊。下肢痿软、无力基本消失,偶有轻度水肿,空腹血糖为 6.4 mmol/L,偶有口干,盗汗减轻,舌淡,苔黄润,根略腻,脉滑。上方去黄芩、黄连、葛根。14 剂,服法同前。

【按语】

久居湿地,或冒雨露,或受外来之湿邪,着而不去,积久化热;或饮食不节,过食肥甘辛辣醇厚之品,损伤脾胃。湿从内生,或贪凉饮冷,湿停中焦,蕴结不化,久而积热,以致湿热浸淫筋脉,影响气血运行，使筋脉肌肉弛纵不收，因而成痿。《素问》云："有渐于湿，以水为事，若有所留，居处相湿，肌肉濡渍，痹而不仁，发为肉痿""因于湿，首如裹，湿热不攘，大筋緛短，小筋弛长，緛短为拘，弛长为痿"论述了湿热浸淫成痿的病理机制。

李艳教授认为，五痿很少单独出现，常同时出现，特别是病程较长的患者常多脏腑受损、多经络受邪。因此，我们在辨证时，要将辨虚实和辨部位相结合。本案患者首诊以肉痿表现为主，在治疗过程中筋痿、骨痿的症状后来都表现出来。治疗时，要标本兼顾。患者平素嗜酒和肥甘厚味之品，应酬频繁，过用形体而损伤脾胃，导致湿邪内生、湿热内蕴、脾阴受损、胃火内生；肝肾精血耗损，肝肾气热。"邪之所凑，其气必虚"，患者肝肾不足，湿热流注经络，故关节肿痛、灼热，腰膝酸痛，潮热盗汗；湿热之邪耗伤脾肺之阴，故出现消渴。李艳教授善用四妙散加减，黄柏味苦、性寒，归下焦肝、肾、膀胱及大肠经，用于治疗下焦湿热诸证，凡湿热浸淫筋脉而见肢体（尤其是下肢）痿软困重，或兼微肿、麻木，或兼发热、胸脘痞闷、小便赤涩热痛、苔黄腻脉濡数，常配苍术，为君药；苍术味辛，主散，性温而燥，化湿运脾，通治内外湿邪；两药皆有雄壮之气，苍术配黄柏，燥湿之力大增，且清热而不致损阳，常用于治疗下焦湿热之足膝红、肿、热、痛，足痿无力。薏苡仁健脾渗湿、舒筋除痹。无论是寒湿痿证还是湿热痿证，都同时存在湿邪留滞和脾虚湿困两种病理状态，故薏苡仁为治疗寒湿痿和湿热痿不可缺少的药物。牛膝有川牛膝、怀牛膝两种，前者偏于通行血脉，后者侧重补益肝肾。李艳教授治疗下肢痿证常同时使用川牛膝和怀牛膝，有补有通。李艳教授常用左归饮合知柏地黄丸加减，可补益肝肾、育阴清热、养筋舒络，熟地黄甘温滋肾以填真阴，黄柏、知母苦寒坚阴且可泻肾中虚火，三药合用既滋补肝肾之阴，又清泻阴虚所生之内热，共为主药；枸杞子、白芍补养肝血；山茱萸、菟丝子补肝益肾；狗脊、怀牛膝补肝肾，强腰膝，壮筋骨；白芍、木瓜养血柔筋舒络；泽泻泻肝肾两经之虚火。

【跟诊手记】

若先天禀赋不足，或病久体虚，正气亏损，或房劳过度，耗伤阴精，或热入少阴，真阴被劫等，均可伤及肝肾。肝肾精血亏损则相火内生，相火内生则筋膜干，则经络、关节不得濡润而成痿病。《素问・痿论》云："肝气热，则胆泄口苦，筋膜干，筋膜干则筋急而挛，发为筋痿……肾气热，则腰脊不举，骨枯而髓减，发为骨痿"，这里的肝气热、肾气热即指肝肾精血亏耗。

清热利湿法适用于外感湿热之邪或寒湿之邪入里化热或湿邪内生、蕴而生热，导致湿热互结、浸淫筋脉所致的痿病。症见四肢或双下肢痿弱无力，肢体灼热，得凉稍舒，身热不扬，脘闷纳呆，面黄身困，首如裹，颜面虚浮，口干苦而黏，小便赤涩热痛，舌红，苔黄腻，脉濡数或滑数。常用药物有黄柏、苍术、牛膝、萆薢、车前子、薏苡仁、木瓜、泽泻等。

补益肝肾、壮健筋骨法适用于后天调养不力，形体过用所致的肝肾两亏、肝不养筋、肾不主髓、肢体不用之证。症见缓慢起病，肢体逐渐痿软不用，腰背酸痛，久则骨肉瘦削，时有麻木、拘挛，头晕耳鸣，两目昏花，遗精早泄，潮热盗汗，两颧潮红，低热，咽干，尿少便干，舌红少津，脉弦细数。常用药物有牛膝、枸杞子、菟丝子、熟地黄、白芍、黄柏、知母、龟板等。

同时可配合针灸疗法，如本案患者可灸曲池、合谷、尺泽、太渊、列缺、手三里、环跳、风市、阳陵泉、阴市、足三里、绝骨、昆仑、丘墟、解溪、三阴交诸穴。每次取3～5穴，交替使用。

（三）健脾祛湿、升举阳气治疗重症肌无力

杨某，男，61岁，2020年6月2日初诊。

主诉：双上肢痿软无力伴眼睑下垂6年余，加重1周。

现病史：患者自述2014年发热后出现双上肢软弱无力、抬举困难，伴眼睑下垂，眼球运动不灵活，遂就诊于外院，明确相关检查后，确诊为“重症肌无力”，口服溴吡斯的明60 mg tid，症状有所缓解。2016年，上述症状再次发作，口服药物后症状改善不明显，患者再次就诊于外院对症治疗。后因反酸、烧心一直自服奥美拉唑肠溶片20 mg qd，病情稳定。近1周症状反复。刻下：双上肢痿软无力伴眼睑下垂，小便正常，大便溏薄，舌淡，苔白腻，脉细弱。

西医诊断：重症肌无力。

中医诊断：痿证。

中医辨证：脾虚湿滞证。

治疗：健脾祛湿，升举阳气。

处方：黄芪30 g，党参10 g，山药12 g，白术9 g，茯苓12 g，薏苡仁15 g，白扁豆9 g，陈皮5 g，砂仁6 g，山楂、神曲、麦芽各10 g，升麻5 g，柴胡5 g，甘草6 g。7剂，水煎服，每日1剂。

2020年6月10日二诊。双上肢痿软无力有所缓解，仍觉神疲乏力，精神不佳，舌淡，苔白腻，脉细。首诊处方基础上加牛膝10 g，其余药味不变。14剂，水煎服，每日1剂。

2020年6月25日三诊。上述症状明显缓解，偶见疲乏无力，纳眠可，二便调，舌淡，苔白腻，左脉沉伏缓弱，右脉沉弱。二诊处方基础上去薏苡仁、陈皮、白扁豆、升麻，加肉桂3 g、肉苁蓉15 g、菟丝子15 g、续断12 g，其余药味如前。14剂，水煎服，每日1剂。

2020年7月10日四诊。诸症好转，原方继服7剂以巩固疗效，水煎服，每日1剂。后电话随访，患者病情稳定，停药后无明显不适。

【按语】

脾胃乃仓廪之官、后天之本、津液气血及精气生化之源。如素体脾胃虚弱，或饮食不节，饥饱失宜，损伤脾胃，或忧思伤脾，或情志不舒，郁怒伤肝，木不疏土，或病后体虚，纳差食少，均可直接影响脾胃对饮食的吸收和运化，以致本脏失养。脾气日损，接济无源，血气日衰，久则五脏六腑、四肢百窍皆不得后天水谷精气之充养而渐成痿证。《素问・太阴阳明论》云："今脾病不能为胃行其津液，四肢不得禀水谷气，气日以衰，脉道不利，筋骨肌肉，皆无气以生，故不用焉"，这是对脾虚致痿的病理概括。补益脾胃法适用于脾胃素虚或大病、久病后因脾胃受伤、中土不振、气血乏源所致的痿证。症见下肢痿软无力以致瘫痪，少气懒言，语声低微，神疲倦怠，面色淡白无华，头晕肢困，食少纳呆，便溏，舌淡苔薄，脉细。在痿证病程中，每一阶段不同程度地存在着脾胃受损，故脾胃功能的恢复与否直接影响着痿证的病程，故前人有"治痿独取阳明"之说。所以，补益脾胃法不仅适用于脾胃虚弱证痿证，也广泛适用于其他各证痿证之实邪已去、正气未复的治疗。常用药物有党参、白术、茯苓、黄芪、陈皮、人参、甘草、大枣、山药等。本案患者病程长，有乏力、便溏、脉细、苔白的症状，考虑患者脾胃受损、脾虚湿困，故见苔腻。李艳教授经常强调"久病多虚瘀"，故治疗上要重视补脾胃。治疗痿证之脾胃虚弱证，李艳教授善用补中益气汤和参苓白术散加减。人参为大补元气之佳品，能补益脾肺之气。肺主一身之气，脾为生化之源，肺脾之气充沛，则一身之气皆旺。对脾胃气虚所致之痿证，可配炙黄芪、白术、党参、甘草、山药等。脾虚常与湿邪困脾同时存在，补脾药常与祛湿药合用，配白扁豆、薏苡仁、陈皮、砂仁、茯苓合用；气虚及阳，脾肾阳虚，则大便稀溏、饮食不化、纳差，宜加补骨脂、吴茱萸、肉桂温阳助火，补中生气；湿停化热，舌苔转黄，去黄芪、陈皮、升麻、柴胡、白术；脾胃功能渐复，肢体痿软难复，去薏苡仁、陈皮、白扁豆、升麻，加菟丝子、肉苁蓉、续断以增强补肾之力，改善肌力。

【跟诊手记】

中医治疗重症肌无力不仅可以缓解症状，而且可以有效地减轻西药带来的不良反应，提高患者的生活质量。例如临床上多使用薏苡仁、茯苓、猪苓等祛湿化浊药来减轻因使用激素带来的水钠潴留；使用免疫抑制剂，有时会给患者带来不良反应。此时若使用具有扶正作用的中药，可以有效地克服免疫抑制剂带来的不足。中医治疗可以有效地减少患者的发病次数，减轻患者发病的严重程度。这是因为中医是针对重症肌无力发病的根源，即针对虚损进行治疗，补充患者虚损的正气，进而减少发病次数。即使发病，也因为患者正气充足，可以抵御邪气侵袭，进而减轻发病时症状的严重程度。

《灵枢·海论》云："气海不足，则气少不足以言"，《灵枢·经脉》云："肌肉软则舌痿"，《脾胃论》云："上气不足……头为之倾，目为之瞑……皆由脾胃先虚，而气不上行之所致也"。《医学衷中参西录》云："胸中大气下陷，气短不足以息。或努力呼吸，有似乎喘，或气息将停，危在顷刻。"李艳教授认为，肌肉痿软无力、呼吸困难、气息微弱、病情危急的证候，为大气下陷、脾肾气虚无法维系五脏精气所致，是重症肌无力发展的重要环节。气机运动的基本形式有升降出入，气机一旦停止生命活动就无法维持。严重时，累及呼吸肌，最明显的是对宗气的影响。"宗气贯心脉而行呼吸"，宗气能支持全身脏腑正常发挥功能。此气一虚，呼吸即觉不利，且肢体酸懒，脑力心思为之顿减，甚至呼吸顿停，昏然罔觉。宗气由水谷精微和清气聚于胸中形成，脾胃气虚则胸中宗气衰弱。张锡纯在《医学衷中参西录·治大气下陷方》云："胸中大气下陷，气短不足以息，或努力呼吸，有似乎喘，或气息将停，危在顷刻"，又云："或寒热往来，或咽干作渴，或满闷怔忡，或神昏健忘，种种病状，诚难悉数。其脉象沉迟微弱，关前尤甚。其剧者，或六脉不全，或参伍不调。"

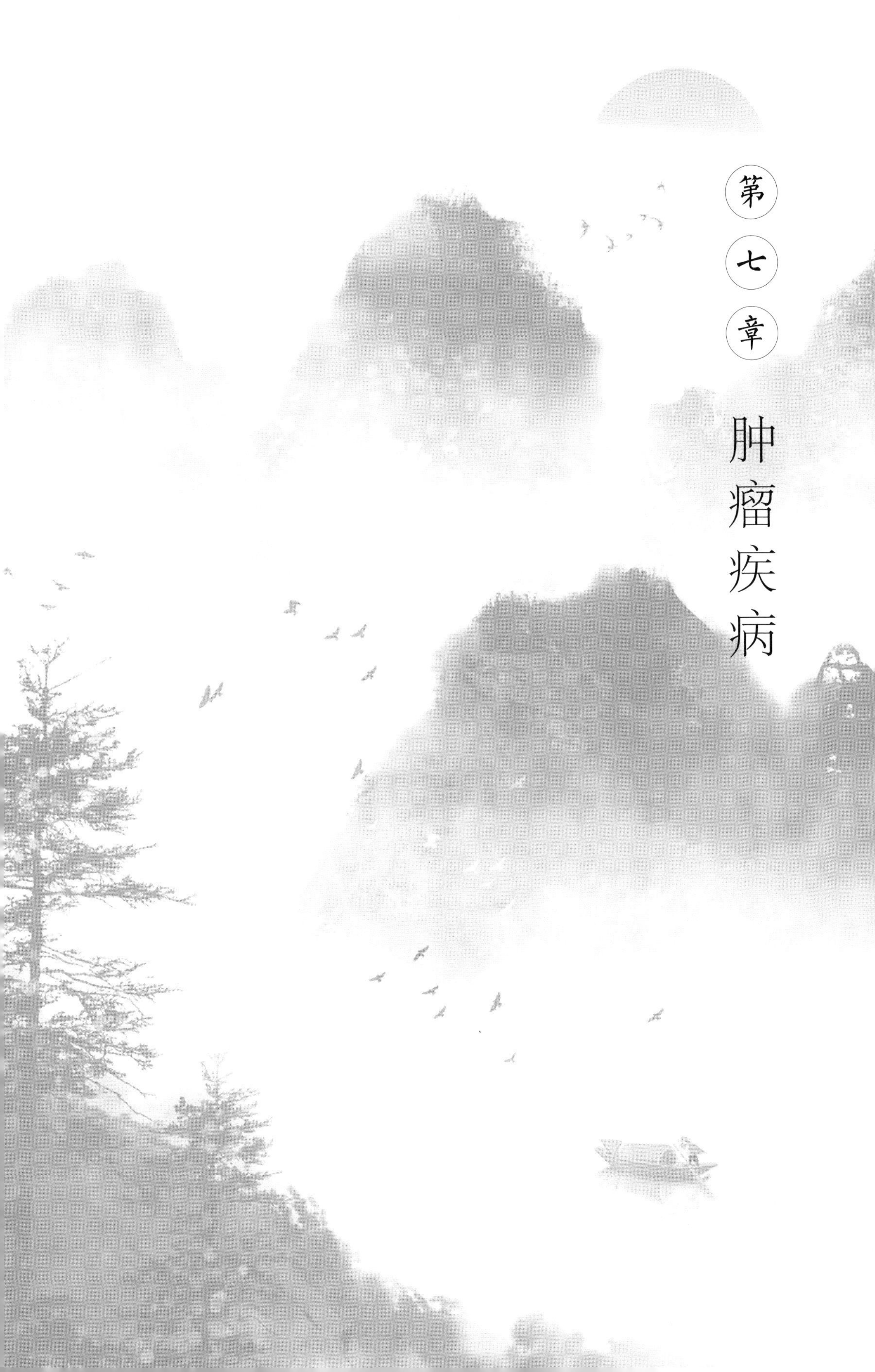

第七章 肿瘤疾病

一、概　　述

肿瘤是机体在各种致癌因素的作用下,局部组织细胞在基因水平上失去对其生长的正常调控,导致其克隆性异常增生而形成的新生物。一般认为,肿瘤细胞是单克隆性的,即一个肿瘤中的所有肿瘤细胞均是一个突变细胞的后代。

根据新生物的细胞特性及其对机体的危害程度,将肿瘤分为良性肿瘤和恶性肿瘤两大类。恶性肿瘤可分为癌和肉瘤,癌是指来源于上皮组织的恶性肿瘤。肉瘤是指间叶组织(包括纤维结缔组织、脂肪、肌肉、脉管、骨和软骨组织等)发生的恶性肿瘤,如由大肠黏膜上皮形成的恶性肿瘤为大肠黏膜上皮癌,简称大肠癌;由皮肤上皮形成的恶性肿瘤为皮肤上皮癌,简称皮肤癌等。

肿瘤组织无论在细胞形态或在组织结构上,都与其发源的正常组织有不同程度的差异,这种差异称为异型性。异型性是肿瘤异常分化在形态上的表现。异型性小,说明分化的程度高;异型性大,说明分化的程度低。区别这种异型性的大小是确定肿瘤良性、恶性的主要组织学依据。良性肿瘤细胞的异型性不明显,一般与其来源的组织相似。恶性肿瘤常具有明显的异型性。具有局部浸润和远处转移是恶性肿瘤最重要的特点,并且是恶性肿瘤致人死亡的主要原因。

肿瘤可以呈膨胀性生长、外生性生长和浸润性生长。

(1)膨胀性生长:是大多数良性肿瘤的生长方式。特点:肿瘤生长缓慢,不侵袭周围组织,往往呈结节状,有完整的包膜,与周围组织分界明显,对周围的器官、组织主要是起挤压或阻塞的作用,一般不明显破坏器官的结构和功能。因为其与周围组织分界清楚,手术容易摘除,且摘除后不易复发。

(2)外生性生长:发生在体表、体腔表面或管道器官(如消化道、泌尿生殖道)表面的肿瘤,常向表面生长,形成突起的乳头状、息肉状、菜花状的肿物。良性、恶性肿瘤都可呈外生性生长。但恶性肿瘤在外生性生长的同时,其基底部呈浸润性生长,且外生性生长的恶性肿瘤由于生长迅速、血供不足,容易发生坏死、脱落而形成底部高低不平、边缘隆起的恶性溃疡。

(3)浸润性生长:为大多数恶性肿瘤的生长方式。由于肿瘤生长迅速,侵入周围组织间隙、淋巴管、血管,浸润并破坏周围组织,肿瘤往往没有包膜或包膜不完整,与周围组织分界不明显。临床触诊时,肿瘤固定不活动。手术切除这种肿瘤时,为防止复发,切除的范围应比肉眼所见的范围大,因为这些部位也可能有肿瘤细胞的浸润。

肿瘤扩散是恶性肿瘤的主要特征。具有浸润性生长的恶性肿瘤,不仅可以在原发部位生长、蔓延(直接蔓延),而且可以通过各种途径扩散到身体其他部位(转移)。

(1)直接蔓延:肿瘤细胞沿组织间隙、淋巴管、血管或神经束浸润,破坏临近正常组织、器官,并继续生长,称为直接蔓延。例如晚期宫颈癌可蔓延至直肠和膀胱,晚期乳腺癌可以穿过胸肌和胸腔,甚至到达肺部。

(2)转移:肿瘤细胞从原发部位侵入淋巴管、血管、体腔,迁移到他处而继续生长,形成与原发瘤同样类型的肿瘤,这个过程称为转移。通常良性肿瘤不转移,只有恶性肿瘤才转移。常见的转移途径有以下几种。

淋巴转移:上皮组织的恶性肿瘤多经淋巴转移。

血道转移:各种恶性肿瘤均可发生,尤多见于肉癌、肾癌、肝癌、甲状腺滤泡性癌及绒毛膜癌。

种植性转移:常见于腹腔器官的肿瘤。

根据肿瘤部位、组织来源、临床分期与病理学检查,选择相应有效合理的治疗方法。原则上可按以下几种方法处理:①早期或原位癌,可做局部疗法消除肿瘤组织,绝大多数可行切除术;部分可采用放射治疗、电灼或冷冻等方法。②肿瘤已有转移,但仅局限于近区淋巴结时,以手术切除为主,辅以放射线和抗癌药物治疗。③肿瘤已有广泛转移或有其他原因不能切除者,可行姑息性手术,综合应用抗癌药物及其他疗法。实践证明,恶性肿瘤的治疗必须采取手术、放射线、中西医药物和免疫疗法等综合措施,才能有效地提高治愈率。

二、学术观点

(一)治病求本

《素问·阴阳应象大论》云:“治病必求于本。”本,是指疾病发生的根本原因,本和标是相对而言的。就肿瘤来说,正气为本,邪气为标;发病因素为本,证候表现为标;脏腑、气血失调为本,癌毒浸淫扩散为标。肿瘤的发生发展是机体邪正交争的过程,受到致病因素的长期影响,会形成“正虚”的关键病机,进而导致脏腑功能失调、气血津液运行失常,气郁、血瘀、痰毒、湿邪蕴结脏腑,积久则形成有形肿物。正如《素问·刺法论》中所云:“正气存内,邪不可干。”又如《素问·评热病论》云:“邪之所凑,其气必虚。”不同类型肿瘤发生的病因病机虽不尽相同,但其发病机制均离不开“正气虚损、邪气停踞”这个关键病机。隋代巢元方在《诸病源候论》中说:“虚劳之人,阴阳伤损,血气凝涩,不能宣通经络,故积聚于内也。”此为虚劳积聚候,即虚劳病的一种,“夫虚劳者,五劳、六极、七伤是也”。五劳为志劳、心劳、疲劳、忧劳、思劳,又称肺劳、心劳、肾劳、脾劳、肝劳;六极为气极、血极、筋极、肌极、胃极、精极;七伤为阴寒、阴萎、里急、精少、精清、精涟涟、小便数,又为大饱伤脾、大怒伤肝、强力举重或久坐湿地伤肾、形寒寒饮伤肺、忧愁思虑伤心、风雨寒暑伤形、大恐惧不节伤志,极大地丰富了人们对肿瘤“正虚”病机的认识。《中藏经》曰:“积聚、癥瘕、杂虫者,皆五脏六腑真气失而邪气并,遂乃生焉,久之不除也。或积或聚，或癥或瘕……”《活法机要》记载：“壮人无积，虚人则有之，脾胃怯弱，气血两衰，四时有感，皆能成积。”明代李中梓在《医宗必读》中提出：“积之成也，正气不足，而后邪气踞之。”明代张景岳《景岳全书》亦云：“凡脾胃不足，及虚弱失调之人，多有积聚之病。”这些都说明脏腑虚亏是肿瘤发生的内在因素，也是其他致病因素导致肿瘤发生的前提条件。李艳教授认为，肿瘤因虚而成，肿瘤形成后寄于人体，耗气伤血，导致正虚进一步加重。治病求本，就是从中医的角度，把握肿瘤发生、发展和演变的规律，从中找出主要矛盾，提出治疗的侧重点。从治疗上来说，应根据“急则治其标，缓则治其本”的原则，以及肿瘤发病的内在原因和病情变化，制订个体化治疗方案。

（二）整体观念，分期治疗

李艳教授认为，人是一个有机的整体，不仅脏腑、经络、气血之间相互联系，局部变化与全身机能也相互影响。肿瘤是全身疾病的局部表现，既要看到局部病灶，也要看到整体机能。临床治疗时，需对邪正虚实、脏腑功能、气血盛衰、阴阳平衡等做出综合判断和全面评估。临床既要及时采取根治性手术切除肿瘤，使用放化疗、靶向药抑制肿瘤的复发、转移；还要通过中医药进行整体治疗。对晚期肿瘤患者，当处处顾护其胃气。因脾为后天之本、气血生化之源，一旦食欲减退，甚或纳谷不进，则百药难疗。临床实践表明，肿瘤的复发、转移，不仅与原发病灶的根治手术有关，还与人体正气虚弱、免疫功能下降、癌细胞失控有关。通过中医药扶助人体正气，提高人体免疫力，祛除余邪，对降低肿瘤的复发、转移有重要的作用。总之，中医的整体观应贯穿于肿瘤治疗的全过程。

李艳教授认为，根据肿瘤“因虚致病，因实致虚”的特点，对不同分期、不同阶段的肿瘤患者，应视其虚实、轻重状态，给予不同的个体化治疗。如在肿瘤早期，邪气盛而人体正气未损，此时当急则治标，攻邪祛毒，治不宜缓，应进行根治性手术或姑息性手术，考虑到手术治疗会伤及人体气血津液而致脏腑功能失调、气血亏虚，故手术前后应当根据患者整体情况，予以益气养血、固本培元之法调节脏腑功能，促进术后恢复。术后，为防止肿瘤转移，多予放化疗、靶向辅助治疗。中医认为，肿瘤术后，虽瘤物已去，但余邪未清，况且术后人体气血、津液已伤，正气亏虚，免疫功能低下，极易导致癌细胞逃逸免疫追踪而致肿瘤转移、复发。放化疗、靶向治疗，多有胃肠道反应、骨髓抑制、药物性肝损伤等不良反应，亦会因肿瘤细胞的耐药而致放化疗失败。故此时当提升患者正气，增强免疫力，祛除余毒，以减少肿瘤的复发、转移，同时辅助放化疗，提高放化疗的敏感性。这一阶段多以扶正与祛邪兼施之法治之。临证应根据正虚与邪实的程度、脏腑功能的强弱来掌握药物的合理配伍。到了肿瘤晚期，癌毒扩散，多处转移，患者已失去根治手术的机会，各种并发症增多，即使进行姑息性放疗、化疗往往收效甚微。患者日渐消瘦、乏力、纳减，病情危重。此时治宜以固本培元为主，少用或不用攻邪克伐之剂。脾胃为后天之本、气血生化之源，苦寒之品易于伤脾败胃，若以毒攻毒，则更易损伤人体正气，药多量大则脾胃难以消受，故临床治疗时应考虑到这一点。中医治疗的目标，旨在通过补益脾胃调养气血来改善脏腑功能，达到“带瘤生存”、延长生存期、提高患者生活质量的目的。

（三）带瘤生存

李艳教授一直强调，中晚期肿瘤患者可以“带瘤生存”，在治疗恶性肿瘤漫长的过程中，当邪正双方处于相对平衡的情况下，可以出现“带瘤生存”的特殊阶段。此时应针对患者体质、重要脏腑、免疫及骨髓功能状况，制订个体化、动态调整的扶正抑瘤方案，以期达到延续正邪相对平衡的状态，从而达到延长患者生存期、减轻痛苦、提高生存质量的目的。李艳教授师承首届国医大师李济仁先生的学术思想，临床多以益气补血、滋阴温阳等扶正疗法为主，并根据肿瘤的位置、大小、性质，辅以清热解毒、软坚散结、化瘀消肿之法。正如《素问·六元正纪大论》提出的“大积大聚，其可犯也，衰其大半而止，过者死”，意即对大积大聚这类恶性肿瘤疾病不可过度治疗，而应“衰其大半而止”，否则可能带来医源性死亡。明代陈实功在《外科正宗》中提出“带病延年”的理念，清代吴谦在《医宗金鉴》中提到“带疾而终天”，高秉钧在《疡科心得集》中记载“一大方中有四绝证，风、痨、臌、膈是也。疡科中亦有四绝证，谓失荣、舌疳、乳岩、肾岩翻花是也。”高秉钧认识到诸多晚期癌症是难治性疾病，提出“细论之，发于脏者为内因……如失营、舌疳、乳岩之类，治之得法，止可带疾终天而已”，即对不可根治的恶性肿瘤疾病可以通过恰当的治疗来获得“带疾终天”的目标。

中医带瘤生存的目的是希望临床在整体观和辨证论治思维的指导下，不仅关注肿瘤局部的变化情况，更应关注患者的主观感受和生活质量，防止过度治疗和不合理治疗。带瘤生存理念传承了中医“天人合一”的整体观。人是一个整体，人与环境是一个整体，人与其所患疾病也是一个整体。现代医学多以无瘤生存为疗效评价标准，认为恶性肿瘤疾病是局部病变，治疗恶性肿瘤必须灭活所有癌细胞，以防疾病的复发。这些理念推动了根治性手术、放化疗等方法的应用，但同时也因为缺乏整体观而忽视了对患者整体状况的考虑，造成了临床不必要的扩大手术、高强度的放化疗等，导致患者生存质量下降。2006 年，世界卫生组织将肿瘤定义为可控、可治的慢性疾病，西医也将恶性肿瘤疾病的治疗目标从局限于恶性肿瘤病灶转变为重视恶性肿瘤疾病患者生存时间和生存质量，对不可根治恶性肿瘤的疗效评估以生存时间和生存质量为主，强调综合评估患者的临床症状、主观感受、生活质量、心理状态等，这与中医带瘤生存的观点殊途同归，为中西医结合治疗恶性肿瘤提供了新的思路与方法。

三、临床特色

（一）辨证与辨病共举，中医与西医互补

辨证论治是中医理论体系的特色之一，也是中医诊治疾病的基本原则。辨病论治借助于现代化工具，用定量定性的直观数据阐释疾病的病理变化，从而确定治疗原则。李艳教授认为，辨证论治与辨病论治在肿瘤诊治方面各有特点，应将二者结合起来发挥各自的优势。由于肿瘤病机复杂，证候多变，故应根据机体气血阴阳的盛衰，或气滞，或痰凝，或血瘀，或毒聚等不同邪实情况，以及内外证候的不同表现灵活辨证。同时，应根据肿瘤的不同部位、原发转移的不同性质进行辨病论治。辨证与辨病共举，经方与专方同用，进而达到理想的治疗效果。临床多采用西医对肿瘤部位、性质、分期的“辨病”和中医对肿瘤的“辨证”论治。具体来说，针对相同种类的肿瘤，西医治疗方案相对固定，但当出现不同的中医症状表现时，应结合患者苔脉变化辨识寒热虚实的属性，分析脏腑的病位，进行辨证论治，施以不同治法方药，对症处理；针对不同种类的肿瘤，西医治疗方案可能不同，但如表现出相同的中医证候，中医可采用相同的证治方药。这就是中医辨证论治思想的体现，也是中医与西医互补的意义所在。

李艳教授强调，在辨证施药的同时，根据不同的肿瘤选用相应的药物，如肺癌常选用金荞麦、炙蟾皮，胃癌常选用菝葜、红豆杉树皮，肝癌用斑蝥、守宫，乳腺癌常用藤梨根、蛇莓，直肠癌选用龙葵、白英等。如患者术后出现高热，可选用金银花、连翘、菊花等清解热毒；伤口不愈，可加用黄芪、当归、赤芍、丹参、川芎等生肌活血；肿瘤疼痛明显，可用制乳香、制没药、延胡索、徐长卿、郁金、猫人参等。此类药物的使用，极大地提高了临床疗效。

（二）扶正与祛邪并用

李艳教授认为，肿瘤发病原因主要为正虚邪实，由于正气虚损，脏腑阴阳功能失调，气滞、痰凝、瘀血、浊毒等有形之邪乘虚而入，留滞体内，结成肿块，故发为肿瘤。“正气虚则成岩”，肿瘤的发生，首先责之于正气亏虚，正气亏虚则脏腑气、血、阴、阳虚损，且正气不足存在于疾病的各个阶段。邪气实则存在气滞、痰凝、瘀血、浊毒等病理因素，气滞则血瘀、气滞则痰凝，故《景岳全书》云：“凡人之气血犹源泉也，盛则流畅，少则壅滞。故气血不虚不滞，虚则无有不滞者”，《仁斋直指方论》亦有“气结则生痰，痰盛则气愈结”之言。诸多病理因素兼夹致病，出现气滞血瘀、痰瘀互结、瘀毒内盛之候。“邪之所凑，其气必虚”，肿瘤存于体内，则正气益虚。故李艳教授强调，治疗肿瘤应扶正与祛邪并用。在病情发展的过程中，癌毒不断耗伤正气，正虚之象渐渐显现，故关注患者体质状况，适量运用扶正补益药，可以增强机体免疫功能，助邪外出，如李杲所说“温之，和之，调之，养之，皆补也”。所以，在辨证论治过程中，既要注重机体存在肿瘤病灶的现实，采用“攻邪”之法，又要重视机体正气亏虚后所表现出的不同的临床症状和体征，适当地采用“扶正”，正确处理“祛邪”与“扶正”的关系，扶正与祛邪并用。

扶正是前提和基础，在扶正的基础上适时适度祛邪，方能把握肿瘤治疗的精髓。在临床治疗中是以扶正为主，还是以祛邪为主，这要根据每一个肿瘤患者正气与邪气的盛衰情况，灵活运用补与攻的治法，但具体实践比较复杂。祛邪是为了扶正，扶正与祛邪相结合，治疗的目的主要是为了扶正。

李艳教授临床常用黄芪、炒白术、潞党参、绞股蓝等益气健脾之品，当归、制黄精、熟地黄、阿胶等养血益髓之药，百合、石斛、沙参、旱莲草、女贞子、制鳖甲等生津养阴之属扶助正气，喜用木香、甘松、乌药、佛手等行气理气之，薏苡仁、法半夏、浙贝母、玉米须、车前草等祛痰化湿，川芎、制延胡索、淡全虫等活血通络，土茯苓、制大黄、龙葵、白花蛇舌草等清热解毒祛除邪气。

（三）软坚与活血同施

肿瘤的发生多因人体气血阴阳的失调、多种病邪侵袭机体而成，病程长，证候多变，症状繁杂。李艳教授认为，久病易生瘀，久病易络阻。《黄帝内经》中有“积聚”“石瘕”与瘀血相关的论述。如《素问·举痛论》云：“寒气客于小肠膜原之间，络血之中，血泣不得注于大经，血气稽留不得行，故宿昔而成积矣”，《医林改错》亦云：“无论何处，皆有气血。气有气管，血有血管。气无形不能结块，结块者，必有形之血也。血受寒，则凝结成块，血受热，则煎熬成块。”临床常表现为患处刺痛、皮肤发绀、固定不移、拒按等表现，并可见舌紫或有瘀斑瘀点、脉沉涩等症状。“瘤者，留也”，肿瘤既发，多为有形之肿块结于体内，病理性质为痰瘀浊毒胶结，壅塞气机，瘀阻络道而致肿块坚硬如岩等。究其原因，多为气机郁滞或瘀血阻络或痰凝结聚或癌毒内聚等引起，渐致肿瘤，成为痼疾。在治疗方面，李艳教授遵循《黄帝内经》“坚者消之”“结者散之”的原则，予软坚散结、化痰散结、理气散结、解毒散结、活血祛瘀、化瘀通络、行气活血等治法，以达到标本兼治之效。临床常用三棱、莪术、川芎、红花、淡全虫、炙蜈蚣、鸡血藤、活血藤、制土鳖虫、三七、浙贝母、海藻、昆布、牡蛎、鳖甲等活血软坚之品。

（四）内治与外治相合

吴师机在《理瀹骈文》中指出“外治与内治有殊途同归之妙……外治之理即内治之理，外治之药即内治之药，所异者法耳”。近年，在临床应用上，中医外治法治疗肿瘤已取得一定的疗效。中医外治法是根据中医药理论选用活血理气、化痰软坚、消肿解毒类中药制成敷贴剂外敷于肿瘤所在部位的体表，对改善症状、提高生存质量有明显的作用。中医外治法的内容十分丰富，包含外敷法、涂搽法、灌注法、熏洗法、中药离子导入法等。临床上应用最多的是将各种膏药作用于体表皮肤，从而达到治疗的目的。膏药敷于肿瘤局部或肿瘤体表投影处，可起到活血化瘀、软坚散结、消肿止痛的作用。《理瀹骈文》中记载用始赎膏、十鼓取水膏、鼓胀消满膏等治疗鼓胀。在治疗癌症疼痛和恶性胸腹腔积液时，常能收到奇效。中药煎剂保留灌肠即灌注法，是治疗肠癌和癌性肠梗阻最常用的治疗手段。熏洗法用药物煎汤趁热气熏蒸患处，具有解毒消肿、生肌收口、祛风止痛等效果。中药离子导入法也是临床常用的中医外治法之一。

（五）恪守原则，随证治之

肿瘤是因虚致病、因虚致实。虚是病之本，实为病之标；虚是全身性的，实为局部性的。因此，扶正祛邪为肿瘤治疗的总体治则。临床肿瘤患者常伴有多种并发症状，如疼痛、发热、呕吐、腹腔积液、出血、便秘等。李艳教授认为，中医在肿瘤并发症的治疗上有独特的优势。中医运用辨证论治的原则，在把握肿瘤患者“虚是病之本，实为病之标”的总体病机前提下，针对新出现的并发症状，随症治之。如治疗转移性骨癌疼痛，李艳教授临床常用制川乌、制附片、肉桂、乳香、没药等，正如《素问·举痛论》所云：“经脉流行不止，环周不休，寒气入经而稽迟，泣而不行，客于脉外则血少，客于脉中则气不通”，可见寒邪客于经脉内外，使气血留滞不行，不通则痛，故用温阳散寒治疗癌症疼痛。针对肿瘤引起的发热，中医认为多由癌毒伤正，加上治疗多采用攻伐之法，日久导致肾阳虚衰、阳气浮越而出现发热。正如郑钦安在《医理真传》中所云：“然又有近似实火处，又当指陈。阳虚症，有面赤如朱而似实火者。”李艳教授临床常用人参、山药、柴胡、桂枝、芍药、黄芩、竹叶、石膏等补中益气，调和营卫，疏散邪热。化疗作为癌症治疗的主要手段之一，临床常伴随一系列并发症，恶心呕吐就是主要的症状之一。隋代巢元方在《诸病源候论》中指出：“呕哕之病者，由脾胃有邪，谷气不治所为也，胃受邪气则呕。”中医认为，呕吐的发病机制主要为胃失和降，胃气上逆。治疗恶心、呕吐以温里药为主，以化痰止咳平喘药、解表药、补虚药为辅。临床常用生姜、半夏。唐代孙思邈在《备急千金要方·呕吐哕逆》中指出："凡呕者，多食生姜，此是呕家圣药。"半夏燥湿化痰、降逆止呕，有临床研究表明，其能有效抑制呕吐中枢。半夏与生姜合用，更能增强止呕作用。丁香、吴茱萸亦有温中和胃、降逆止呕之功。针对肿瘤恶性腹腔积液，西医多采取反复抽取腹腔积液对症治疗，但症状极易复发。恶性腹腔积液在中医属"痰饮"范畴，患者阳气虚衰，"阳化气"功能不及，则精、血、津液不能化生为"气"，故聚而成痰饮。《金匮要略·痰饮咳嗽病脉证并治》云："病痰饮者，当以温药和之。"临床多用五苓散、猪苓汤、苓桂术甘汤温阳化气，渗湿利水。针对肿瘤慢性出血者，临床常在固本培元的基础上加用仙鹤草、地榆炭、藕节、茜草、蒲黄、灶心土等止血，针对肿瘤大量出血者，临床当急用参芪补气摄血，并配合其他方法止血。便秘也是肿瘤常见的并发症之一，患者长期服用阿片类止痛药，易致胃肠功能紊乱而引起便秘。长期便秘不仅降低了患者的生活质量，而且易进一步加重肠梗阻、肠麻痹。临床上，中医常运用麻子仁汤、加味承气汤灌肠，以刺激肠道蠕动，改善胃肠功能，从而缓解便秘症状。李艳教授指出，治疗肿瘤时，控制肿瘤的并发症是必要的，但我们不能被局限的并发症蒙蔽而忽视了肿瘤患者的基本病机，应当给予患者整体治疗，以纠正肿瘤患者内环境的紊乱，调整阴阳盛衰，坚守"扶正不留邪，祛邪不伤正"的治疗原则，帮助患者做到"带瘤生存"，提高其生活质量。

（六）固本培元治未病

李艳教授师承近代新安医学家、首届国医大师李济仁先生，她结合新安"固本培元"学说与中医防微杜渐、治未病的思想，针对肿瘤治疗提出了扶正固本、防微杜渐的治疗原则。扶正固本，即固护人体正气，平衡阴阳、气血，维持脏腑、经络的正常生理功能，从而改善肿瘤的内环境，提高机体自身免疫力。从临床疗效看，扶正固本能有效改善肿瘤患者的临床症状，减轻放化疗的不良反应，从而提高患者手术、放化疗的疗效。

李艳教授认为，很多肿瘤是可防可控的。肿瘤的形成非一日之功，其发病是在“正虚”的基础上，导致脏腑功能失调、气血失和，最终形成“痰、瘀、毒”等病理产物。这些病理产物是肿瘤形成过程中的重要病理因素。李艳教授认为，对机体的“失调”和“不和”进行早期干预，予扶正培元之法调节脏腑功能，可消除这些病理产物，从而阻断肿瘤的发生，将中医防治肿瘤的关口前移，达到中医防患未然、治未病的效果。若肿瘤已成，则更应扶正培元，使在脏腑气血津液充沛，以防肿瘤扩散和转移。正如《黄帝内经》云：“圣人不治已病治未病，不治已乱治未乱……夫病已成而后药之，乱已成而后治之，譬犹渴而穿井，斗而铸锥，不亦晚乎。”

（七）时时注意顾护胃气

明代初中期，新安医学流派涌现出一批善用“固本培元”法的医家。汪机及其弟子以“营卫一气说”“参芪双补说”拉开了“固本培元”法的帷幕。徐春甫倡导“脾胃元气说”，主张以脾胃为根本，临证多从脾胃元气入手。孙一奎厘定“命门动气说”，以两肾间命门动气为元气。他认为，命门功能强弱取决于元气之多少，临证应注重培补命门元气，同时强调脾肾同治。明清时期，更多的医家开始使用“固本培元”法立方选药治疗疾病，通过不断的积累和发展，逐渐形成了以“固本培元”学术思想。该流派以补益元气、温养气血、脾肾同治为主要治疗原则，临证善用人参、白术、黄芪等药。李艳教授倡导新安医学“脾胃元气说”。她认为，在肿瘤治疗过程中，不论疾病早期还是晚期，应时时顾护患者的胃气，以保生化之源不竭、脾胃不败，否则“胃气一败，百药难施”。脾胃居中焦，为“后天之本”“水谷之海”“气血生化之源”“脏腑经络之根”。五脏的功能活动、气血津液的正常化生皆依赖于脾胃运化的水谷精微作为物质基础。气血生化源源不断，是积极治疗的基础，故当时时顾护。正如《黄帝内经》中所说：“四时百病，胃气为本”“有胃气则生，无胃气则死”。《素问·平人气象论》曰：“所谓无胃气者，但得真脏脉，不得胃气也”，叶天士在《临证指南医案·不食》中说："有胃气则生，无胃气则死，此百病之大纲也。故诸病若能食者，势虽重而尚可挽救；不能食者，势虽轻而必致延剧"，亦如《脾胃论》中所讲："元气之充足，皆由脾胃之气无所伤，而后能滋养元气。若胃气之本弱，饮食自倍，则脾胃之气既伤，而元气亦不能充，而诸病之所由生也。"因此，针对肿瘤患者，李艳教授注重调补脾胃之气，常以黄芪、白术、山药、太子参、西洋参补益脾胃，健运中焦，使机体正气充沛、气血充足，则免疫力自然得到增强，从而达到消除癌肿，抑制肿瘤生长、扩散和转移的目的。

四、验案精选

（一）扶正祛邪，抗癌止痛治疗肺癌骨转移

谢某某，女，68岁，2017年2月9日初诊。

主诉：咳嗽1年余，肩背部疼痛半年。

现病史：患者1年多前无明显诱因下出现干咳，受寒后加重，外院予消炎、镇咳治疗，效果欠佳，具体用药不详。2016年4月上述症状再发，经抗炎等对症治疗后咳嗽缓解，后出现肩背部不适。近2个月患者自觉肩背部酸胀及腋窝疼痛不适加重，尤以白天为甚，食纳尚可，寐安，二便基本正常，舌红，苔黄腻，脉沉。2016年4月肺活检示纤维平滑肌组织、软骨组织及少量挤压的肺泡组织，其间见纤维素渗出，少量淋巴细胞浸润。右肺上叶活检示黏膜急慢性炎。纤维支气管镜刷出物镜检未找见恶性肿瘤细胞。先后2次痰涂片示镜检未找见恶性肿瘤细胞。2016年12月23日胸部CT示右上肺占位，考虑肺癌伴纵隔、肺内及胸椎、肋骨多发转移，右肺门及纵隔淋巴结转移。

西医诊断：右上肺占位伴骨转移。

中医诊断：肺积。

中医辨证:正虚邪实证。

治法:扶正祛邪,抗癌止痛。

处方:黄芪 50 g,炒白术 15 g,土茯苓 30 g,半枝莲 15 g,半边莲 15 g,白花蛇舌草 25 g,金荞麦 30 g,制延胡索 30 g,制乳香 12 g,制没药 12 g,百合 30 g,南沙参 15 g,北沙参 15 g,天冬 15 g,麦冬 15 g,三棱 10 g,莪术 10 g,川芎 15 g,川贝母 9 g。7 剂,水煎温服,每日 1 剂,分早中晚 3 次服下。

2017 年 2 月 14 日二诊。患者诉肩背部酸胀及腋窝疼痛不适症状同前,白天疼痛甚,口苦,食纳尚可,睡眠差,二便基本正常,舌红,苔黄腻,脉沉。嘱原方继服,另拟中药离子导入方。

中药离子导入方:肉桂 12 g,制附片(先煎)12 g,当归 12 g,制川乌(先煎)12 g,制乳香 9 g,制没药 9 g,秦艽 10 g,制大黄(后下)9 g,炒白芍 15 g,制延胡索 20 g,透骨草 15 g,海风藤 15 g。14 剂,水煎外用,每日 1 剂,分早中晚 3 次离子导入。

因患者肩背部酸痛,故加用中药离子导入法治之。中药离子导入方以温中散寒、祛瘀通络、抗炎镇痛为主。

2017 年 2 月 17 日三诊。在内服中药、中药离子法外治结合治疗后,患者自觉肩背部酸胀及腋窝疼痛不适较前好转,口苦,食纳尚可,眠差,二便基本正常,舌红苔黄,脉沉。原内服方加全蝎 6 g、石斛 15 g。14 剂,水煎温服,每日 1 剂,分早中晚 3 次服,并中药离子导入方继用。嘱患者定期复查肿瘤指标、胸部 CT、骨扫描,保持心情愉悦。

【按语】

本案属中医“肿积”“骨瘤”“骨蚀”“骨瘘疮”“骨痹”“骨疽”等范畴。李艳教授认为,正虚邪实是肺积的基本病机。《黄帝内经》中认为,“正气存内,邪不可干”“邪之所凑,其气必虚”。隋代巢元方在《诸病源候论》中指出:“积聚者,由阴阳不和,腑脏虚弱,受于风邪,搏于腑脏之气所为也。”《中藏经》曰:“积聚、癥瘕、杂虫者,皆五脏六腑真气失而邪气并,遂乃生焉,久之不除也。或积或聚,或癥或瘕。”明代李中梓在《医宗必读》中提出:“积之成也,正气不足,而后邪气踞之”,明代张景岳在《景岳全书》亦云:“凡脾胃不足,及虚弱失调之人,多有积聚之病。”李艳教授认为,本病多为“肺虚标实”之证,“肺虚”有肺阴虚、肺气虚、气阴两虚之别,临床常合并脾虚、肾虚;“标实”多以痰湿、血瘀为主,根据TNM分期,Ⅰ、Ⅱ期患者证型多以肺脾气虚为主,Ⅲ期患者可见肺脾气虚、肾阴亏虚、肺阴亏虚等证型,Ⅳ期患者以气阴两虚为主。在肺癌发病过程中,随着手术、放化疗、靶向治疗的进行,渐致患者耗气伤津,阴亏则热毒愈盛,痰湿逐渐减少,瘀毒有所增加,但气虚、气阴两虚贯穿始终,同时因为人体正气亏虚,免疫力下降,多会发生肿瘤的生长、扩散和转移,临床多见气阴两虚证患者。李中梓在《医宗必读》中指出:“初者,病邪初起,正气尚强,邪气尚浅,则任受攻;中者,受病渐久,邪气较深,正气较弱,任受且攻且补;末者,病魔经久,邪气侵凌,正气消残,则任受补。”气虚运行不畅则成气滞,气不行则血不运、津不布,血不运则成瘀,津不布则生痰,气滞血瘀痰湿相互胶结又可形成癌毒,故以气滞、痰瘀、癌毒为主。本病病位在肺在骨,因病程迁延日久,故致气阴两虚,治疗当以补肺益气、滋阴解毒,或以扶正固本、抗癌解毒药为主,再佐以温阳镇痛。本案初诊方中大剂量黄芪与炒白术相须为用,补气为主,川芎活血行血,通行十二经脉,共奏调和气血之效;现代药理学研究证明黄芪和白术均有抗肿瘤的功效。目前广泛认为,黄芪的抗癌机制为直接抗肿瘤作用与宿主免疫应答的激活;佐以莪术活血通络,取其破血不留瘀、活血不伤正的特点,恰能辅助黄芪补益气血、化瘀通络,以消癌毒阻滞。现代药理学研究表明,莪术具有强大的抗癌活性，其主要机制为激活癌细胞中的凋亡途径和抑制促癌过程如炎性反应、肿瘤血管的生成与转移。土茯苓、半枝莲、半边莲、白花蛇舌草、金荞麦可增强清热解毒、消积抗癌的作用；制延胡索、制乳香、制没药、三棱，此四药合用，对缓解患者骨转移疼痛可起到治标作用；延胡索历来为止痛要药，其含有的延胡索乙素为主要镇痛物质，对慢性持续性钝痛的止痛效果最佳，其镇痛程度甚至能达到典型镇痛药吗啡的40%。川贝母、南北沙参、百合、天冬、麦冬专养肺阴、清肺热、止咳。诸药合用，共奏标本兼治、扶正抗癌止痛之功。

二诊患者疼痛控制欠佳。疼痛是肺癌骨转移的常见症状，严重影响患者的生活质量。李艳教授加用中药离子导入方：肉桂、制附片、制川乌温里去寒之效强；制乳香、制没药、制延胡索止痛；当归、炒白芍养血补血；制大黄在此用意为化瘀；秦艽、透骨草配伍藤类药海风藤，具有清热解毒、消肿祛瘀、消炎解毒之功。中医外治法为中医药的独有疗法。近年，在临床应用上，中医外治法治疗肿瘤已取得一定的疗效。

三诊患者通过内外治法相结合，自觉肩背部酸胀及腋窝疼痛不适较前好转。前内服方已奏效，再加全蝎、石斛。全蝎味咸、辛，性平，有小毒，有熄风止痉、通络止痛、攻毒散结的功效。现代药理学研究证实，全蝎既能抑制肿瘤细胞生长，具有抗肿瘤作用，又能达到镇痛的效果。相关文献报道，全蝎镇痛的效果比吗啡更强，且其镇痛效果随着用药时间的延长而增加。肿瘤晚期，癌毒盘踞患者体内，正气极虚，治疗应以补益扶正为要，加石斛补肺气、养肺阴。李艳教授时常告诉我们，运用虫类药时，要特别注意顾护患者的正气。虫类药性猛力专，临床疗效较好，但多有毒性，不良反应明显，治疗时不可一味猛烈攻伐，以致犯虚虚之戒，而应中病即止。临床应用时,应配伍扶正之品,使邪去而正不伤,效捷而不猛悍。

【跟诊手记】

本案患者为右上肺占位伴骨转移的案例,古人并没有相关论述。中医将肿瘤转移称为“传舍”,“传”是指向除原发部位外的其他部位传播,“舍”是指停留于某个部位。肿瘤形成之后,正气亏耗,无力固摄,癌毒随经脉播散,侵犯其他脏腑、组织。明代薛己在《外科枢要》中提出:“若劳伤肾水,不能荣骨而为肿者,其自骨肿起,按之坚硬,名曰骨瘤”,阐述了骨瘤的发病机制主要为过劳伤肾,不能濡养骨骼,导致气血失调,病邪随气血凝滞于骨,从而发为骨瘤。因此,治疗时要补肾固气、调气和血。

李艳教授常说,中晚期肿瘤患者应“带瘤生存”。中医带瘤生存是指在整体观和辨证论治思想的指导下,临床医生不仅应关注肿瘤局部,还应关注患者的主观感受和生活质量,防止过度治疗和不合理治疗。带瘤生存理念传承了中医“天人合一”的整体观。此时的治疗应着眼于患者的体质、重要脏腑、免疫功能、生活质量等,制订个体化、动态调整的扶正抑瘤方案,以达到及延续正邪相对平衡的状态,从而达到延长生存期、减轻痛苦、提高生存质量的目的。针对中晚期肿瘤患者,不仅要改善其症状,更要注重患者的心理疏导。在治疗时,要注重对患者的人文关怀。

(二)清肺健脾,化痰消瘀治疗原发性支气管肺癌

殷某某,男,73岁,2017年9月5日初诊。

主诉:肺癌术化疗后1年余。

现病史:2016年3月患者因咳痰、咳血住外院治疗。胸部CT示右上肺

占位性病变，后行右肺上叶切除术，术中病理示右肺上叶中分化腺癌。术后共行4个疗程化疗（具体化疗方案不详）。刻下：患者自觉喉中常有少许白黏痰，难以咳出，胃纳欠佳，平素易倦怠，大便干，4～5日一次，舌红，苔薄黄，舌有裂纹，脉沉弦。

西医诊断：原发性右支气管肺癌。

中医诊断：肺积。

中医辨证：肺脾气虚证。

治法：清肺健脾，化痰消瘀。

处方：黄芪40 g，金荞麦30 g，鱼腥草30 g，白花蛇舌草30 g，猫爪草20 g，半边莲15 g，半枝莲15 g，薏苡仁15 g，炒薏苡仁15 g，炒白术15 g，炙桑白皮15 g，浙贝母15 g，炒黄芩10 g，制半夏9 g，火麻仁30 g。14剂，水煎温服，每日1剂。

2017年9月19日二诊。患者自觉乏力症状改善，食欲明显好转，但仍有少许白黏痰，较难咳出，大便3～5日一次，不干，寐可。2017年9月19日复查胸部CT示右肺上叶切除术后，纵隔淋巴结肿大，右肺下叶少量炎性渗出。续上方，加望江南15 g、大黄9 g，炒黄芩增至12 g。继服30剂。

2017年10月27日三诊。患者自觉疲乏无力症状基本消失，精神明显好转，喉部无明显不适。方已奏效，原方续服30剂。2017年12月电话随访，复查胸部CT示右肺上叶切除术后，余无明显异常（具体报告不详）。

【按语】

原发性支气管肺癌是一种高度恶性的原发性肺部肿瘤，预后极差。一般来说，原发性支气管癌未经治疗者可生存8个月。

支气管癌一般分为四种组织学类型：①鳞状上皮细胞癌，常发生于较大的支气管，通常通过直接蔓延或淋巴结转移扩散；②小细胞未分化癌，早期产生血道转移；③大细胞未分化癌，常经血流扩散;④腺癌,一般通过血流扩散。所有类型都可经淋巴结扩散。

本病属于中医"肺积""痞癖""咳嗽""咳血""胸痛"等范畴。如《素问·奇病论》云:"病胁下满气逆,……病名曰息积,此不妨于食。"《灵枢·邪气藏府病形》云:"肺脉……微急为肺寒热,怠惰,咳唾血,引腰背胸。"《素问·玉机真藏论》云:"大骨枯槁,大肉陷下,胸中气满,喘息不便,内痛引肩项,身热脱肉破䐃。"《难经·五十四难》云:"肺之积,名曰息贲……久不已,令人洒淅寒热,喘咳,发肺壅。"以上这些描述与肺癌的主要临床表现有类似之处。宋代一些方书中记载有治疗咳嗽见血、胸闷胸痛、面黄体瘦等方药其症状相当于今天的肺癌。如李东垣治疗肺积的息贲丸,所治之证颇似今天的肺癌。张景岳在《景岳全书·虚损》中说:"劳嗽,声哑,声不能出或喘息气促者,此肺脏败也,必死。"此论述中描述的症状同晚期肺癌的临床表现相似,且其并明确指出了预后不良。沈金鳌在《杂病源流犀烛》中所提到的"邪积胸中,阻塞气道,气不宣通,为痰,为食,为血,皆得与正相搏,邪既胜,正不得而制之,遂结成形而有块",说明了肺中积块的产生与正虚邪侵、气机不通、痰血搏结有关。这对后世研究肺癌的发病和治疗具有重要的启迪意义。

肺癌早期采用手术治疗是获得治愈和远期疗效的可靠手段。放疗和化疗对部分患者近期有效,但放化疗药物在杀死肿瘤细胞、延长患者生存期的同时也杀死了正常细胞。对于放化疗带来的不良反应,目前现代医学并无有效的防治法。中西医结合治疗,可以互相取长补短,充分发挥各自在疾病治疗中的作用。中西医结合治疗可起到提高疗效或减毒增效的作用,进而改善患者临床症状,提高其生存质量,延长其生存期。

本案患者年老体衰，患肺癌1年，又行手术治疗、化疗，人体正气已伤而余邪未尽，属于本虚标实之证。脾为气血生化之源，亦为生痰之源，脾虚则水谷精微不能生化、输布，导致湿聚生痰。肺主气机之升降，亦为贮痰之器。肺脾气虚，阴阳失和，受于风寒或风热之邪，初未能成积聚，然年老正虚祛邪不力，日久留滞成痰，痰气胶结，阻滞肺络，痰瘀为患，结于胸中，乃成肺积；痰热郁结于肺，致肺失宣降，腑气不通，痰瘀化热互结，灼伤血脉，则咳痰、咳血；肺脾亏虚，脾胃运化失调，气血生化无源，则见纳差、倦怠体乏；肺失宣降，气机不畅，痰热互结，腑气不通，则见大便干结难解。方用黄芪、炒白术培土生金，固护肺脾；白花蛇舌草、鱼腥草、半边莲、半枝莲、猫爪草化痰散结抗癌；金荞麦、炙桑白皮、浙贝母、炒黄芩、制半夏清肺化痰，降逆止咳；薏苡仁及炒薏苡仁辅炒白术健脾利湿，与金荞麦合用解毒消痈排脓；火麻仁润肠通便，泻而不损。全方补中寓消，诸药合用共奏清肺健脾、化痰消瘀之功，抗癌之力亦贯参其中，故疗效堪佳。二诊方已奏效，患者肺脾气渐盛，食欲亦改善，仍有大便难解，患者正气已复，加望江南、大黄增强泻下之力，疏通气机，加大炒黄芩用量，增强清肺热之效。三诊患者自觉诸症皆消，正气已复，精神较前明显改善，故嘱其按原方继服。

【跟诊手记】

李艳教授认为，本案患者年老体虚，又经手术治疗、化疗，正气已伤，食欲不振，脾胃亏虚，预后极差，当重用黄芪配以白术补益脾胃，健运中焦，健复胃气，使气血生化有源，为后续治疗打下基础。李艳教授倡导新安医学“脾胃元气说”。她认为，在肿瘤治疗的整个过程中，不论疾病早期还是晚期，应时时注意顾护胃气，以保生化之源不竭、脾胃不败，否则“胃气一败，百药难施”。脾胃居中焦，为“后天之本”“水谷之海”“气血生化之源”“脏腑经络之根”。五脏的功能活动、气血津液的正常化生，皆依赖于脾胃运化的水谷精微作为物质基础。正如《黄帝内经》中所说：“有胃气则生，无胃气则死”，《素问·平人气象论》曰：“所谓无胃气者，但得真脏脉，不得胃气也”，叶天士在《临证指南医案·不食》中说：“有胃气则生，无胃气则死，此百病之大纲也。故诸病若能食者，势虽重而尚可挽救；不能食者，势虽轻而必致延剧”，正如《脾胃论》中所讲：“元气之充足，皆由脾胃之气无所伤，而后能滋养元气。若胃气之本弱，饮食自倍，则脾胃之气既伤，而元气亦不能充，而诸病之所由生也。脾胃弱则百病即生，脾胃足则外邪皆息。”因此，针对肿瘤患者，李艳教授常注重调补脾胃之气，常以黄芪、白术、山药、太子参、西洋参补益脾胃、健运中焦，使机体正气充沛，气血充足，自然加强抗癌能力，从而达到消除肿瘤、抑制肿瘤生长、扩散和转移的目的。

扶正是前提和基础，在扶正的基础上适时适度祛邪，方能把握肿瘤治疗的精髓。李艳教授临床常用白花蛇舌草、半枝莲作为抗肿瘤的核心药对。现代药理学研究发现，白花蛇舌草可通过协调细胞增殖分化、迁移侵袭、凋亡等多种生物学过程抑制肿瘤发生发展。相关研究发现，半枝莲中含有黄酮类成分、多糖类成分、二萜类成分等主要抗肿瘤作用成分，其作用机制主要包括抑制肿瘤细胞增殖、侵袭、转移与分化，诱导肿瘤细胞自噬和凋亡，调节机体免疫功能，抗肿瘤血管生成等。木犀草素是半边莲黄酮类成分中主要有效成分之一。有研究发现，木犀草素对肿瘤细胞具有体外抗增殖作用。

李艳教授常告诉我们，治疗肿瘤患者是以扶正为主，还是以祛邪为主，应根据每一个患者的正气与邪气的盛衰情况进行选择。同时还要结合阶段性病情的变化，做到补与攻灵活自如。本案患者二诊脾胃之气已复，食纳可，气血生化有源，正气尚盛，故此时以祛邪为主，加用望江南、大黄增强泻下之力，加量黄芩增强清热之功。诸药合用，共奏健脾益气、清肺解毒之功，药证合拍，故获全效。

（三）健脾疏肝，扶正祛邪治疗乳腺癌

陶某，女，78岁，2020年8月14日初诊。

主诉：右乳腺癌术后2年余。

现病史：患者2年前因乳房疼痛难触就诊于外院。胸部CT示右侧乳腺占位，诊断为右乳腺癌。后行右乳癌改良根治术，术后病理示浸润性癌，非特殊类型/浸润性导管癌Ⅲ级；未见神经及脉管侵犯。术后共行6个疗程化疗（具体化疗方案不详）。刻下：患者近2个月自觉乏力，腹部伴下坠感，时有头晕，乳房胀痛，自汗，食纳少，睡眠差，小便频、淋漓不尽，大便基本正常，舌淡紫，苔薄白，脉弦细。既往有肾结石、糖尿病、高血压、胆囊切除术、贫血等病史。

西医诊断：乳腺癌术后。

中医诊断：乳岩。

中医辨证：肝郁脾虚证。

治法：健脾疏肝，扶正祛邪。

处方：合欢花15 g，制延胡索30 g，炙黄芪35 g，炒白术15 g，土茯苓30 g，白花蛇舌草25 g，川芎15 g，茯神20 g，酸枣仁30 g，合欢皮15 g，黄连9 g，肉桂9 g，夜交藤30 g，制乳香10 g，制没药10 g，当归15 g，天龙15 g，威灵仙20 g，龙葵20 g。14剂。每日1剂，水煎温服。嘱其调节情志，清淡饮食，注意生活起居。

2020 年 8 月 30 日二诊。患者食纳及睡眠质量较前明显改善，乳房胀痛基本消失。药证合拍，上方炙黄芪增至 40 g。继服 20 剂，每日 1 剂，水煎温服。

2020 年 9 月 25 日三诊。患者精力渐增，夜间可安稳入睡，但自汗明显，故原方加糯稻根 30 g。继服 20 剂。

【按语】

乳腺癌是威胁女性生命健康的主要疾病之一，我国乳腺癌发病率亦逐年升高。治疗上，西医首选根治性手术，同时配合放化疗、内分泌治疗、分子靶向治疗等手段，可延长患者的生存期。但与此同时，上述治疗引起的并发症如上肢淋巴水肿、消化道反应、骨髓抑制、放射性肺炎及肝肾损伤等均会严重影响患者的生活质量，且治疗费用较高，可能导致患者中断或放弃治疗。因此，如何预防及治疗乳腺癌手术并发症及术后放化疗、内分泌治疗、分子靶向治疗的不良反应，提高患者的生活质量、延长其生存期，提高患者的依从性，已成为当下研究的热点。

乳腺癌在中医古籍中被称为“乳岩”“石奶”“奶岩”“石榴翻花发”等，其中“乳岩”的称呼一直沿用至今。《黄帝内经》云：“邪之所凑，其气必虚。”乳岩的形成，除自身体质的羸弱外，主要多因情志失调、饮食不洁、劳倦过度而致正气亏虚，卫外之气不足，再加上风、寒、暑、湿、燥、火等邪毒乘虚内侵，造成经络阻滞，浊邪滋生，瘀毒互结，进而影响脏腑正常的生理功能，结为乳岩。《医宗金鉴》中详细描述了乳腺癌的临床症状和疾病的进展情况，书中提出：“乳岩初结核隐疼……自乳中结核起，初如枣栗，渐如棋子，无红无热，有时隐痛。速宜外用灸法，内服养血之剂，以免内攻。若年深日久，即潮热恶寒，始觉大痛，牵引胸腋，肿如覆碗坚硬，形如堆栗，高凸如岩，顶透紫色光亮，肉含血丝，先腐后溃，污水时津，有时涌冒臭血，腐烂深如岩壑，翻花突如泛莲，疼痛连心。若复因急怒，暴流鲜血，根肿愈坚，斯时五脏俱衰，即成败证，百无一救。”李艳教授认为，乳腺癌的基本病因主要包括情志失调、饮食不洁、劳倦过度及六淫外邪入侵等，其发生发展与肝、脾、肾的关系较密切。肝主疏泄，条达气机；脾为气血生化之源、后天之本，足太阴脾经有食窦、天溪两穴旁通乳络，足阳明胃经有乳中、乳根两穴直达两乳，且脾胃两经互为表里，故脾胃两经与乳腺关系密切。肾藏精，内寓元阴元阳，属先天之本。脾失健运，则水湿内生，久聚生痰，寒凝邪结；肝失疏泄，则气机阻滞，血运不畅，停积日久则为癥积或肿块。乳腺癌根治术后，患者由于术中气血大伤而脉中血少，故不能化为津液，反需脉外津液充于脉中，因而更易导致津液不足，故临床主要表现为气阴两虚之证。常见神疲乏力、倦怠、气短、自汗、舌红、少苔、脉细数。阴虚日久则有火旺之证，出现潮热、颧红、手足心热、心烦失眠、盗汗、舌红、少苔。张介宾在《景岳全书》中云：“凡脾肾不足及虚弱失调之人，其多有积聚之病”，朱丹溪在《丹溪心法》中也有提及：“妇人不得于夫，不得于舅姑，忧怒郁遏，时日积累，脾气消阻，肝气横逆，遂成隐核，如鳖棋子，不痛不痒。十数年后，方为疮陷，名曰乳岩。”乳腺癌根治术后，患者元气大伤，治疗应以疏肝补脾、扶正益肾为主，考虑患者术后余邪缠绵迁延，易致肿瘤复发、转移，故应扶正与祛邪相结合、攻补兼施。李艳教授认为，乳腺癌根治术后患者的治疗，应从肝、脾、肾三方面综合考虑，以益气养阴、扶正固本为主，根据患者气血盈亏分虚辨实，适当佐以祛邪，以达扶正而不留邪、祛邪而不伤正之效。乳腺癌术后以正虚为本、邪实为标，在祛邪的同时，更应注重扶正固本。故李艳教授重用炙黄芪为君药，通畅气机，临床黄芪、白术相须为用，可健脾益气、固后天之本。又“气为血之帅，血为气之母”，气与血二者密不可分。气能行血，血能载气，故气血之药并用，配以川芎、当归活血补血，活血化瘀；药用肉桂、威灵仙补益肾阳、固先天之本，共奏健脾益肾、扶正固本之效，土茯苓、龙葵、白花蛇舌草可软坚散结、解毒抗癌、攻补兼施；佐茯神、酸枣仁、合欢花、合欢皮、黄连、夜交藤疏肝解郁，养阴清热，宁心安神；制延胡索、制乳香行气通络，活血止痛；制没药散瘀止痛。

【跟诊手记】

本案患者已过古稀、耳顺之年，家中突生变故，以致情绪不定，肝气郁结，忧郁难消，气滞血瘀，日久暗生隐核，发为肿瘤。患者因正虚而引邪致病，术后气血受损尤甚，再兼放化疗致元气大伤。“治病必求于本，外治之法即内治之理”“有其内，必形诸外”。壁虎，又称守宫、天龙等，为壁虎科动物无蹼壁虎或多疣壁虎等的干燥全体，味咸，有小毒。现代药理学研究表明，壁虎有祛风定惊、散结解毒、止咳平喘的功效。在治疗各种恶性肿瘤、结核病、骨髓炎、窦道及外科感染性疾病等方面疗效确切，已引起医药界的广泛关注。现代药理学研究还表明，壁虎具有确切的抗肿瘤活性。李艳教授常告诉我们，运用虫类药要特别注意顾护患者的正气。虫类药性猛力专，临床疗效较好，但多有毒性，不良反应明显，治疗时不耐一味猛烈攻伐，以致犯虚虚之戒，而应中病即止，可配伍扶正之品，使邪去而正不伤，效捷而不猛悍。全方配伍严谨，辨证精准，疗效佳。

（四）健脾益肾，补气养血治疗子宫肌瘤

伍某某，女，33岁，2020年7月21日初诊。

主诉:子宫肌瘤4年余。

现病史:患者4年前不明原因下出现月经量过多,就诊外院。彩超示子宫肌瘤。末次月经2020年7月8—14日,量偏大,经前腰酸,经期腹部间断性疼痛,得热缓解,面色无华,贫血貌,畏寒,睡眠差,梦多,大便多不成形,舌淡白,舌体胖,苔薄白,脉沉。

西医诊断:子宫肌瘤。

中医诊断:癥瘕。

中医辨证:脾肾亏虚证。

治法:健脾益肾,补气养血。

处方:炒白术30 g,当归15 g,党参25 g,陈皮15 g,生地黄20 g,熟地黄20 g,砂仁(后下)6 g,女贞子15 g,旱莲草30 g,仙鹤草30 g,生龙骨(先煎)20 g,生牡蛎(先煎)20 g,山慈菇10 g,茯神20 g。上药15剂,每日1剂,水煎温服,嘱其加强运动,提高免疫力。

2020年8月14日二诊。患者诉服上方后,月经来潮,末次月经2020年8月4—13日,量较前减少,腰酸疼痛基本缓解,面色仍苍白,食纳可,眠差多梦,小便基本正常,大便基本成形,量少,舌淡白,舌体胖,苔薄白,脉细缓。患者症状改善,效不更方,继服15剂。

2020年8月28日三诊。患者诸症明显缓解,眠差多梦,饮食、二便尚可,舌淡白,舌体胖,苔薄白,脉细。守上方去生地黄,加茜草炭15 g,在补气养血的基础上加以凉血止血,继服15剂。

【按语】

子宫肌瘤是女性生殖系统常见的良性肿瘤之一,好发于41～50岁妇女。主要因子宫平滑肌过度增生而致,故又称子宫平滑肌瘤或子宫纤维肌瘤。临床表现包括贫血、月经过多、疼痛、经期延长、带下异常、流产、不孕、直肠和膀胱压迫症状等,严重者会对患者日常生活和心理产生影响。现代医学认为，其发病机制与肿瘤细胞抗凋亡基因高表达、促凋亡基因低表达，血清雌激素、孕激素水平升高、生长因子含量改变等有关。

本案患者症见月经量多、经前腰酸、经期腹部间断性疼痛、得热缓解。“中焦出气如露，上注谿谷，而渗孙脉，津液和调，变化而赤为血。”《灵枢·营卫生会》载：“营卫者，精气也，血者，神气也，故血之与气，异名同类焉。”气不足，无力固摄血液，导致患者月经过多，气能行血，血能载气，气随血脱，导致患者面色无华、贫血貌、大便不成形。李艳教授充分运用调营卫、和气血之法。方中炒白术健脾益气，党参味甘、性平，善补中益气，通过党参、白术等健脾益气、固摄血液，进而推动血行而化瘀，使气血运行如常。正如李东垣强调“人以胃气为本”，重视扶正祛邪，攻补兼施，补气、养血、理气相结合。当归补血活血，使止血不留瘀，砂仁化湿行气，生地黄、熟地黄、旱莲草凉血止血，女贞子滋补肝肾，仙鹤草收敛止血，陈皮理气健脾，生龙骨、生牡蛎、茯神收敛固涩，养血安神。诸药合用，使营卫调，气血畅。二诊患者诸症好转，效不更方，守方续服。嘱患者调畅情志，加强身体锻炼，提高机体免疫力，加强饮食摄纳。通过药物治疗与生活调理相结合，把握邪正消长的变化，在祛邪的同时固护正气，终能获得极好疗效。

【跟诊手记】

中医无“子宫肌瘤”这一病名，根据其临床表现，将其归于“癥瘕”“石瘕”范畴。“石瘕”首见于《黄帝内经》：“石瘕生于胞中，寒气客于子门……恶血当泻不泄，衃以留止，日以益大，状如怀子，月事不以时下。”“癥”最早见于《金匮要略》：“妇人宿有癥病，经断未及三月，而得漏下不止，胎动在脐上者，为癥痼害。”“癥”与“瘕”

合称“癥瘕”。中医认为，肾、肝、脾功能失调，进而导致瘀血或痰湿阻滞胞宫，日久形成癥瘕，其核心病机是正虚血瘀。《素问·刺法论》记载：“正气存内，邪不可干”，《素问·评热病论》记载：“邪之所凑，其气必虚”，子宫肌瘤的形成亦是如此。李艳教授认为，子宫肌瘤的“虚”以脾肾气虚为主，脾气虚则失于统摄，肾气虚则失于闭藏。脾肾两虚致经血失于固摄，故出现月经过多的症状。子宫肌瘤在正气虚损的情况下逐渐生长、发展，又在其生长过程中不断耗损正气，进而出现月经过多等损耗气血的症状。脾虚、肾虚互为影响，导致气血亏耗，脾肾不固日益严重。气虚无力推动血行，故出现血瘀，血瘀日久则成肌瘤。因此虚、瘀为子宫肌瘤形成的根本，治疗时应攻补兼施。化瘀消瘤的同时应遵守《素问·六元正纪大论》中“大积大聚，其可犯也，衰其大半而止”的原则，避免攻伐太重而伤正气，又“有形之血不能速生，无形之气所当急固”，故在活血化瘀的同时，可适当配伍益气摄血的药物，正如《医学入门·妇人门》所载：“善治癥瘕者，调其气而破其血，消其食而豁其痰，衰其大半而止，不可猛攻峻施，以伤元气。”

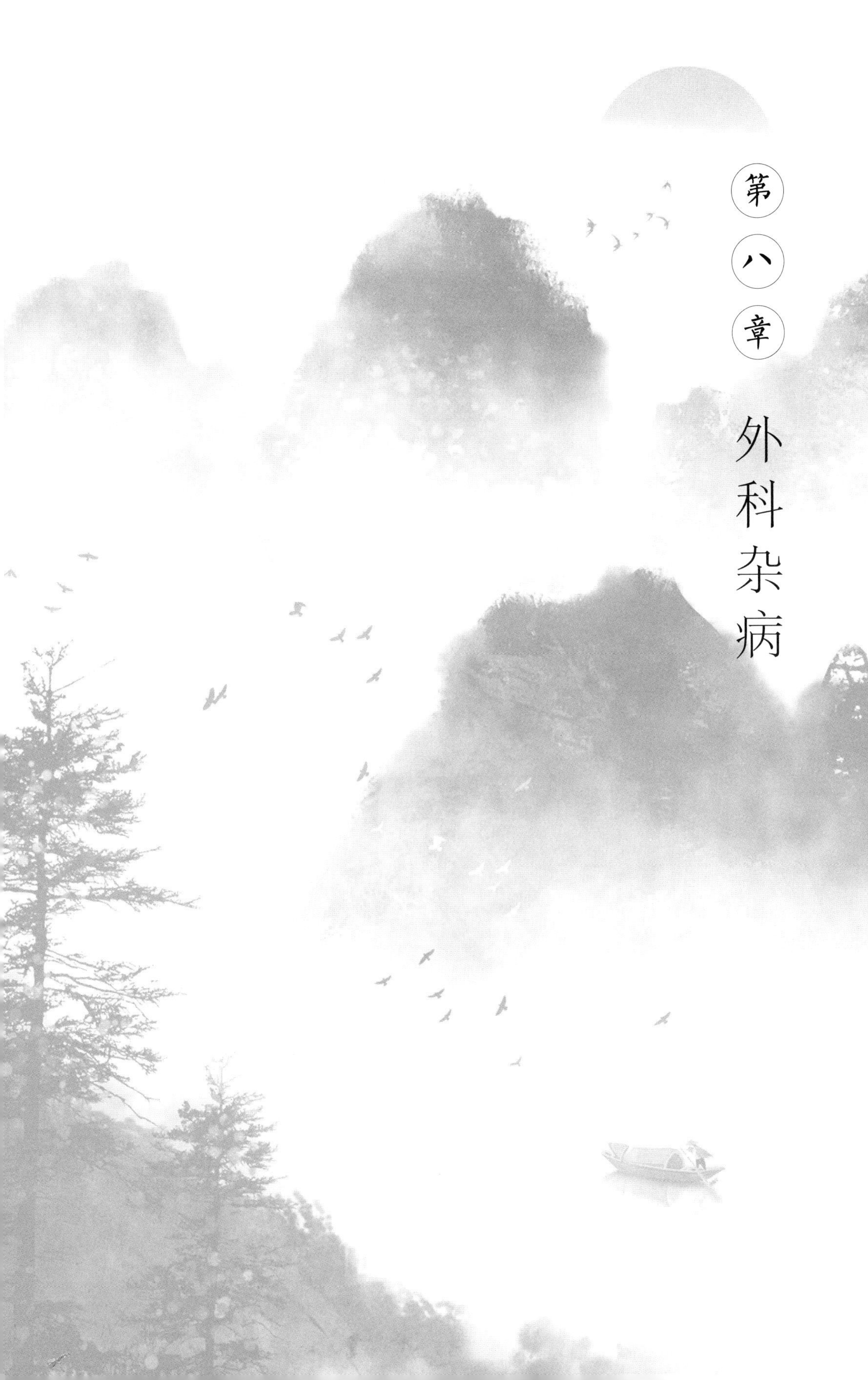

第八章 外科杂病

第一节 斑 秃

一、概 述

本病，归于中医的“油风”，俗称为“鬼舐头”“鬼剃头”，主要表现为局限性的斑片状脱发，骤然发生，经过徐缓，有复发的倾向。若整个头皮头发全部脱落称为全秃。全身毛发均脱落者称为普秃。现代医学认为，斑秃的发生与自身免疫、遗传、精神因素、微循环改变等因素有关。《素问·上古天真论》记载：“五七阳明脉衰……发始堕……发始白……五八，肾气衰，发堕齿槁……发鬓斑白”，《素问·六节藏象论》曰：“肾者……精之处也，其华在发”，指出毛发生长与肾之精气密切相关。肾之荣华外露于发，毛发之生机根于肾精，肾以先天作封藏之本，精气化血而滋养毛发，毛发的生长、脱落、润泽、枯槁体现肾之精气的生理病理变化。肾精藏于内，充足者可见青壮年之头发茂密有光泽，虚弱者如年老体弱之人发白枯萎而脱。此阶段医家对疾病的认识多以藏象理论为源，即认为五脏之中，头发与肾的联系尤其密切。《诸病源候论》云：“人有风邪在于头，有偏虚处，则发秃落，肌肉枯死，或如指大，发不生，亦不痒，故谓之鬼舐头。”

二、学术观点

李艳教授在治疗皮肤病领域积累了丰富的临床经验，尤其对斑秃的治疗有独特的见解。她认为，本病首先应从气血论治，多与血热、血虚有关，血热、血虚生风，毛发失于阴血濡养，故成片脱落；其次从脏腑论治，斑秃与脾、肾关系密切。脾为先天之本，肾为后天之本，故滋养先天之本、补益后天之本，则气血、肾精充足，毛发健壮而富有光泽。李艳教授治疗斑秃十分注重养血调血、健脾益肾，重视先后天调养，临床药平淡，但收效甚奇。

三、临床特色

斑秃之治，要点有三：①首辨经络、脏腑。按经络划分归经：如头部两侧的斑秃，属肝胆经络行走区域，可从肝论治，小柴胡汤主之；头顶、脑后正中线的斑秃，多属督脉经行走区域，可从肾论治，滋肾汤主之。青年人心情忧郁、神经紧张，可从肝入手，小柴胡汤主之。小儿玩耍好动、气短多汗从心论治，可选养心汤治之。中年人劳则气耗，补中益气论之。年老之人头晕耳鸣、腰背酸甚，可从肾论之，滋肾汤、耳聋佐左慈丸论治。②辨标之实否。如有头皮瘙痒，即标有实邪，多因“风热客于毛窍”，可从肺论治：常以桑叶、菊花、麻黄、白芷、前胡、石决明为药入方，能宣透毛窍，改善皮下血液循环，促进毛发生长。但此方仅是“气化功能”方，使用此方取效的关键是患者肝肾不足、气血亏虚已得到改善，也就是说在已服用一些补肝肾、益气养血方剂后再用此方，才能起到神奇之疗效，否则无效。③适时施治。斑秃的病情发展一般要经历三个阶段，一是进行期，二是静止期，三是恢复期。进行期是斑秃发展、扩大的时期，这个时期头发特别容易脱落，靠近头皮的发干逐渐变细萎缩，会呈现出感叹号样的头发；静止期，是斑秃范围停止扩大的时期，同样新生发也会停止生长，一般会维持 3 个月左右，甚至更长的时间；恢复期，是斑秃处头发生长的时期，此时秃发区域会长出细小的绒毛，这些毛发非常细软且呈现白色，但渐渐地会变粗变黑。进行期的治疗以驱邪为主，静止期、恢复期的治疗以补肝肾、调气血为主。

四、验案精选

调气养血治斑秃

赵某,男,53岁,2016年5月5日初诊。

主诉:头皮斑秃半年余。

现病史:患者半年前头发成片出现斑秃状,后于外地治疗改善,近期病情反复。刻下:患者巅顶出现成块斑秃,每于脱发后自觉头皮发麻,偶腰酸,饮食、睡眠、二便尚可,舌红,苔黄腻,脉细。

西医诊断:斑秃。

中医诊断:油风。

中医辨证:气血两虚证。

治疗:调气养血。

处方:黄芪35 g,当归15 g,川芎15 g,赤芍15 g,白蒺藜15 g,潼蒺藜15 g,乌玄参20 g,桑叶15 g,桑葚20 g,制首乌15 g,菟丝子20 g,生地黄20 g,熟地黄20 g,白芷15 g,山茱萸20 g,粉丹皮15 g,地龙15 g。7剂,水煎温服,每日1剂。

外用处方:甘松10 g,桂枝10 g。14剂,水煎外用,每日1次。

2016年5月12日二诊。斑秃病史同前,自觉脱发渐转,腰酸较前好转,纳寐可,舌淡,苔白,脉缓。拟初诊方加覆盆子20 g,14剂。水煎温服,每日1剂。

2016年5月26日三诊。斑秃处头发渐长,效佳,守原方继服20剂,以巩固疗效。

【按语】

中医认为，头发由气血化生而成，为肾精所主，故有“发为血之余”“肾藏精，其华在发”等说法。因肝藏血，肾藏精，肝肾不足，则精血不充，或由于过度劳累，心脾受伤，导致气血两虚，血虚不能濡养皮毛，以致风邪乘虚袭入、风盛血燥、发失所养而成，或因情志抑郁，肝气郁积，劳伤心气，气滞血瘀，毛发失养而发病，兼有风热、血热、湿热、寐差，治疗上补肝肾、益气血、化瘀滞缺一而不可。故临证取桑葚、生熟地黄、制首乌、菟丝子培补肝肾，黄芪、当归等益气血，川芎、赤芍、粉丹皮化瘀滞等。同时，乌玄参、桑叶清热凉血。二诊时，患者脱发得到明显控制，且有新生毛发出现，腰酸减轻，其余守方同前，加补肾之覆盆子。三诊时，症状基本缓解，守方1月余。随访，患者诉疗效明显。

【跟诊手记】

现代医学认为，斑秃是以头发出现斑片状突发性脱落为表现的一种慢性皮肤病。患处皮肤薄而光泽透亮，患者多无自觉症状，少数伴刺痛、瘙痒感，症状严重者可快速脱光，形成“全秃”，更严重者全身毛发脱落，形成“普秃”。斑秃是由遗传和环境因素共同作用引起的毛囊特异性自身免疫性疾病。中医称斑秃为“油风”“鬼剃头”“毛拔”“梅衣秃”等，中医对其病因病机有较多的论述，并且认识相对统一。《诸病源候论》记载本病病机为：“风邪在于头，有偏虚处，则发秃落，肌肉枯死”，《外科正宗》指出：“油风乃血虚不能随气荣养肌肤，故毛发根空，脱落成片，皮肤光亮，痒如虫行，此皆风热乘虚攻注而然。”《医林改错》提出，血瘀阻塞血路、新血不能养发的新见解。李艳教授认为，本案患者因长期耗伤气血导致心脾两虚、毛发失养而发病，治以调气与理血为主，兼顾疏肝养心健脾。经治，临床疗效明显。

第二节 湿　疹

一、概　述

湿疹是皮肤出现炎症反应的一种表现。患者有剧烈的瘙痒感，皮疹可出现于身体任一部位，往往呈对称分布，渗出倾向明显，治疗难度较高，极易复发。本病发病原因极为复杂，总体可分内外因两个方面，其中内因包括慢性消化系统疾病、内分泌失调、精神过于紧张、睡眠质量低、疲劳过度等，外因包括食物、外界气候环境变化、外界其他因素刺激（寒冷、日晒、化妆品等）。本病往往在内外因共同作用下发病。中医认为，湿疹属“湿疮”“浸淫疮”等范畴。

二、学术观点

李艳教授认为，从西医的角度看湿疹的发病多与迟发性变态反应有关，根据病程可分为急性、亚急性和慢性 3 种类型。急性期患处常有皮损、红肿，伴渗出；亚急性期患处红肿及渗出相对于急性期减轻，但可伴有丘疹或少量丘疱疹；慢性期以患处皮损肥厚、苔藓样变为主。本病多因先天禀赋不足，皮肤腠理不固，故易受外界风、湿、热邪侵袭而发病。后天若因饮食不节、过食辛辣肥甘厚味及荤腥动风之品或过食生冷，肌肤失养亦可致病。《黄帝内经》中有“诸痛痒疮，皆属于心”“诸湿肿满，皆属于脾”的记载。湿疹之急性发作多责之于心，亚急性、慢性期多责之于脾。湿疹的发病与外邪侵袭、先天禀赋、内伤失养、五脏功能失调等息息相关。

亚急性湿疹，多为湿邪蕴于中焦困脾，致脾阳不振，湿邪泛溢肌肤，与风热之邪相交而致。本病病程相对较长，与长期饮食不节或久居湿地密切相关。脾土生肺金，而肺主皮毛，湿热于脾，上犯于肺，则发于肌表。此证之患者体形多胖，发病快，起疹部位浸润肥厚，甚至有体液渗出，瘙痒难忍，舌胖，苔白厚或黄厚，身热或不热，脉濡缓。治以健脾利湿为主，拟胜湿健脾汤加减，药用薏苡仁胜湿，生扁豆、茯苓、白术、芡实健脾行湿，山药补益脾气，枳壳去湿热互结所成之痰，萆薢利湿祛浊，黄柏清热利湿，乌梢蛇祛风止痒，甘草调和诸药。诸药配伍，以健脾利湿为主，兼清热。瘙痒甚加地肤子 10 g、蛇蜕 10 g，渗出重加车前子(包煎)30 g、滑石 30 g，苔藓化加皂刺 15 g、红花 15 g、三棱 10 g、莪术 10 g，色素沉着加白蒺藜 15 g，大便溏加炒山药 30 g、芡实 10 g，大便干加大黄 10 g、玄参 10 g，失眠加酸枣仁 30 g、夜交藤 30 g，发于上肢加桑枝 10 g，发于下肢加川牛膝 10 g，发于颈项部加桑叶 10 g、菊花 15 g，发于阴囊加龙胆草 6 g、柴胡 15 g。

三、临床特色

李艳教授经常应用揿针疗法治疗急慢性湿疹。揿针疗法是指以特制的小型针具在针刺得气后，将针继续留置在腧穴内以加强针感的针灸治疗方法，即使尚未得气，但留针可有助于针刺得气。根据留针期间是否施行各种手法，分动留针法和静留针法两种。揿针疗法属于长时间静留针法。此法以中医学基本理论和针灸治疗原则为指导，在分析病因病机、明确辨证立法的基础上，选择恰当的腧穴调节经络气血、燮理脏腑阴阳，不仅可以治疗内伤杂病，而且对外在的皮肤病及经络肢节病亦有良效。揿针疗法在皮肤病、骨科和神经科疾病、失眠、干眼症等中均有确切的疗效，具有一定的优势。治疗慢性湿疹的穴位以曲池、合谷、血海、足三里、三阴交、大肠俞、三焦俞、脾俞、关元诸穴为基本主穴位。阴虚火旺者加阴谷、太溪，肝气郁结者加蠡沟、太冲，湿热者加商丘、陷谷，脾虚者加脾俞、阴陵泉，血虚者加膈俞、足三里，失眠者加安眠、风池、百会，血热者加大椎穴、风池，血虚者加足三里，风蕴者加风池、风府、百会，风寒者加气海、关元、足三里。

四、验案精选

清热利湿法治湿疮

韩某，男，52岁，2017年1月4日初诊。

主诉：下肢瘙痒10余年。

现病史：患者10余年前无明显诱因出现下肢湿疹，渐渐泛发周身瘙痒，夜间瘙痒明显，抓挠则溃溢血水，部分出现皮损变化，曾在外地医院诊疗，鲜有疗效。刻下：皮肤粗糙，瘙痒反复，夜寐欠安，食纳可，二便正常，舌苔薄黄，脉细数。

西医诊断：湿疹。

中医诊断：湿疮。

中医辨证：湿热内蕴证。

治法：清热利湿。

处方：黄芪35 g，当归15 g，川芎15 g，三棱10 g，莪术10 g，雷公藤(先煎)10 g，蛇床子15 g，地肤子15 g，粉丹皮15 g，乌梢蛇15 g，细生地20 g，白蒺藜

15 g,潼蒺藜 15 g,甘草 10 g,徐长卿 15 g,陈皮 15 g。7 剂,水煎温服,每日 1 剂。

2017 年 1 月 11 日二诊。服上药后,皮肤瘙痒的症状未见明显改善,夜寐改善,口干,舌鲜红,苔薄黄,脉细滑。拟上方去徐长卿、潼蒺藜、白蒺藜,加白毛千里光 15 g、生炒薏苡仁各 30 g、苦参 9 g、黄芩 9 g。7 剂,水煎温服,每日 1 剂。

2017 年 1 月 17 日三诊。瘙痒同前,以夜间明显,遇热加重,舌红,苔薄黄,脉细。守 1 月 11 日方加紫草 15 g、虎杖 15 g,苦参增至 15 g。30 剂,水煎温服,每日 1 剂。

2017 年 2 月 17 日四诊。周身瘙痒均较前明显改善,皮损减少,舌质转为淡红,舌薄白苔,脉细。守 1 月 17 日方加乌玄参 20 g、地龙 15 g,去生炒薏苡仁。14 剂,水煎温服,每日 1 剂,以巩固疗效。

【按语】

湿疹是临床常见的皮肤病,属于累及表皮和真皮浅层的慢性炎症,皮损多形性,可发生于身体的任一部位,常呈对称分布,且有渗出倾向。病程迁延难愈,易反复发作,瘙痒明显,并具有遗传倾向。

本案患者反复瘙痒 10 年有余,甚则抓挠后溃溢血水,可见湿邪之顽固。理应先扶正后攻邪。故取黄芪、当归等益气补血,扶正攻邪。中医认为,“治风先治血,血行风自灭”。临证时,每遇湿邪所致的皮肤瘙痒,加之皮损严重者,多用活血化瘀药如川芎、三棱、莪术等。复诊时,患者多出现遇热加重的情况,故加紫草、虎杖、甘草等加强清热解毒之力,潼蒺藜、白蒺藜是治疗皮肤病的常用药对,两药合用可祛风止痒。

【跟诊手记】

中医称湿疹为“湿疮”“浸淫疮”，本病最早记载见于《黄帝内经》，隋代巢元方在《诸病源候论》中记载：“诸久疮者……为风湿所乘，湿热相搏，故头面身体皆生疮。”湿疹多为风、湿、热三邪相合而为病。李艳教授认为，本病为某一邪气为病、其他病邪相间所致，常以渗出为主要表现。湿有内湿、外湿之分，湿邪蕴久可以化热，湿热凝结于肌肤、腠理，则皮肤粗糙、瘙痒明显，谓之“顽湿”。局部有渗出液且瘙痒明显的皮损，多为湿盛所致，主要病机为内部水湿不化，津液不能输布而致肌肉失于濡养，出现湿疮。

第三节　毛　囊　炎

一、概　　述

毛囊炎系发生在毛囊部位的急性、亚急性或慢性皮肤炎症。主要为细菌感染引起。金黄色葡萄球菌为其主要致病菌，也与表皮葡萄球菌或链球菌感染有关。皮脂溢出、皮肤损伤、破溃是其发病诱因，糖尿病、贫血、营养不良、长期使用皮质激素等致毛囊炎易发。本病较难治。现代医学认为，头部毛囊炎主要由金黄色葡萄球菌等引起，并诱导机体发生非特异性和特异性免疫反应。随着广谱抗菌药物的大量、过度、不规范应用，金黄色葡萄球菌的耐药性也在不断增加，继而呈现出高度耐药性和多重耐药性。

中医对毛囊炎的论述大多归于“疖”“疮疡”“痈疽”范畴。发于头部者，以丘疹、脓疱为主的多称为“发际疮”，以囊肿、结节为主的称“蝼蛄疖”“蟮拱头”，硬结性瘢痕疙瘩者称“肉龟疮”，造成秃发者称“火珠疮”等。对头部毛囊炎（痈疽疖肿）的发生，《素问·生气通天论》云：“营气不从，逆于肉理，乃生痈肿”；《灵枢·痈疽》云：“寒邪客于经络之中则血泣，血泣则不通，不通则卫气归之，不得复反，故痈肿。”历代医家皆宗之，陈自明在《外科精要》中，对其论述加以发挥，曰：“五脏不和，则九窍不通，六腑不和，则流结为痈，皆经络涩滞，气血不流畅，风毒乘之而致然也”，明确指出痈疽疖肿的基本病机为“经络涩滞，气血不畅”，根本病因乃是“脏腑不和”，外来六淫之邪只是在经络气血失畅之际乘机入侵的诱因。清代吴谦在《医宗金鉴》中提出：“痈疽原是火毒生，经络阻隔气血凝。”中医认为，本病多为外感暑湿，或因嗜酒、嗜食辛辣刺激之味，致湿热毒三邪合而郁于肌肤发病；或素体虚弱，腠理失司，复感风热邪所致。本病多从热毒、湿热、血热论治，分热毒蕴结证、暑热浸淫证、体虚毒恋证，运用清热利湿、解毒凉血等寒凉之品治之。由于本病辨证论治分型纷繁复杂，缺乏统一的标准及系统的总结分析，故本病临床多从清热解毒论治。

风赤疮痍，系脾胃素有湿热，复感风邪客于胞睑，以致胞睑皮肤红肿疼痛而起丘疹小疱，继则引起脓胞溃烂的一类眼病。可因局部使用药物或化妆品过敏，抑或因眼睑受细菌、病毒感染发生。本病发病较急，若用药不当或稍延误治疗，很快发展成疮痍满目，蔓延面颊，病变可迅速侵及白睛与黑睛，引起黑睛生翳、瞳神紧小等并发症。本病局部使用皮质激素有一定的效果，但并不理想，如单纯使用中药清热解毒或祛风化湿等法，见效亦不十分迅速。

二、学术观点

李艳教授多从脾论治毛囊炎。

《黄帝内经》云：“脾为仓廪之官，胃为水谷之海，主养四旁，须用调理，进食为上。不然，则真气虚耗，形体尪羸，恶气内攻，最难调护”；明代陈实功在

《外科正宗》中提出，在治疗痈疽疮疡时，需要兼顾脾胃，脾胃为后天之本、气血生化之源。气血盛衰的状态关系到痈疽疮疡的初起、破溃、化脓、收口；《外科精要》十分强调从脾胃论治痈疽，指出："患疮之人需借饮食滋味以养其精，以助其真，不日可补安全……"临床头部毛囊炎中难治类型的皮疹以囊肿为主，漫肿，无明显疼痛，脓液较稀，色暗或为清水，难自行破溃、消退，各种清热解毒药及抗生素疗效欠佳，属中医半阴半阳证及阴证范畴。本病之标在"湿、热、瘀、毒"，之本在"气血"。脾胃为后天之本、气血生化之源。脾胃健，气血充和，则湿、热、瘀、毒易散，疮疡不易敛。

三、临床特色

李艳教授以"脾病为先"，拟定"健脾助运方"二陈汤加枳术汤、藿香，药用陈皮 15 g、茯苓 15 g、清半夏 12 g、甘草 12 g、枳实 10 g、白术 20 g、藿香 9 g。半夏，辛温，归脾、胃经，可燥湿祛痰、降逆止呕，消痞散结；陈皮，味辛、苦，性温，归脾、肺经，可理气健胃燥湿；茯苓，味甘，性平，归心、肺、脾、胃、肾经，可利水渗湿、健脾和中、宁心安神；甘草，味甘，性平，归十二经，可补脾益气、调和诸药，枳实降泻，可降浊清痰而散结；白术升补，升清健脾而燥湿，二药补泻兼施，以通为用，降中有升，泻中有补，一走一守，一急一缓，相互制约，相互为用，补不留滞，泻不伤正，使中焦恢复升清降浊的正常功能。全方共奏燥湿化痰、理气和中之效。李艳教授认为，本病在气分，属络，而胸前与后背为肺腑所在。"肺主皮毛""诸痛痒疮，皆属于心"，故本病病位应位于心、肺，治疗上除健脾助运外，还应佐以疏风清热、凉血活血之品，如金银花、野菊花、黄芩、黄连、紫草、浮萍、苍耳子、地龙、蛇床子、地肤子等。

四、验案精选

健脾利湿，清热解毒治风赤疮痍

王某，男，62 岁，2020 年 3 月 30 日初诊。

主诉：头部皮肤结节流脓 20 余年。

现病史：患者 20 余年前无明显诱因下出现头部疖疖，间断反复出现，严重时流黄色脓液。经中西医诊疗，病情时好时坏，反反复复。刻下：患者新出多个脓包，呈疖疖样，破溃时流黄白色脓液，甚至出血。患者平素嗜烟如命，一天半包烟，喜食红烧肉，偶出现口苦、耳聋、手足心冷，大便多不成形，质稀偏黏，睡眠、饮食尚可，舌苔厚腻，脉弦数。

西医诊断：毛囊炎。

中医诊断：风赤疮痍病。

证型：脾虚湿盛证。

治疗：健脾利湿，清热解毒。

处方：黄芪 45 g，炒白术 25 g，金银花 30 g，野菊花 20 g，蒲公英 30 g，紫花地丁 15 g，牡丹皮 15 g，川芎 15 g，当归 15 g，天葵子 15 g，白芷 15 g，金钱草 25 g，甘草 9 g，黄连 9 g，薏苡仁 20 g，黄芩 9 g，紫草 25 g，生地黄 20 g，生牡蛎（先煎）30 g，蛇床子 15 g，地肤子 15 g。7 剂，水煎温服，每日 1 剂。

2020 年 4 月 6 日二诊。服上方后，破溃出，已结痂。守原方继服 14 剂。

2020 年 4 月 20 日三诊。守原方，牡丹皮增至 20 g。14 剂，水煎温服，每日 1 剂。

【按语】

毛囊炎是皮肤科常见病，是一种毛囊及毛囊周围细菌感染引起的炎症性、化脓性皮肤病。多为金黄色葡萄球菌、表皮葡萄球菌或链球菌感染所致。皮脂溢出、皮肤损伤、破溃是其发病的诱因，糖尿病、贫血、营养不良、长期使用皮质激素使毛囊炎易发难治。患者头部皮脂腺发达，油脂分泌旺盛，加之毛发覆盖，容易滋生细菌，部分深大的丘疹、囊肿可对毛囊产生暂时甚至永久性破坏，如出现脱发，给患者带来身体和心理的双重伤害。

本案患者经常抽烟，喜食肥甘厚腻之品，易产生湿热之邪。严重时，疔疖经常流脓。湿邪最易盘踞体内，故以黄芪、炒白术为君药健脾利湿，同时佐以清热解毒之品。仙方活命饮是用于治疗皮肤出现“痈疽疔疖”的核心方剂，故治疗本病时取黄芪、炒白术、金银花、野菊花、蒲公英、紫花地丁、牡丹皮、川芎、天葵子、白芷、金钱草、甘草、黄连、薏苡仁、黄芩、紫草、生地黄、生牡蛎、蛇床子、地肤子等加减化裁。

【跟诊手记】

李艳教授临床治疗毛囊炎等皮肤病善用“消”法，解毒消痈散结贯穿治疗始终及各种类型的毛囊炎治疗。《医宗金鉴》云：“痈疽原是火毒生，经络阻遏气血凝”，故李艳教授常用金银花、野菊花清热解毒、消痈散结，蒲公英清热解毒利湿，紫花地丁清热解毒，紫草清热透疹。以上五药合用清热解毒力强效著，可用于治疗毛囊炎阳证之热毒炽盛。同时，在治疗中李艳教授强调调理患者气血。营气不从，逆于肉理，乃生痈疽；气机不畅，日久致瘀生湿痰，瘀热互结熏蒸肌肤，乃生丘疹化脓，湿热、瘀血凝滞，则见囊肿结节。故本案方用黄芪补气升阳，托毒生肌；当归补血活血止痈；二药合用，可补益气血，托毒外出，还可有效降低毛囊炎的复发。在消痈治标的同时兼顾调护脾胃，使气血生化有源。李艳教授嘱患者在日常生活中，注意保持头皮、头发的卫生；少食辛辣、油腻之品及甜食，饮食注意清淡、营养均衡；并保持心情愉悦、睡眠充足；同时应积极治疗与控制与本病有关的基础疾病如糖尿病、贫血、营养不良等。

第四节　乳　痈

一、概　述

乳痈是发生于乳房部的急性化脓性疾病。其临床特点为乳房部结块、肿胀疼痛，伴全身发热，溃后脓出稠厚。本病常发生于哺乳期妇女，尤以尚未满月的初产妇多见。《诸病源候论·妒乳候》云："由新产后。儿未能饮之。及饮乳不泄。或断儿乳。捻其乳汁不尽。皆令乳汁蓄积。与血气相搏。即壮热大渴引饮。牢强掣痛。手不得近是也……"根据发病时期的不同，又有以下几种名称：发生于哺乳期者，名为外吹乳痈；发生于怀孕期者，名为内吹乳痈；在非哺乳期和非怀孕期发生者，名为非哺乳期乳痈。本病相当于西医的急性乳腺炎。治疗若不及时，可迁延成脓，既加重患者的负担，也影响婴儿的喂养。现代医学治疗本病多使用抗生素治疗，但哺乳期患者若使用抗生素治疗建议暂停母乳喂养。

中医认为，"女子乳头属肝，乳房属胃"。乳头为足厥阴肝经所属，乳房为足阳明胃经所循，故而肝、胃二经与本病关系密切。本病以乳部畸形患者居多，肝经血气不易正常疏泄，乳络失于通畅，易感染邪毒。七情内伤，肝郁气滞，营血不从，气血凝滞，结聚成块，郁久化热或胃热壅盛，蒸酿肉腐而成脓肿，溃破呈瘘；或外感邪实，湿热相蒸，热腐成脓，经久难愈，以致耗伤气血。正如《灵枢·痈疽》所曰："营卫稽留于经脉之中，则血泣而不行，不行则卫气从之而不通，壅遏而不得行，故热。大热不止，热胜则肉腐，肉腐则为脓"，概括了本病的病机，即气血凝滞，郁而化热，以致热腐肉脓。现代人生活节奏快，工作压力大，易情志内伤、肝气郁滞；加之熬夜，暗耗阴血，思虑伤脾，又嗜食厚味，致脾胃积热，胃气壅滞。以上诸多因素导致气滞、血瘀、湿阻，若壅塞乳络，则凝聚成块，日久化热，腐肉酿脓。

二、学术观点

李艳教授认为，乳痈的发生、发展过程中，正邪交争的结果决定着疾病的发展和转归，故在治疗中应充分把握本病各阶段的临床特点及变化规律，抓住疾病发展过程中的主要矛盾，将辨病与辨证相结合，将全身辨证和局部辨证相结合，分期论治，内外结合，灵活运用"清、散、温、补、托"之法。临床中诸法结合使用，多法共施，其中托法是清散法和补法的枢纽，托法既能强化清散法，又能使补法增效。

李艳教授将病因病机概括为以下几点：①胃浊壅滞："乳子之母，不能调养，以致胃汁浊而壅滞为脓"，此阶段相当于积乳期，原因为产后产妇气血亏虚，又妄加虚补，阻滞乳络，导致脾胃之气壅滞，脾失健运，郁而化热，终究导致乳痈发病。②七情致病："忧郁""思虑""积想""暴怒"这些不良情绪皆可造成患者情志不舒，继而伤及心、肝、脾，导致气滞血瘀，结聚成肿块。严重者或成"岩穴"，或成"泛莲"，若任由疾病发展到这一阶段，则"百人必百死"。③饮食不节：厚味饮食是本病发生的原因之一。产后乳母膏粱厚味，汁多饮少，使乳汁浓稠，再加上不定时哺乳，导致乳汁瘀积，继而发病。

三、临床特色

李艳教授采用分期论治的方法治疗本病，即将本病分为肿块期、脓肿期、瘘管期。其中，肿块期主要表现为突发肿块，伴明显的红肿热痛。此期主要以火毒、痰瘀之邪蕴结而成，治疗过程中注重“清、散”并用，常用金银花、连翘、蒲公英等清热解毒之品，兼用夏枯草、大贝母、海藻等化痰散结之药。肿块期结块消退慢、成脓时间长，常用白芥子温阳散结，促进肿块软化。脓肿期，结块虽已部分化脓，但脓腔散在，大部分区域仍以硬结为主，用药以“清热、透脓、散结”为主，常用蒲公英、金银花、皂角刺、连翘、大贝母等，佐以益气健脾之药，如白术、黄芪、炒麦芽，取其托里透脓散结之效。脓溃后，瘘口经久难愈，即瘘管期。此期主要病机特点为邪毒留滞，治宜托里解毒，在“清、散”的基础上，予“托、补”之法，以辅助健脾益气，扶正托毒外出。此阶段瘘管未愈，脓液时有流出，瘘管周围常有硬结难消，故佐以温化之品，以促进硬结化脓。治疗本病用药以清法、散法、温法、补法、托法为主，在不同时期，四类药物配比各异：肿块期以清、散之法，加温法为主；脓肿期以清法、散法，加补法为主；瘘管期以清法、散法，加补益类药物，少佐温阳类药物治之。

四、验案精选

(一)肝胃郁热乳痈

黄某某,女,42岁,2017年8月22日初诊。

主诉:左乳肿痛4日。

现病史:患者诉4日前无明显诱因下出现左乳红肿、疼痛。专科检查:双乳大小对称,未见酒窝征、橘皮样变,左乳可分别于内上、外上象限触及肿物,边界清晰,形态欠规则,活动度差,触痛(+),未触及明显波动感,局部皮肤可见淡红,右侧乳房皮色皮温正常,未触及明显包块,双侧乳头无破损,无溢液。双侧腋下淋巴结未触及肿大。B超示左乳外上方一个囊性混合性肿块,约60 mm×29 mm,提示左乳囊性占位性病变,食纳可,寐安,二便调,末次月经2017年8月17日,量少,舌红,苔薄黄,脉弦数。

西医诊断:非哺乳期乳腺炎。

中医诊断:乳痈。

中医辨证:肝胃郁热证。

处方:柴胡9 g,夏枯草25 g,陈皮10 g,青皮10 g,蒲公英30 g,王不留行25 g,威灵仙20 g,郁金20 g,皂角刺10 g,制水蛭6 g,紫花地丁15 g,金银花15 g,野菊花15 g,天葵子15 g,制延胡索30 g。14剂,水煎服,每日1剂,早晚分服。嘱平素忌食牛羊肉、海鲜等发物及辛辣刺激之品。

2017年9月6日二诊。乳房疼痛基本消除,乳腺B超示左乳囊性肿块缩小为30 mm×20 mm,患者自诉左乳红肿、疼痛已消,纳寐可,二便调,舌淡苔薄白,脉弦。调初诊方,加生牡蛎(先煎)25 g、山慈菇10 g、连翘15 g。14剂,水煎服,每日1剂,早晚分服。

【按语】

乳腺炎是由乳腺导管阻塞、乳汁瘀积、细菌感染引起的炎症性疾病。本病常见于哺乳期妇女，主要临床表现为寒战、高热、乳房肿胀、疼痛甚至脓肿，还有的表现为慢性乳房肿块，症状较重时会导致乳房剧痛。本病属中医“乳痈”范畴，多因乳头破碎，风邪外袭，或乳汁瘀积，乳络阻滞，郁而化热所致，以乳房部结块、肿胀疼痛、溃后脓出稠厚为主要表现。《黄帝内经》云：“手足太阴阳明多气血，以阳明俱多故也。”《外科正宗》云：“乳癖乃乳中结核……随喜怒消长，多由思虑伤脾，怒恼伤肝，郁结而成也。”中医认为，乳腺炎的发病与情志不畅、肝气不舒、肝胃热盛有关。乳头、乳晕属足厥阴肝经，乳房属足阳明胃经。肝主疏泄、喜条达，能调节乳汁的分泌，如肝气郁结，疏泄失职，则乳汁瘀滞不通成痈，又女子以肝为先天，若肝郁气结，则气血不畅，可致气滞痰凝血瘀而引发该病。

本案患者平素喜食肥甘厚腻，以致胃热壅盛。乳房本为阳明所司，热邪壅盛，致乳房焮热红肿。患者热郁少阳，肝郁气滞，故脉弦数。患者平素情志愤懑，肝郁气结，气郁化火，火热煎灼津液；痰热瘀阻胞宫，月经不畅，故治宜调寒热，和气血，疏肝解郁，消痈散结。患者情志不舒，故用柴胡疏肝解郁；青皮辛温之力峻猛，归肝、胆经，可疏肝行气、散结止痛；《本草备要》记载“郁金……辛苦气寒，纯阳之品，其性轻扬上行。入心及包络，兼入肺经。凉心热，散肝郁，下气破血……治吐衄尿血，妇人经脉逆行”，故柴胡、郁金、青皮可共奏疏肝解郁、散结止痛之功；王不留行、制延胡索活血化瘀，不仅有助于乳房肿块的消散，而且有助于活血通经止痛。本案患者属于痈疮的初起阶段，予金银花、蒲公英、野菊花、紫花地丁、天葵子清热解毒，消肿除痈，夏枯草清泻肝火散结。《外科证治全生集》言："世人但知一概清火而解，殊不知毒即是寒，解寒而毒自化，清火而毒愈凝。"故治疗中不可单用寒凉之药，恐脓肿难以成脓破溃，或已溃脓之处溃久难收，故予威灵仙、皂角刺，取其辛温之力，温阳通络，寒热并用，驱邪而不留瘀；陈皮理气开胃，燥湿化痰；制水蛭逐瘀消癥，破血散结。二诊时，复查乳腺彩超示左乳上肿物缩小为 30 mm×20 mm，红肿、疼痛消失，月经量较前增多，色淡，偶有腰酸。故治疗上加生牡蛎软坚散结，收敛固涩；加山慈菇、连翘化痰散结，乘胜攻伐毒瘀。

【跟诊手记】

乳痈是由热毒入侵乳房而引起的急性化脓性疾病。中医认为，乳痈因血不流通，气机壅滞，而与乳内津液相搏，腐化为脓。"乳痈"之名最早见于晋代《刘涓子鬼遗方》，书中认为本病多由热毒入侵乳房而引起。中医认为，乳房为阳明所经，乳头为厥阴所属。妇女产后气血津亏、调养失宜、情绪波动、过补肥甘等均易致厥阴之气不行。《医宗金鉴·外科心法要诀·乳痈》记载："此证总由肝气郁结，胃热壅滞而成，男子生者稀少，女子生者颇多"，所以乳痈的基本病机为肝气郁结，乳络不通，气血壅滞，化热成痈。

《灵枢·经脉》记载："胃足阳明之脉……其直者，从缺盆下乳内廉……脾足太阴之脉……络胃，上膈……肾足少阴之脉……其直者，从肾上贯肝膈。"从经脉的循行看，胃走乳中，脾走胸中，肝走乳头，肾走膈，与乳相连，冲任二脉均至胸中，与乳腺密切相关。《外证医案汇编》云："乳症，皆云肝脾郁结，则为癖核；胃气壅滞，则为痈疽。"乳痈、乳房结块常与肝郁气滞、脾胃失调密切相关。李艳教授认为，非哺乳期的患者病位主要在乳腺，与肝、脾、胃、肾紧密相关。其中金银花为“疮疡之圣药，外科之首方”，《校注妇人良方》记载：“治一切疮疡，未成者即散，已成者即溃，又止痛消毒之良剂也。”蒲公英味苦、性寒，既能清热泻火解毒，又能消肿消痈散结，内外热毒疮痈诸证皆可，归肝、胃二经，能疏郁通乳，为治疗乳痈之要药，《新修本草》中亦谓其“主妇人乳痈肿”。

（二）肝郁脾虚乳痈

王某，女，43岁，2020年8月12日初诊。

主诉：双侧乳房胀痛4个月。

现病史：患者既往乳腺小叶增生、乳腺结节，伴慢性浅表性胃炎，幽门螺杆菌（＋），时有食管区灼热感，伴口臭。2020年7月25日彩超示双侧乳腺小叶增生，左右侧乳腺结节BI-RADS3类，右侧2点钟方向5.7 mm×4.2 mm低回声，左侧12点钟方向2.7 mm×2.4 mm低回声。刻下：患者乳腺疼痛，局部皮温升高，压痛（＋）。平素情绪烦躁易怒，潮热、手脚心热，偶有头晕，食纳可，睡眠可，便秘，2～3日一次，矢气频。末次月经：2020年7月8—18日，量多伴血块，色暗红，淋漓不尽，经前乳房胀痛，腰酸，舌红，苔白厚，裂纹舌，脉沉细。

西医诊断：乳腺炎。

中医诊断：乳痈。

中医辨证：肝郁脾虚证。

处方：陈皮10 g，郁金20 g，威灵仙20 g，王不留行25 g，蒲公英15 g，夏枯草25 g，制水蛭6 g，皂角刺10 g，制延胡索25 g，制香附15 g，川芎15 g，黄芪50 g，当归15 g，粉葛根25 g，天麻10 g。7剂，每日1剂，水煎温服。

2020年8月20日二诊。病症缓解，仍间断乳房胀痛，胃部及食管烧灼感明显，口臭明显。拟上方加片姜黄15 g、连翘15 g。7剂，每日1剂，水煎温服。

2020年8月28日三诊。患者口臭消失，便秘缓解，日行一次。继服7剂。

2020年9月5日四诊。经行乳胀消失。复查彩超示双侧乳腺小叶增生，左右侧乳腺结节BI-RADS 2类，右侧2点钟方向3.7 mm×2.2 mm低回声，左侧低回声结节消失。嘱患者平调情绪，起居规律，嘱其以疏肝解郁之茶饮巩固疗效。

【按语】

本病多因情志内伤、肝郁痰凝、痰瘀互结乳房所致，或因冲任失调、气滞痰凝所致。辨证时，要注意青春期、病程短者，多偏肝郁气滞；而接近更年期前后的妇女，多为素体阴虚火旺，故治宜重在化痰软坚；冲任不调者宜重在疏肝健脾、调摄冲任。

中医言："女子四十阴气过半。"本案患者年逾四十，为家庭、事业多重琐事牵绊，易生闷气，经常情绪不稳定。肝木克犯脾土，多致脾胃亏虚，故出现慢性浅表性胃炎，幽门螺杆菌(+)，时有食管区灼热感，伴口臭。脾胃亏虚，清阳不升，故头晕，浊阴不降，进而大便秘结，矢气频频。临证时，李艳教授重在辨证。对乳腺疾病，多从肝、脾入手。方中用大量疏肝解郁之陈皮、制香附，夏枯草既能疏肝又可解毒散结，蒲公英协同夏枯草增强解毒散结之功。又因该患者出现头昏、烦躁，多为肝脾不和、血不养心所致，故选用当归补血汤加天麻主之，重用黄芪，可消结节，伍当归，可增强补气活血化瘀之功。现代药理学研究证明，粉葛根可以增加基底动脉血流量，对经络不通者有较好的缓解作用。制水蛭可逐瘀消癥、破血散结、通络散风，与皂角刺一起共治痈肿初起，促进脓肿消散。全方配伍严谨，辨证精准，疗效显著。

【跟诊手记】

乳房为肝胃两经所过之处。若湿热蕴结，可致两经不和、气血瘀滞，发为肿块。《难经·八难》曰："气者，人之根本也。"气本无形，周流全身以维持脏腑功能协调；血脉畅通，助机体发挥正常生理功能。若气机损伤，可致脏腑功能失调、脉络不通；若气滞失治，可生痰动火，致血瘀不行，久之则形体受损，出现肿胀、痈疽等症状。人是形神统一的整体。形可生神，人体脏腑精气充盈、气血津液运行畅达是产生精神意识思维活动和七情五志的基础条件，形健则神旺。神在人体生命过程中占据主导地位，通过调节脏腑生理功能及精气血津液的代谢进而主宰形体活动，神健则形足。形为神之宅，神乃形之主，二者相互依附，密不可分。

本案患者平素情绪急躁易怒，李艳教授认为患者长期处于烦躁郁怒、忧思焦虑状态，导致木郁不达、肝失疏泄，故气机郁滞，痰热湿瘀聚而成积，肿块自生，此即神伤致形病。《本草择要纲目》言黄芪功效有五："补诸虚不足，益元气，去肌热疮疡，排毒止痛。"李艳教授从气血、阴阳、痰湿论治本病，不拘泥于一法一方，针药结合，消其肿痛，以治其形。又因该病的发生发展及预后均与神志、情绪密切相关，故李艳教授亦十分注重调畅患者的情志，根据患者不同的症状，予疏肝、养心、健脾之法治之，并积极耐心与患者沟通，调其情志，助其神安，通过治神以促形愈，"形神兼调"以求"形与神俱"，维护形神和谐统一，故临床取得较好的疗效。